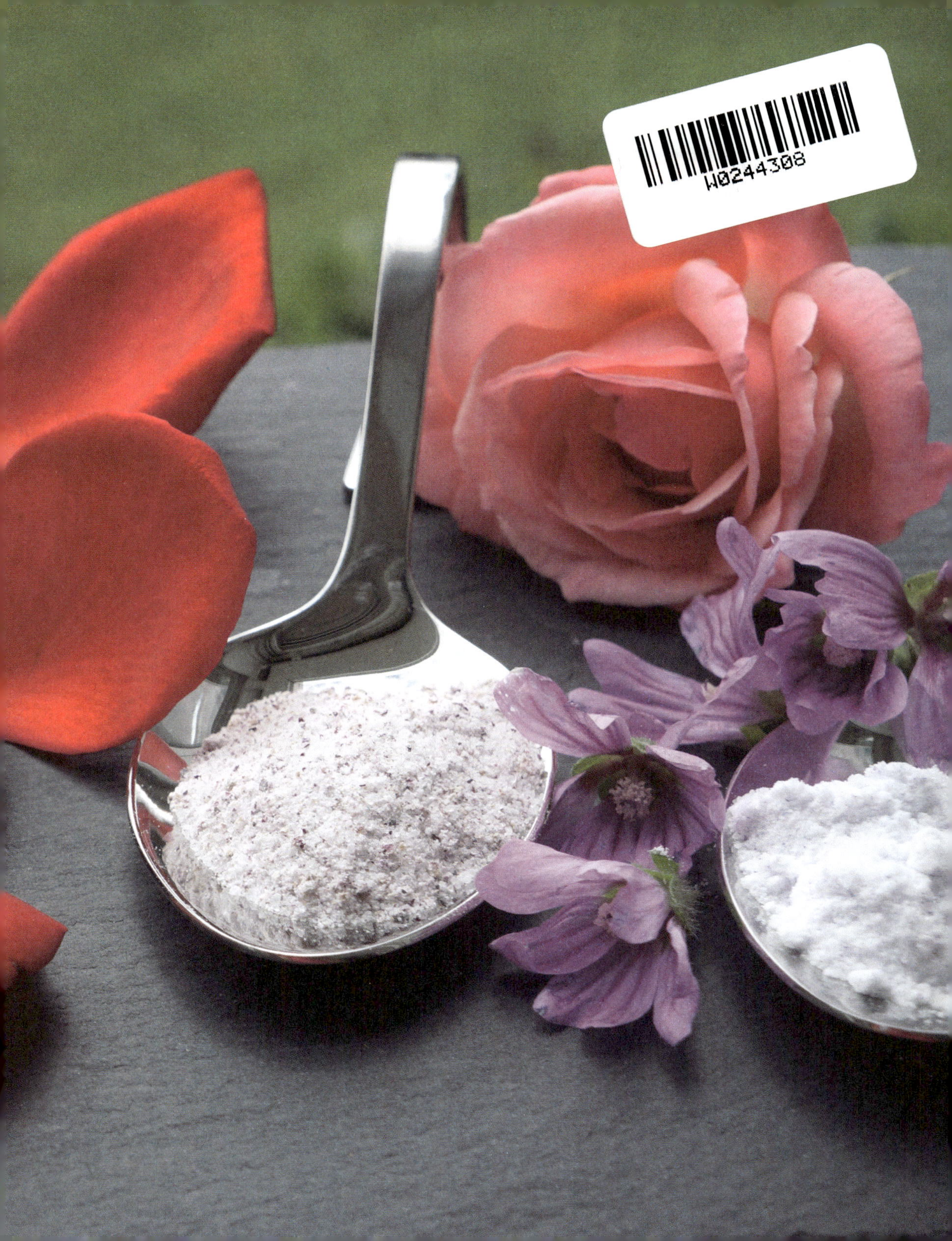

Renate Leitner

KRÄUTER Süße

KÖSTLICHES AUS BIRKENZUCKER UND CO

ISBN 978-3-99025-235-2

A-4020 Linz
www.freya.at
Layout: freya_art, Daniela Waser
Lektorat: Mag. Dorothea Forster
Fotomaterial: © Renate Leitner
Textur © Fotolia: cherezoff

printed in EU

Die Verfasserin gibt weder direkt noch indirekt medizinische Ratschläge, auch verordnet sie keine Diät ohne medizinische Beratung. Ernährungsfachleute und Experten auf dem Gebiet der Gesundheit und Ernährung vertreten vielfach unterschiedliche Meinungen. Die Verfasserin stellt keine Diagnosen und erteilt keine Verordnungen. Ihr Ziel ist es, ihre Erfahrungen mit Kräutersüße zu veröffentlichen.

Renate Leitner

KRÄUTER Süße

KÖSTLICHES AUS BIRKENZUCKER UND CO

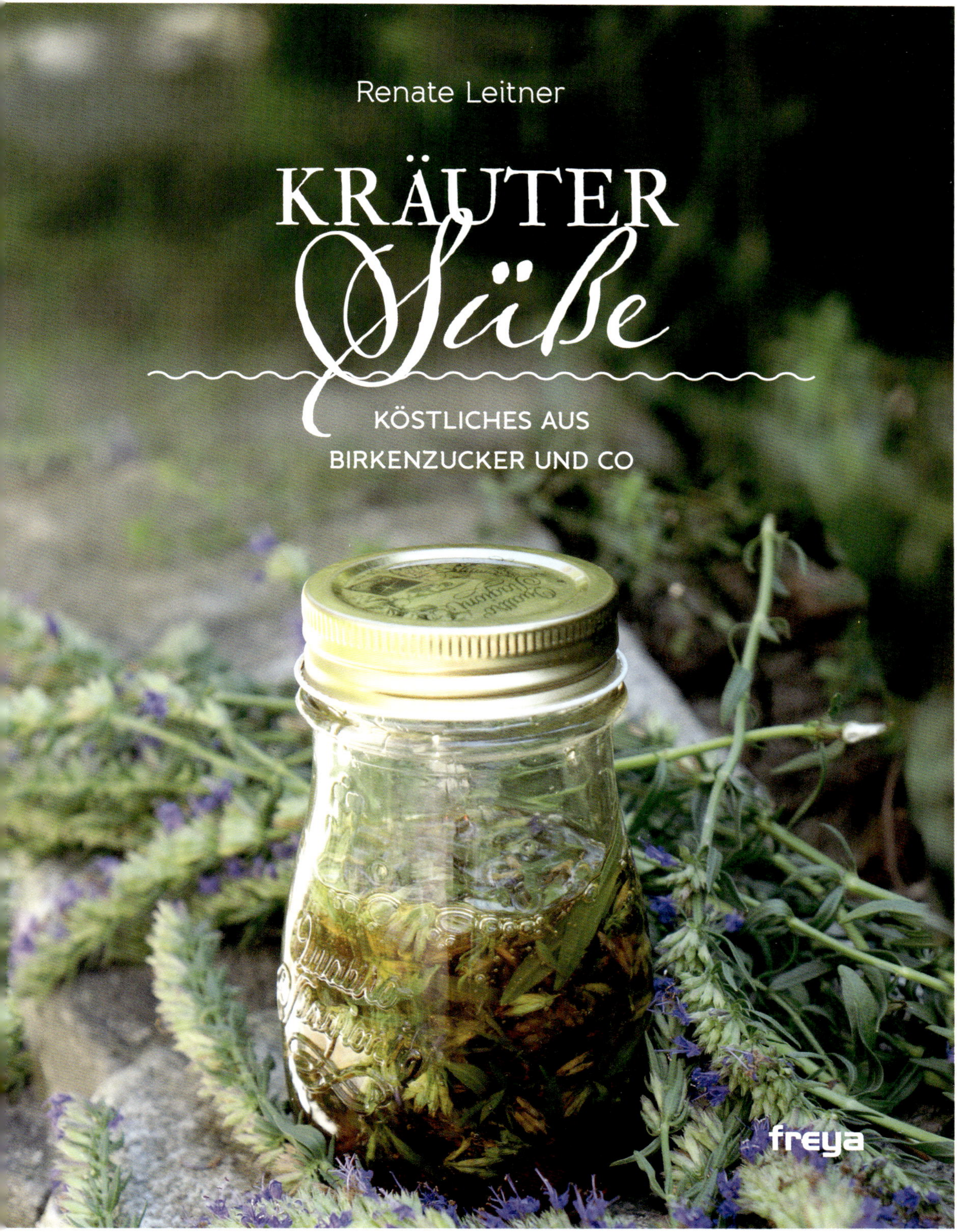

freya

Inhalt

Ein Gartenjahr an Süße von A–Z 83

REZEPTE

Vorwort

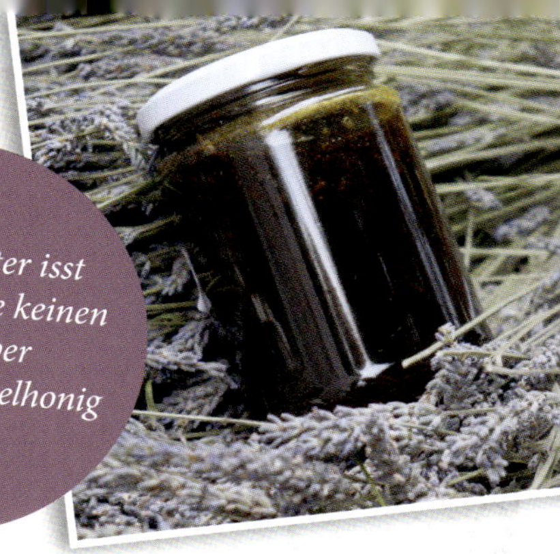

Meine Tochter isst normalerweise keinen Honig, aber deinen Lavendelhonig liebt sie!

Was für eine tolle Aussage!

Der eine liebt Honig, der andere süßt seinen Tee mit Stevia und wieder andere schwören auf Birkenzucker. Ich bin der Überzeugung, dass für einen Menschen, der sich einigermaßen gesund ernährt, lediglich total raffinierter Zucker in überhöhten Mengen schädlich ist. Aber auch künstliche Süßstoffe befürworte ich natürlich nicht. Warum künstliche Mittel einsetzen, wo der süße Geschmack doch in so vielen Produkten in natürlicher Form vorkommt?

Entscheiden Sie selbst, welche Süße Sie bevorzugen, denn die Meinungen über die gesündeste Form Speisen zu süßen gehen auseinander. Ich denke, dass der ganzheitliche Zucker, wie in Obst und Gemüse natürlich enthalten, mit all den Begleitstoffen – sprich Vitaminen, Mineral- und Ballaststoffen – vom Körper am einfachsten abgebaut werden kann. Zucker kommt nie isoliert vor, sondern immer in Verbindungen, sodass seine Verstoffwechslung zur Gänze erfolgt und dadurch rasche Schwankungen des Blutzuckerspiegels unterbunden werden.

Bei eingeschränktem Konsum und teilweisem Ersatz durch Zuckeraustauschstoffe in einer gesunden Küche nähren sich noch kein Karies und keine Fettleibigkeit, Herz-Kreislauf-Erkrankungen werden nicht gefördert und den Krebszellen wird der Nährboden noch nicht geebnet.

Doch vor allem die versteckten Zuckermengen in unserer Lebensmittelkette sind häufig die Ursache für die Zuckersucht, da wir sie nicht erkennen und die Aufnahme nicht kontrollieren können. Die Genussmittelindustrie verheimlicht uns leider, wo und wie viel Zucker tatsächlich überall enthalten ist.

Notieren Sie eine Woche lang all Ihre Speisen und Getränke. Sie werden erstaunt sein, wie viel Zucker Sie täglich verspeisen. Vor allem gekaufte Getränke, Sirupe, (Balsamico)-Essig, Schinken, Senf, Fertigsoßen, Aufstriche, Marmelade, Kakaodrinks, Müsli, Brot, Gewürzmischungen, Bonbons, Frucht-Buttermilch, Schokolade etc. enthalten Unmengen an verstecktem Zucker. Es ergäbe eine endlose Liste, alle diese Produkte aufzuzählen, und so ist nicht erstaunlich, dass sich viele heute die Frage stellen, warum ihr Körpergewicht ständig steigt, obwohl sie doch Light-Produkte essen, Süßigkeiten meiden und Süßstoffe verwenden.

Fertiggerichte schließe ich aus demselben Grund von vornherein aus. Auch Wellness-Drinks entpuppen sich immer wieder als Zuckerbomben. Leider wird Zucker oft in den Beschreibungen der Zutaten unverständlich definiert, sodass es uns schwergemacht wird, ihn zu umgehen, auch wenn wir darauf achten wollen.

Ich habe so manches Lebensmittel durchleuchtet und aus meiner Küche verbannt. Der Einsatz gesunder Zutaten ist mir äußerst wichtig. Essige, Öle, Gewürz(salz)mischungen, Dressings, Süße und Soßen bereite ich selber zu. Sie bilden den Grundstein für eine schnelle gesunde Küche und entsprechen meinem Motto „Genuss statt Genesung".

In diesem Buch finden Sie verschiedenste Vorschläge und Varianten von „Süße", die ich mit gutem Gewissen in mein Leben eingebaut habe, denn ich gönne mir täglich mein Dessert, sei es ein Stück Kuchen, Schokolade, ein Auflauf, ein Obstsalat oder ein Eis – alles, was mein Herz begehrt.

Gut essen ist ein Hauch (oder mehr) Luxus im Leben und dabei spielt gerade die Qualität der Zutaten eine wesentliche Rolle. Das gilt für das komplette Menü und nicht nur für einen Tag, sondern eine ganze Woche und ein ganzes Jahr. Nur so ist der persönliche Erfolg in Form von Gesundheit, Energie und einem starken Immunsystem gewährleistet. Unser Körper braucht Zucker, denn Glukose ist ein wichtiger Energielieferant. Natürliche Lebensmittel wurden mit unterschiedlichen Zuckerarten (Fruktose, Glukose …) bzw. mit Kohlehydraten ausgestattet, aus denen Glukose entsteht.

Es gibt viele Alternativen zum industriellen Zucker, die wir in unseren Küchen nutzen sollten.

So verwende ich „zur Veredelung“ und Konservierung von Speisen Birkenzucker (Xylit), Voll(rohr)zucker, Rohrohrzucker, Ursüße, Manuka-Honig, Edelkastanienhonig, Blüten- und Waldhonig, Akazienhonig, Lindenblütenhonig, Agavendicksaft, Ahornsirup, Reissirup, Stevia, Aztekisches Süßkraut, Kokosblütenzucker, die natürliche Fruchtsüße aus Obst und allerlei Gewürze.

Eine bunte Palette an natürlich gesüßten Speisen habe ich für Sie in diesem Buch vorbereitet:

Frische Erdbeeren mit Tonkabohnen-Zucker bestreut – ein wirksamer Kick im Alltag! Minze-Panna-cotta, Zitronen-Sorbet, Apfelstrudel mit Zimtzucker, Käse mit Kräutergelee oder Kaiserschmarrn mit Holunder-Mus – köstlich zu jeder Tageszeit!

Ein Kindertee ist im Nu hergestellt und das ohne Konservierungs- und Trennmittel. Den Sommerdrink „Hugo“ können Sie auch aus nur wenigen natürlichen Zutaten genießen. Viele Kräuter und Früchte, in Gelee, Marmelade oder Sirup verpackt, bringen in der kalten Jahreszeit Farbe und fruchtigen Genuss auf den Tisch. Verbinden wir die Süße mit passenden Zutaten, entsteht ein wertvoller Baustein für Gebäck, Müsli, Dessert, Joghurt, Tee, Cocktail.

Lassen Sie sich anregen und freuen Sie sich, dass Sie auf die „Süße“ im Alltag nicht verzichten müssen!

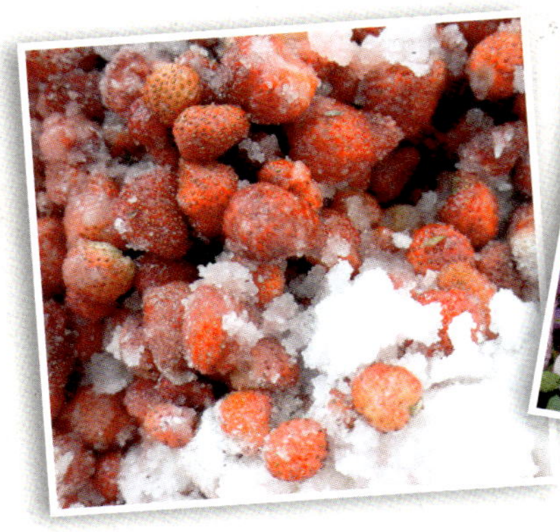

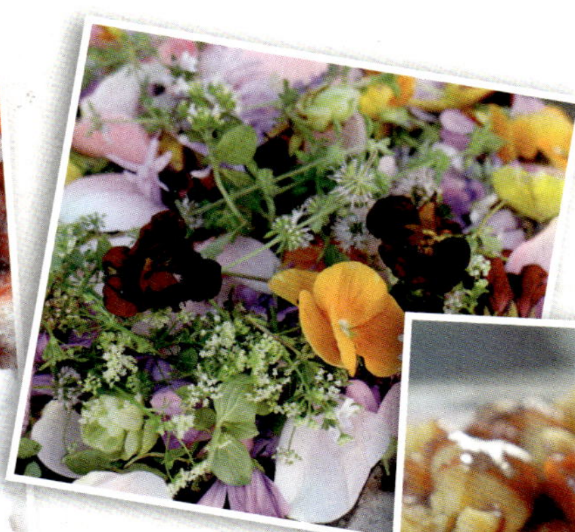

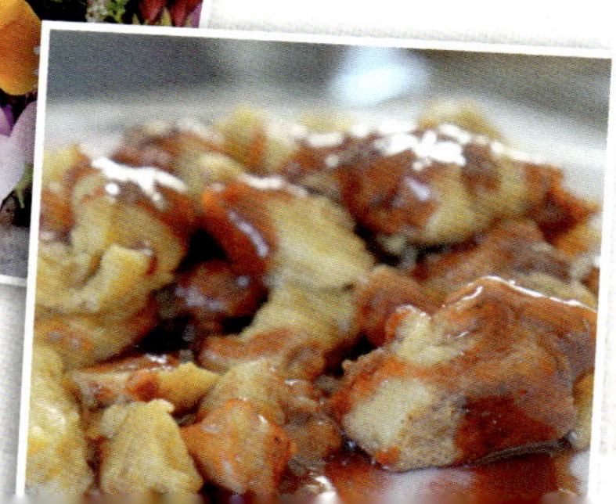

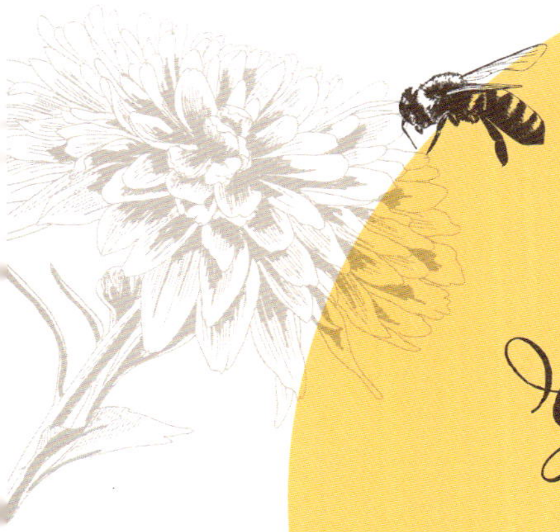

Geschichte – Süße damals

… und sie aus jenem Land hinaufzubringen
in ein gutes und geräumiges Land,
das von Milch und Honig fließt …

2. Buch Mose 3:8

Honig

Honig wurde in der Bibel mehrmals erwähnt. Gerade in Palästina gab es reichlich davon.

» Aufgrund von Höhlenmalereien wurde nachgewiesen, dass der Honig bereits in der Steinzeit als Nahrungsmittel diente und gleichzeitig als Köder für die Bärenjagd eingesetzt wurde.

» In Pharaonengräbern wurde Honig als Grabbeigabe gefunden.

» Im alten Ägypten wurde Honig als Götterspeise oder Quelle der Unsterblichkeit bezeichnet. Das einzige Süßungsmittel hatte hohen Wert, fiebersenkende Salben wurden daraus gerührt und Honigwasser zur Leistungssteigerung verwendet.

Honig kommt vermutlich aus dem Indogermanischen und wurde der Farbe nach benannt, der „Goldfarbene“.

Zuckerrohr

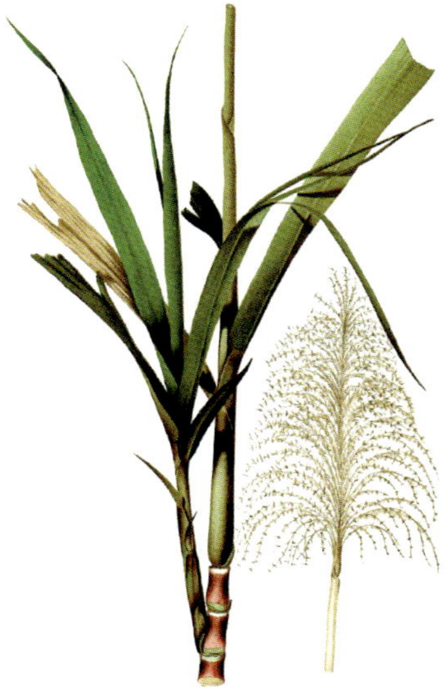

In Ostindien wurde erstmals im 5. Jahrhundert v. Chr. Zuckersaft aus dem Zuckerrohr nach einem speziellen Verfahren gewonnen. Die Pflanze verbreitete sich rasch in Nordafrika, Zypern und Sizilien. Die Raffination wurde allerdings von den Persern weiterentwickelt. Christoph Kolumbus brachte das Zuckerrohr von den Kanarischen Inseln zu den Westindischen Antillen. Die Zuckermafia blühte ebenso wie der Sklavenhandel in Westafrika für die Plantagen in der Karibik und in den USA. Bekanntlich befindet sich dort heute noch das Herz der Weltzuckererzeugung.

Durch die Kreuzzüge gelangte Zuckerrohr nach Westeuropa. Im späten Mittelalter kam es aufgrund einer Pestepidemie zum Einbruch des Zuckertransports. So richtig setzte sich Zuckerrohr in Europa allerdings auch wegen der Temperaturschwankungen nicht wirklich durch.

Zuckerrübe

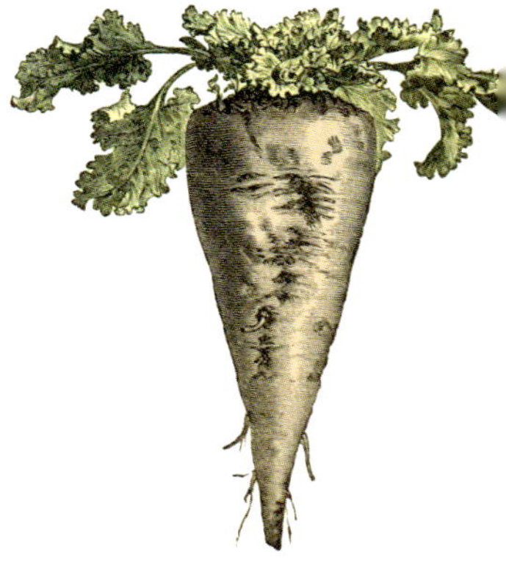

In Europa entdeckte man 1747 die Runkelrübe als Zuckerpflanze, welche jedoch erst um 1798 wirklich genutzt wurde. Wissenschaftler und Ärzte an der K.u.K Theresianischen Ritterakademie feilten am Produktionsverfahren. 1830 gab es in der K.u.K Monarchie 19 Zuckerfabriken und 1863 bereits 136 Betriebe. Der Bedarf in österreichischen Ländern war damit gedeckt. Nach weiteren zehn Jahren waren es 200 Fabriken und der Ausstoß erhöhte sich mehr und mehr aufgrund fortgeschrittener Technik. Zucker gehörte plötzlich nicht mehr zu den Luxusgütern, sondern war für jedermann erschwinglich.

Erst um 1985 reduzierte sich der Zuckerkonsum wieder, da Zucker in die Kritik der Gesundheitsapostel geriet.

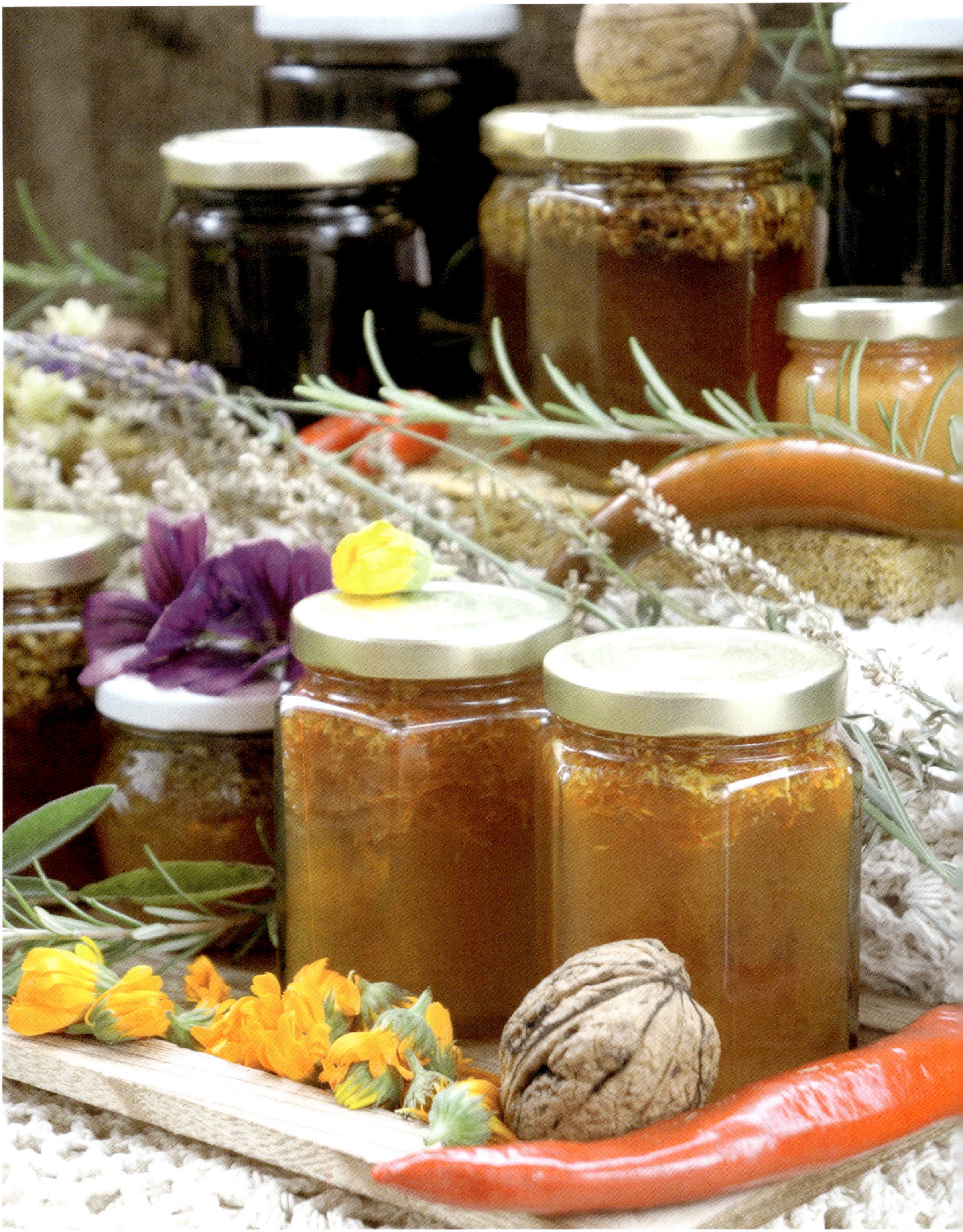

Süßungsmittel heute

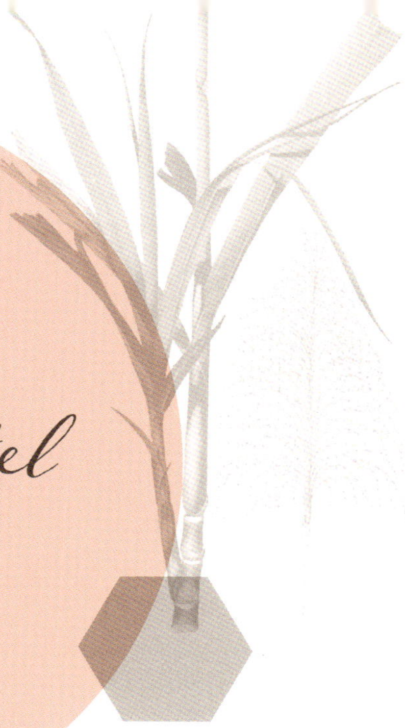

Honig

Laut Österreichischem Lebensmittelgesetz versteht man unter Honig „ausschließlich den von Honigbienen aus den Nektarien der Blüten, Absonderungen anderer Pflanzenteile oder auf den lebenden Pflanzenteilen befindliche Sekrete von an Pflanzen saugenden Insekten gesammelten süßen Stoff". Dieser Rohstoff wird von den Bienen verarbeitet, durch arteigene Stoffe bereichert und in den Waben aufgespeichert.

Der Bienenstaat

Die Honigzubereitung wird von den fleißigen Insekten im Bienenstaat erledigt, eine Organisation, die pro Bienenstock bis zu 60.000 Lebewesen umfasst. Jeder Bewohner ist dort für eine bestimmte Aufgabe zuständig. Sei es für die Beschaffung von Nektar und Honigtau, das Aufziehen der Maden, die Haltbarmachung, das Eindicken des Honigs oder das Speichern in den Waben.

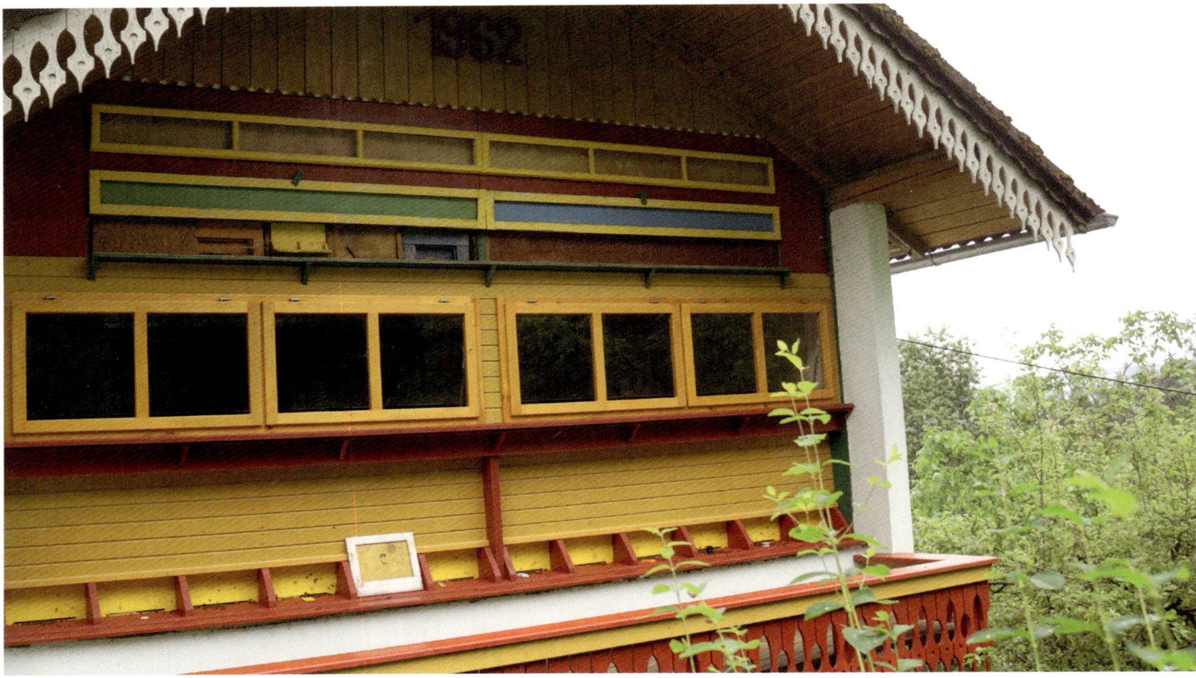

Der gigantische und dennoch reibungslose Ablauf in einem Bienenstock fasziniert mich immer wieder. Eine Biene bestäubt täglich um die 2.000 Blüten. Ebenso sehe ich die Befruchtung der Pflanzen durch die Bestäubung der Bienen als Wunder der Natur. Daher ist auch das derzeitige Bienensterben durch jede mögliche schützende Maßnahme zu verhindern bzw. der Lebensraum für Bienen auszudehnen und bienenfreundliche Pflanzen zu setzen.

Die weitere Verarbeitung erfolgt durch den Imker:

» **Schleuderhonig** – durch die Zentrifuge

» **Scheibenhonig** – Naturbau der Bienen ohne Mittelwände

» **Wabenhonig** – vom Imker errichteter Wabenbau mit Mittelwänden (Wachsplatten)

» **Kalt geschleuderter Honig** – hochwertig, Honig darf nicht mehr über die Temperatur des Bienenstocks erwärmt werden

» **Seim-, Tropf-, Press- oder Stampfhonig** – Auslaufen/ Auspressen der Waben (selten)

Eigenschaften:

Honig ist ein zu 100 % naturbelassenes Produkt mit wenig Wassergehalt, dem weder etwas entzogen noch hinzugefügt wird.

Honig besteht aus bis zu 30 verschiedenen Zuckerverbindungen. Die Süßkraft ist höher als die von herkömmlichem Haushaltszucker.

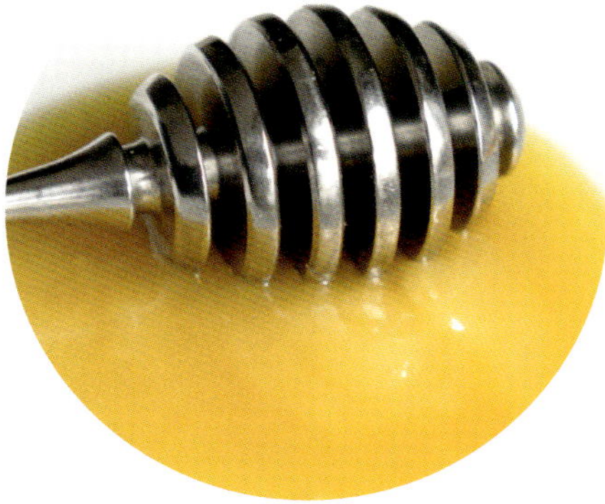

Die Zuckeranteile schwanken zwischen nachstehenden Werten:

» Fruktose (Fruchtzucker 27–44 %)

» Glukose (Traubenzucker 22–41 %)

» Wasser (15–21 %)

Geringe Mengen an

» Saccharose (Mehrfachzuckerverbindungen 5 %, wie Malz-, Rohrzucker)

» Melezitose

» Maltose (4–14 %)

» (Poly)Saccharide (1–14 %)

» Pollen

» Mineralstoffen

» Proteinen

» Enzymen

» Aminosäuren

» Vitaminen (B_2, B_6)

» Farb- und Aromastoffen

Inhaltsstoffe, Eigengeschmack und Geruch des Honigs hängen vom Standort und Umfeld der Bienenstöcke ab. Die Pollenkörner können verschiedene Wirkstoffe vermehrt beinhalten.

Rapshonig unterscheidet sich z. B. vom Gebirgshonig, der Quendel enthält. Auch die Farbe des Honigs wird durch die in der Umgebung wachsenden Pflanzen und Blüten beeinflusst.

Oft werden eigens bebaute Felder angelegt, um den Bienen Nahrung zu bieten. Da wachsen Malven, Luzerne, Mohn, Raps, Klee … eine farbenfrohe Bienenweide! Achten Sie darauf, wo finden Sie heute noch eine schöne Blumenwiese, damit sich Bienen und Hummeln tummeln können? Ringsum sehen wir immer mehr Maisfelder, Getreidefelder … Monokulturen bis an den Straßenrand.

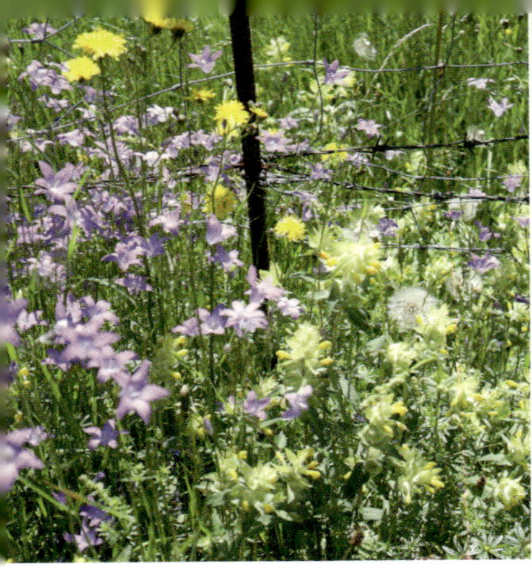

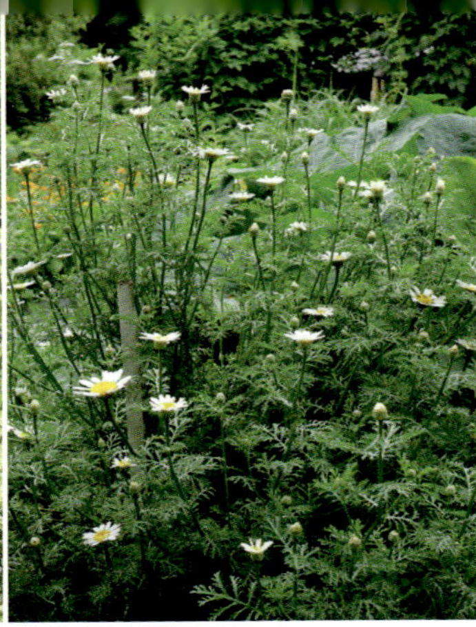

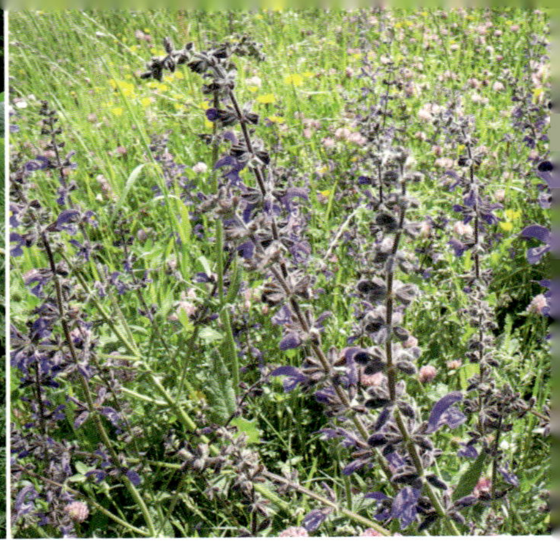

Ich selber pflanze für die Bienen Kräuter und Blumen wie Lavendel, Bohnenkraut, Fenchel, Melisse, Salbei, Thymian, Mutterkraut, Rainfarn, Schafgarbe, Glockenblume, Flockenblume, Fetthenne, Moschusmalve, Margeriten, Schlüsselblumen, Sonnenblumen, Strohblumen, Zwiebel und vor allem Borretsch, denn diese Pflanzen sollten eine ertragreiche Honigernte bringen. Sie werden „Trachtpflanzen" genannt. Auch Bäume und Sträucher wie Obstbäume, Beerenstauden, Schlehe und Berberitze gehören dazu. Bienen lieben auch Brombeer- und Rosenblüten sowie Wilden Wein nebst vielen weiteren Wald- und Wiesenpflanzen.

Die Benennung erfolgt nach der jeweiligen Einstäubung: primär (nach dem Leitpollen – den am häufigsten vorkommende Pollen), sekundär (durch Abstreifen anderer oder Pollen, welche an den Haaren der Bienen haften bleiben) oder tertiär (wenn beim Ernten/ Schleudern/ Pressen Bienenbrot angekratzt wird).

Blütenhonig

Blütenhonig wird von Honigbienen und gewissen Ameisenarten aus dem Blütennektar verschiedener Pflanzen produziert, wobei die Blütenpollen, welche aus hochwertigem Eiweiß bestehen, mit Pollenkörnern gemischt werden. Honig aus Blütennektar kristallisiert nach 1–6 Wochen, ausgenommen Akazienhonig.

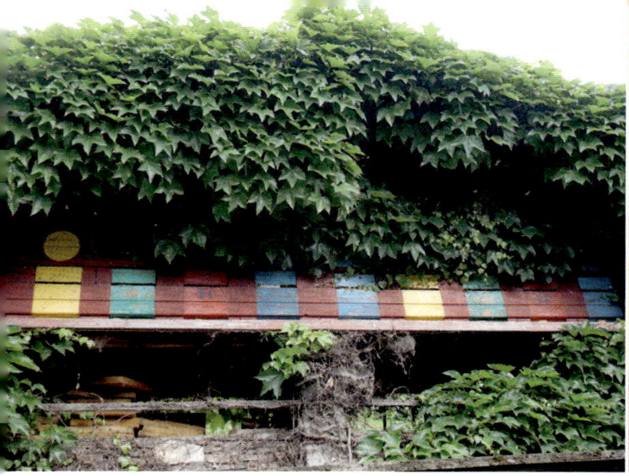

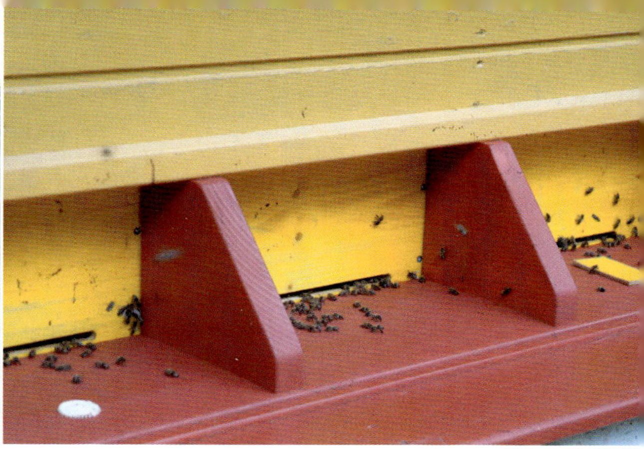

Waldhonig (Honigtau-Honig)

Für den Honigtau als Bestandteil von Wald-, Tannen-, Fichten- und Blatthonig sammeln die Bienen die zuckerhaltigen und ballaststoffreichen Ausscheidungen von Pflanzenläusen und anderen Insekten auf Bäumen und Sträuchern (Nadel- und Laubhölzer). Das ist ein klebriger Film, den wir vielleicht von den Schild- und Blattläusen auf Pflanzen kennen, auch Mehltau genannt.

Diese Zuckerlösungen werden von den Bienen eingedickt, angereichert und mit eigenen Substanzen versehen, wodurch der Honig auch haltbar gemacht wird.

Waldhonig weist eine dunklere Farbe (grün von Tannen, braun bis schwarz von Fichten) auf. Der Anteil an Malzzucker ist relativ hoch und wird oft erst nach einem halben Jahr fest. Der Waldhonig kann eine dünnflüssige bis feste kristallisierende Konsistenz aufweisen.

Mitunter ist auch das Verhältnis Fruktose–Glukose entscheidend für die Konsistenz. Kristallisierten Honig einfach erwärmen, aber keinesfalls über 40° C und nie in die Mikrowelle stellen. Alle Wirkstoffe (Enzyme) würden zerstört.

Gefilterten Honig verwende ich nicht, da ihm natürliche Bestandteile entzogen werden.

Zum Waldhonig zählen:

- **Tannenhonig** (dunkel, kräftig, würzig)
- **Fichtenhonig, Blatthonig**, z. B. **Eichenhonig** (Korkeiche aus Spanien)

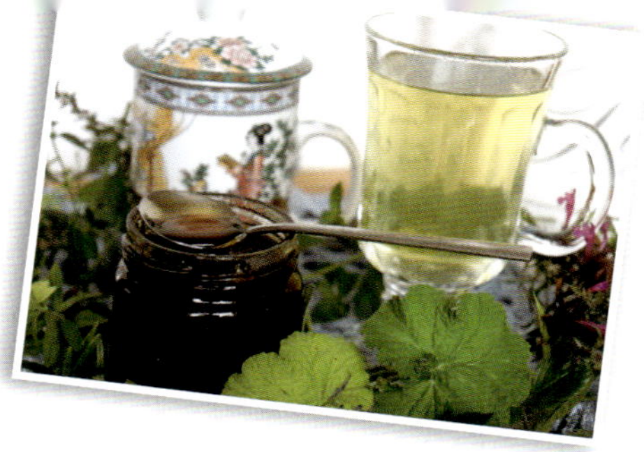

Verwendung:

- *Als Süßungsmittel ins Müsli, Joghurt*
- *in Backwaren, Desserts, Süßspeisen*
- *als Würze, für Marinaden, Soßen, Dressings*
- *als Brotaufstrich*
- *zur alkoholischen Gärung für (nicht)alkoholische Getränke (Honigbier, Met, Ron miel = Likör mit Rum, Bärenfang).*
- *in der Kosmetik für Salben, Cremes, Umschläge, Masken*
- *in Heilsalben*

Empfohlene Menge:

- *Mäßig, zählt zur Rohkost.*
- *Kinder sollten Honig erst am dem 3. Lebensjahr genießen. Eventuelle Bakterien (Clostridium botulinum) im Honig können im Darm von Babys und Kleinkindern Gifte produzieren, da deren Magen- und Darmflora noch nicht entsprechend ausgebildet ist.*

Lagerung:

- *Honig ist aufgrund des hohen Zuckergehalts lange, nahezu unbegrenzt, haltbar. Trotzdem wird meist ein Mindesthaltbarkeitsdatum von zwei Jahren angegeben. Zusätze wie Nüsse, Blüten, Chili … reduzieren die Haltbarkeit.*
- *Honig muss kühl, trocken, geruchsneutral und dunkel gelagert werden.*

Gesundheit:

Der ernährungsphysiologische Vorteil gegenüber anderen Zuckerarten ist immer wieder umstritten. Honig wird zwar als Lebens-, aber nicht als Heilmittel anerkannt. Ich schätze ihn trotzdem.

Einer Pollenallergie beuge ich vor, indem ich das Jahr hindurch immer etwas Honig aus meiner Region esse und somit mein Immunsystem gegen bestimmte Pollen aufbaue. Das hat bisher wunderbar funktioniert.

Ich bin der Meinung, dass Honig, nachdem er ein uraltes, 100 %iges Naturprodukt ist und aus vielen Bauteilen besteht, sofern er auch in einer entsprechenden Gegend erzeugt und nicht gestreckt wurde, in einer angemessenen Menge sehr gesund ist. Er wirkt entzündungshemmend, dient zur positiven Narbenbildung und wirkt antiseptisch. In unbehandeltem Honig können Keime enthalten sein.

Vielfalt:

» **Akazien-Honig** (Robinie, Scheinakazie): viel Fruchtzucker (bleibt länger flüssig), lieblich, z. B. für Tee, in Dressings

» **Alpenrosen-Honig**

» **Buchweizen-Honig**: cremig, kräftiges Aroma, für Lebkuchen

» **Himbeerblüten-Honig**: hell, mild

» **(Honig)Klee-Honig:** hell, cremig, viel Traubenzucker (Energie), speziell für Kinder

» **Lindenblüten-Honig:** gelb, kräftig

» **Löwenzahn-Honig:** gelb, zäh, leicht würzig, in höheren Regionen ohne Raps und Obstbäume (nicht zu verwechseln mit dem Löwenzahnsirup)

» **Maroni-Honig** (Edelkastanien): gelb bis dunkelbraun, kräftig-herb, zähflüssig

» **Obstblüten-Honig**

» **Phazelia-Honig:** hell bis durchsichtig, mild

» **Raps-Honig:** hell, viel Traubenzucker

» **Sonnenblumen-Honig**: gelb, cremig, aromatisch

» **Wiesenblumenblüten-Honig**

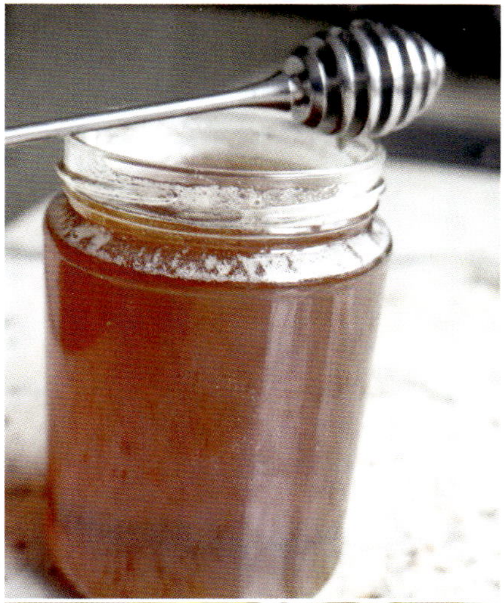

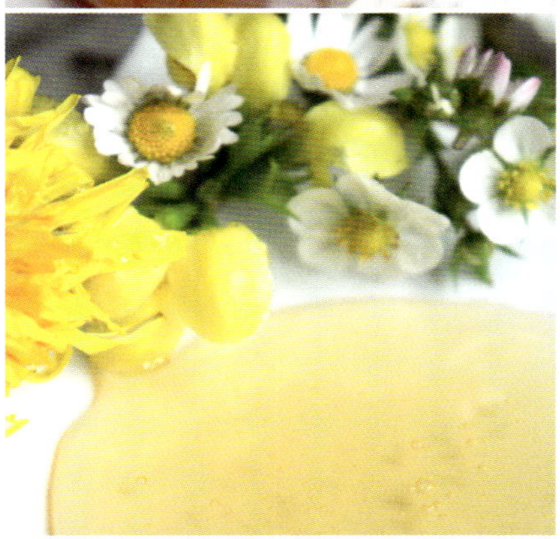

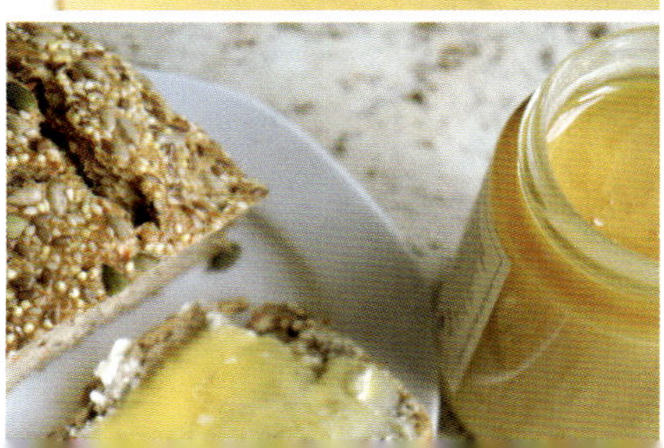

Einige importierte Blütenhonigarten:

- **Avocado-Honig**: kräftig fruchtig, Mexiko
- **Eukalyptus-Honig:** gelbbraun, cremig, würzig; enthält positive Wirkstoffe für unsere Atemwegsorgane; Australien, Italien
- **Heide-Honig:**
  - **Baumheide**: Marzipan-Kokosgeschmack, aus Frankreich
  - **Besenheide**: goldbraun, kräftig, Süd-Nord-Osteuropa
  - **Callunaheide**: rotbraun, harmonisch, aus Norwegen
- **Jellybush-Honig:** Teebaum in Neuseeland/Australien, positive Wirkstoffe, besonders bei Wunden
- **Kamahi-Honig:** gelb, cremig, buttersüß, Neuseeland
- **Karibik-Honig:** flüssig, exotisch, Kuba
- **Koriander-Honig:** würzig, minzig, Karpaten
- **Kürbisblüten-Honig:** hell, cremig, Kräuterduft, Pumpkin Blossom aus Neuseeland
- **Lavendel-Honig:** hell, cremig, Lavendelaroma, Frankreich
- **Lederholz-Honig:** hell, cremig, exotisch, Lederbäume in Tasmanien/Australien
- **Mandelblüten-Honig:** Marzipan, Spanien
- **Manuka-Honig:** bernsteinfarben, herbe Süße, Heilmittel, Hauptwirkstoff Methylglyoxal, schützt die Zähne trotz 40 % Fruktose und 30 % Glukose, ein gesundes Süßungsmittel, Teebaum in Neuseeland
- **Mesquite-Honig:** cremig, blumig, Wüstengebiete Arizonas
- **Moltebeer-Honig** (Mult-/Torfbeere): rötliches Gold, flüssig, leicht bitter, Lappland/Finnland
- **Orangenblüten-Honig:** gelbrot, cremig, für Desserts, Südeuropa
- **Pinien-Honig:** dunkel, zitronig würzig, Südeuropa
- **Rosmarin-Honig:** hell, cremig, Heilwirkung (belebend, für Magen, Leber), Spanien
- **Thymian-Honig:** cremig, intensives Aroma, viele Wirkstoffe, Südeuropa
- **Tupelo-Honig:** gold, süß, aromatisch, Ogeche-Tupelobaum in Florida

Sie unterscheiden sich nicht nur im Geschmack, sondern auch in Farbe und Konsistenz.

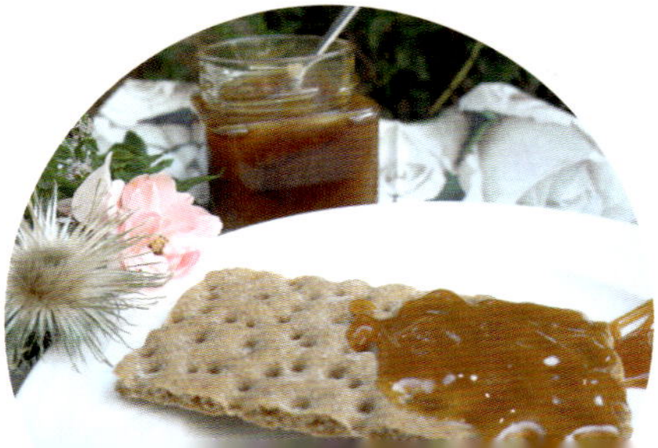

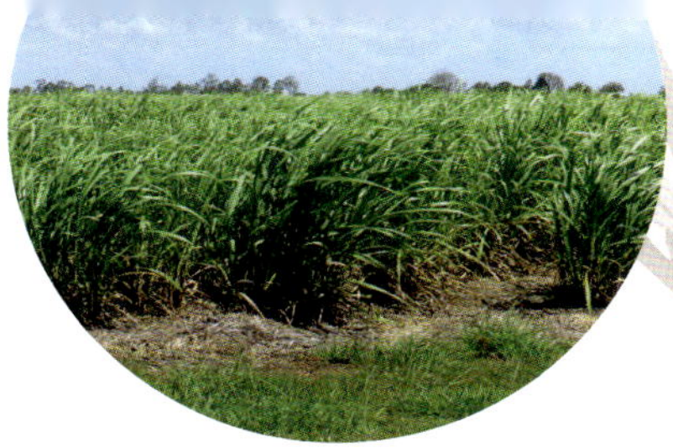

Zuckerrohr

Saccharum officinarum – Süßgräser

2004 wurde seitens der WTO die Öffnung des europäischen Marktes angeordnet, sodass Rohrzucker gegenüber dem Rübenzucker auf dem Weltmarkt günstiger angeboten werden kann, was bis jetzt durch hohe Zölle u.Ä. verhindert wurde.

Nachstehende Länder decken 70 % der gesamten Zuckerproduktion aus Zuckerrohr: Brasilien, Indien, VR China, Thailand, Pakistan, Mexiko, Philippinen, Vereinigte Staaten, Indonesien, Australien, Argentinien, Guatemala, Kolumbien, Südafrika, Vietnam, Ägypten, Kuba, Peru, Myanmar und El Salvador.

Zuckerrohr wird vorwiegend in den Tropen und Subtropen angepflanzt. Sie sind relativ anspruchslos, allerdings sind Temperaturen zwischen 25 und 30° C erforderlich, es besteht ein hoher Wasserbedarf, doch sollte sich kein Wasserstau bilden. Zuckerrohr wird aus Zuckerrohrstecklingen, den „Setts", gezogen, die nach 9 bis 24 Monaten (Ø 1 Jahr) 3 bis 6 Meter erreichen und dann erntereif sind. Man rechnet für jeden Steckling bis zu acht Ernten, bevor die Pflanze ersetzt werden muss. Die getrockneten Blätter werden als „Trash" bezeichnet. Sie werden, um die Verarbeitung zu vereinfachen, abgebrannt und nur mehr selten abgeschnitten.

Nach der Ernte müssen die Rohre so schnell wie möglich verarbeitet werden, um den Zucker zu erhalten und einen Zuckerabbau durch Mikroorganismen zu vermeiden. Die Gewinnung von Roh-Rohrzucker wird deshalb in Fabriken durchgeführt, die sich in der Nähe der Anbaugebiete befinden. Das Zuckerrohr wird gereinigt, gepresst, zermahlen und dann mit heißem Wasser besprüht, um den Saft zu extrahieren. Der Saft wird filtriert, zum Teil entfärbt, dann durch Verdampfung bei Unterdruck konzentriert und anschließend kristallisiert. Danach wird er vom verbleibenden Muttersirup durch Zentrifugieren getrennt.

Zu diesem Zeitpunkt ist der Zucker teilweise gereinigt und liegt in kristallisierter, mikrobiologisch stabiler Form vor. Er kann als

Massengut behandelt, gelagert und zu Raffinerien in der ganzen Welt transportiert werden.

Roh-Rohrzucker ist eine Vorstufe des aus Zuckerrohr gewonnenen Kristallzuckers und enthält noch hohe Anteile an Melasse.

Eingesetzt wird Zuckerrohr neben Zucker für die Herstellung von Futtermitteln, Wachs, Policosanol (Nahrungsergänzungsmittel zur Senkung des Cholesterins) sowie Papier und Bioethanol.

MELASSE

Verwendung:

Die Melasse ist ein nährstoffreicher Sirup und wird auch als Süßungsmittel verwendet, als Brotaufstrich, zur Herstellung von dunklen Soßen (Wildbraten, Gans) etc.

Je öfter der Sirup aufgekocht wird, desto dunkler wird die Melasse. Rühr- und Hefeteig, Lebkuchen und Brot bleiben mit Melasse länger frisch.

Eigenschaften:

Enthält viel Eisen und Magnesium, Kalzium, Phosphor, 7 essenzielle Aminosäuren (Eiweißbaustoffe)

ARRAK

Arrak ist eine destillierte Spirituose aus Südostasien mit 35–75 Vol.-% Alkohol aus reinem Palmsaft + Reismaische oder Zuckerrohr + Reismaische. Sie dient für die Zubereitung von Punsch.

Zuckerrübe

Beta vulgaris – Fuchsschwanzgewächse

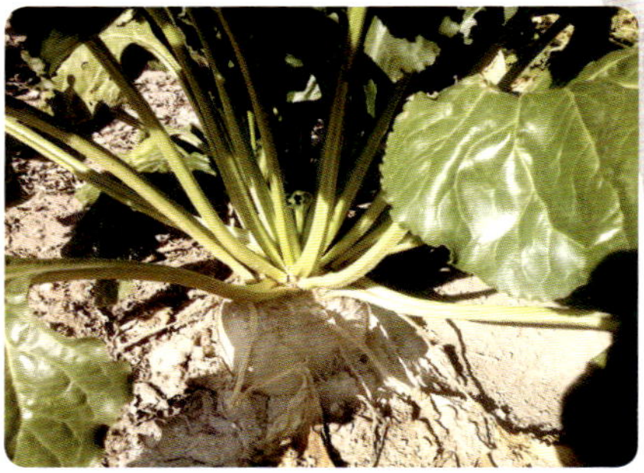

Sie ist eine zweijährige landwirtschaftliche Kulturpflanze, wobei sie im ersten Jahr Mitte September bis Mitte Dezember geerntet wird, da der Zuckergehalt zu dieser Zeit am höchsten ist. Mittels Züchtungen wurde der Zuckergehalt um ein Vielfaches erhöht, und zwar von ursprünglich 8 % auf heute ca. 20 %. Die Rübe stellt Ansprüche an den Boden (sehr tiefe Wurzeln), benötigt bestimmte Nährstoffe, genügend Wasserzufuhr, die richtige Temperatur und Fruchtfolge. Im zweiten Jahr würde die Pflanze blühen. Die Rübenernte nennt man Zuckerrübenkampagne und sie erfolgt in drei Schritten: Rübenkopf und Blätter entfernen, Rübe aus der Erde holen und Rüben aufsammeln. Eine Rübe wiegt zwischen 0,7 und 1,2 kg. Nach der Ernte muss die Verarbeitung rasch erfolgen, da der Zuckergehalt bei der Lagerung stetig abnimmt. Je kühler das Klima, desto höher bleibt der Zuckergehalt.

In der Zuckerfabrik werden die Rüben von Erde gereinigt, zerkleinert und der Zucker aus den Schnitzeln extrahiert. Pflanzliche Teile werden abgetrennt. Die Mitte der Rübe enthält am meisten Zucker.

Der Zucker der Zuckerrübe (Saccharose, Disaccharid) besteht aus einem Teil Fruchtzucker (Fruktose) und einem Teil Traubenzucker (Glukose). Außerdem enthält sie 20 % Pektinstoffe.

Die Zuckerausbeute beträgt ca. 20 % der Rübenmasse. Alle Stoffe, die keinen Zucker beinhalten, werden entfernt – inklusive Wasser.

RÜBENSIRUP

Gewinnung:

Der Saft wird gereinigt, eingedickt und kristallisiert. Die daraus gewonnenen Zuckerkristalle werden vom Sirup mittels Zentrifuge getrennt.

Inhaltsstoffe:

Eisen, Magnesium, Phosphor, Kalium

Verwendung:

Als Süßungsmittel besonders passend für Lebkuchen, Palatschinken, Dressing, Joghurt, Brot, Topfengerichte, Brotaufstrich, Müsli.

Probieren Sie es einfach selbst mit Rüben aus dem eigenen Garten:

Rezept Rübensirup

Gereinigte, geschälte Rübe zerkleinern, mit Wasser bedecken und pürieren | Einige Minuten köcheln lassen und durch ein Tuch drücken | Flüssigkeit mehrere Stunden einkochen | Masse auf Pergamentpapier streichen und trocknen lassen, bis sich Zuckerkristalle bilden

MELASSE

Die Melasse der Zuckerrübe ist der Saft – ein Nebenprodukt beim Raffinieren. Er ist eher ungenießbar und wird lediglich zur Herstellung von Alkohol, Backhefe, Zitronensäure etc. genutzt.

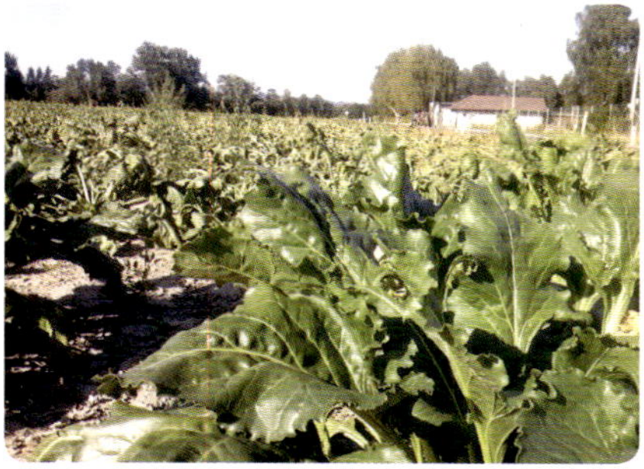

VINASSE

Die Vinasse fällt ebenso an, ist fast zuckerfrei und dient als Futter- und Düngemittel. Die Blätter werden zur Bodenverbesserung eingeackert.

Die Zuckerrübe und ihre Abfallprodukte werden auch als Rohstoff für Biogas, Ethanol und als Tierfutter verwendet.

Grundsätzlich werden dem Zucker keine weiteren Zusatzstoffe beigemengt. Zucker stellt ein Kohlehydrat in reinster Form dar und gilt als Naturprodukt. Eventuell eingesetzte Bleichmittel und Hilfsstoffe, damit Zucker bei der Aufbereitung in den Fabriken „rein weiß" wird und nicht klumpt, schließe ich nicht 100%ig aus. Das gilt auch für den Birkenzucker, Erythritol etc.

Wir wissen, dass Kohlehydrate zu den Energielieferanten zählen. Bei einer ausgewogenen Ernährung führen wir unserem Körper Energie zu, und zwar zur Hälfte in Form von Kohlehydraten, 1/3 als Fett und den Rest in Eiweiß. Speziell bei körperlicher Anstrengung wird der Organismus rasch mit neuen Kräften versorgt.

Dennoch hat sich die tägliche Aufnahme des Menschen von Zucker im Laufe der Jahrzehnte vervielfacht. Einfach deshalb, weil wir überall in der Nahrungskette versteckten Zucker finden.

Es ist daher an der Zeit, sich nach Alternativen umzusehen, um den Zuckerspiegel auszugleichen, denn Diäten, Light-Produkte, übermäßiger Sport oder gar Pillen bringen uns nicht die gewünschte Lösung – zumindest keinesfalls auf Langzeit.

Zuckerarten

AUSZUG AUS DER LEBENSMITTEL-KENNZEICHNUNGS-VERORDNUNG:

Zuckerart ist eine Verkehrsbezeichnung und dient der Lebensmittel-Kennzeichnungsverordnung. Der Begriff umfasst nach der Zuckerartenverordnung und in Umsetzung der Richtlinie 2001/111 EG des Rates über bestimmte Zuckerarten, namentlich folgende:

1. *Halbweißzucker*
2. *Zucker oder Weißzucker*
3. *Raffinierter Zucker, raffinierter Weißzucker oder Raffinade*
4. *Flüssigzucker = wässrige Lösung von Saccharose mit näher definierten Merkmalen*
5. *Invertflüssigzucker*
6. *Invertzuckersirup*
7. *Glukosesirup*
8. *Getrockneter Glukosesirup*
9. *Dextrose kristallwasserhaltig oder Traubenzucker kristallwasserhaltig*
10. *Dextrose kristallwasserfrei oder Traubenzucker kristallwasserfrei*
11. *Fruktose*

Diese Zuckerarten genießen Bezeichnungsschutz. Die genannten Bezeichnungen sind Erzeugnissen vorbehalten, die den gesetzlichen Begriffsbestimmungen entsprechen.

Zucker im Handel

Abgepackt landet der Zucker beim Verbraucher in den verschiedensten Formen und Sorten:

- **Weißer Haushaltszucker:** Auch hier gibt es große Qualitäts-Unterschiede. Einerseits wird Zucker noch mit Chemikalien gebläut, also mit Bleichmitteln das Weiß verpasst, aber auch zum Teil mit Wasser gereinigt und wieder kristallisiert, bis die weiße Farbe erzielt wird.
- **Vollzucker, Ursüße,** wird durch ein speziell schonendes Verfahren erzeugt, nicht raffiniert, sondern aus Zuckerrüben- oder Zuckerrohrsaft gewonnen. Um Keime abzutöten, wird der Saft nach dem Eindicken kurz hoch erhitzt. Das Bleichen zum Weißen Zucker entfällt. Diese Zuckerart kristallisiert nicht, daher wird sie in gemahlener Form angeboten. Sie zieht Feuchtigkeit an und kann dadurch klumpen; enthält bis zu 2,5 % Mineralien.
- **Maltose – Malzzucker**: besitzt zwei Moleküle Glukose und entsteht beim Keimen von Getreide, wie z.B. Gerste. Ist daher im Bier, Brot und Honig enthalten; karamellartiger Geschmack; wenig Süßkraft, daher meistens mit Süßungsmitteln versehen.
- Die in Backwaren, Kindernahrung und Getränken enthaltene **Maltose** ist keine natürliche Süße, sondern wird aus Stärke und gentechnisch veränderten Enzymen gewonnen.
- **Gelbzucker:** besteht aus Zuckerrüben-Saccharose, Sirupreste sind noch enthalten, daher die gelbe Farbe und der besondere Geschmack.
- **Brauner Zucker:** wird aus Rübenzucker gewonnen, zum Teil nur leicht raffiniert und mit Rohrzuckersirup ummantelt, um den Geschmack zu erhöhen. Die wertvollen Spurenelemente sind nur mehr in bescheidenem Ausmaß vorhanden.
- **Roh-Rohrzucker:** teilraffinierter Zucker aus Zuckerrohr oder Zuckerrübe mit etwas Melasse (Nebenprodukt, dunkler Zuckersirup, der noch sämtliche Mineralien enthält), mehrere Verarbeitungsprozesse sind notwendig, daher nicht vollwertig. Trotzdem wird häufig „unraffiniert" angeführt.

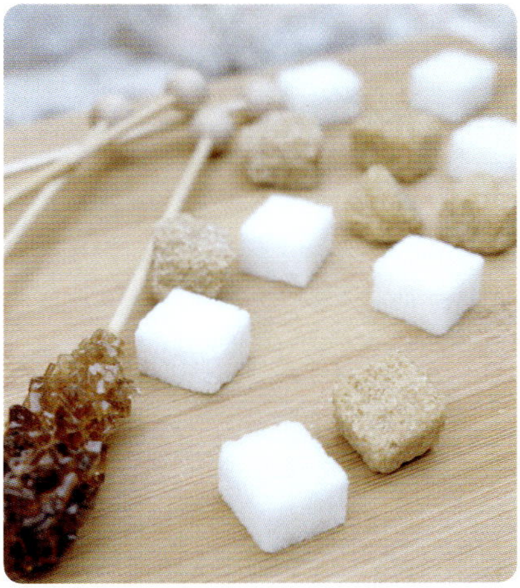

In Formen gepresst:

- *Würfelzucker*
- *Espressowürfel*
- *Bridgezucker*
- *Zuckerhut für Feuerzangenbowle*

Gemahlen, je nach Feinheitsgrad:

- *Kristallzucker (Raffinade) – fein, grob*
- *Hagelzucker – grob*
- *Puder- oder Staubzucker – feinst gemahlen*
- *Backzucker*
- *Instantzucker – Sprühtrocknung*
- *Streuzucker – mit Rieselhilfen versehen, klumpt nicht, schmilzt auch auf warmen Mehlspeisen nicht*

Mit Zusätzen:

- *Gelierzucker: Feinkristallzucker mit natürlichem (Apfel)Pektin oder künstlichem Geliermittel, Säuerungsmittel Zitronensäure, oft auch mit Säureregulator, Kaliumcitrat, Konservierungsmittel Kaliumsorbat, mit pflanzlichen Fetten gehärtet und mit Stärke versehen.*
- *Sirupzucker mit Zitronensäure.*
- *Weißer und brauner Kandiszucker wird aus einer eingedickten Zuckerlösung langsam auskristallisiert und mit Zuckerfarbe gefärbt oder gebleicht.*

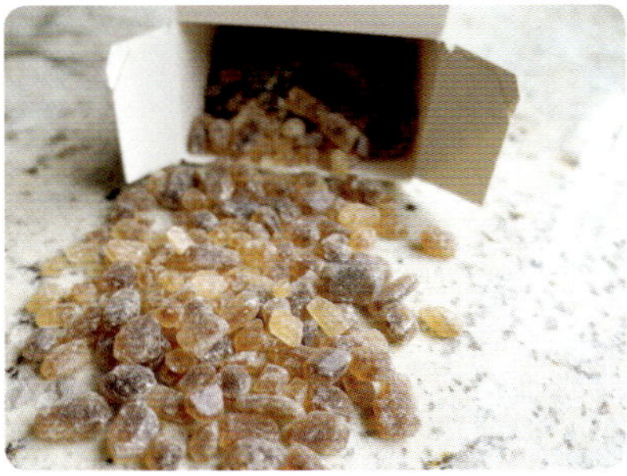

- *Braunzucker besteht aus Saccharose, indem Zucker mit karamellisiertem Kristallzucker und Zuckerrohrsirup verfeinert wird.*
- *Vanillezucker: Kristallzucker mit Vanillemark aromatisiert.*
- *Streuselzucker: mit Farb- und Geschmacksstoffen versehen, beinhaltet eventuell auch Trennmittel.*

Wissenswertes zum Zucker

ISOLIERTER ZUCKER

Stark raffinierter und verarbeiteter Zucker, der den Blutzucker in die Höhe schießen lässt, sodass oft Organe überlastet sind. Dazu gehört in erster Linie der reine Zuckersirup.

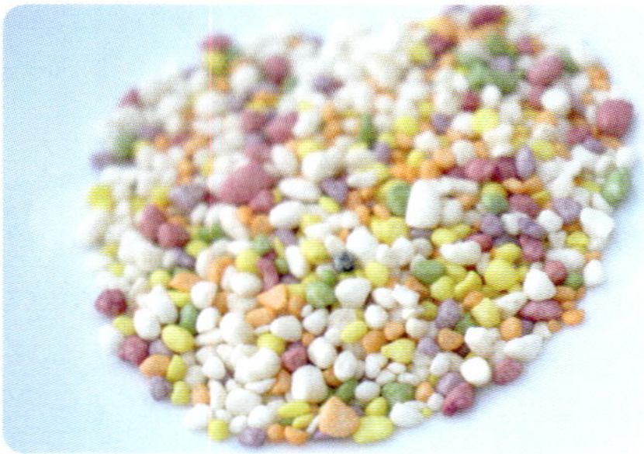

TRAUBENZUCKER (GLUKOSE)

Bei Traubenzucker (Glukose) handelt es sich um einen Einfachzucker (Monosaccharid), den wir in höher entwickelten Pflanzen finden. Vorwiegend Früchte und Honig enthalten hohe Mengen an Traubenzucker in natürlicher Form. Wir finden ihn auch in Gemüse und Vollkornprodukten. Er dient einer schnellen Energiezufuhr. Traubenzucker, der maßgeblich durch Abbau von pflanzlicher Stärke (Mais, Kartoffeln, Weizen) gewonnen wird, ist im Handel in kristallisierter Form (Dextrose – Traubenzucker) erhältlich und dient weiterverarbeitet als Glukosesirup in der Lebensmittelindustrie.

Nachdem Pflanzen, z. B. Mais, auch häufig gentechnisch verändert wurden, wird der Glukosesirup mit gentechnisch hergestellten Enzymen in einzelne Zuckerbausteine aufgespalten. Dieser Sirupmix enthält Glukose und mehrere Einfachzucker.

Die gentechnischen Veränderungen kann ich meinerseits nicht befürworten. Wir finden diesen Glukose-Sirup in gekauften Back- und Süßwaren, Ketchup, Marmelade, Eis, Gummibärchen etc. Ich meide diesen so weit wie möglich.

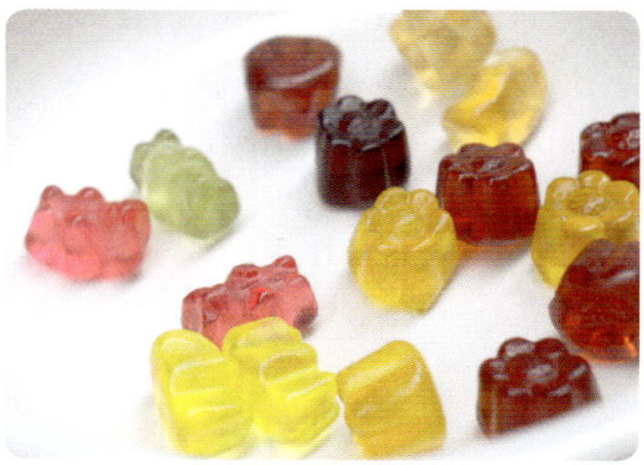

FRUCHTZUCKER (FRUKTOSE)

Wie der Traubenzucker ist auch der natürliche Fruchtzucker ein Einfachzucker (Monosaccharid) und kommt vor allem in Früchten und in Honig hoch dosiert vor. Diese Süße wird von mir bevorzugt und in vielen Speisen und Getränken eingesetzt. Neben den zahlreichen Vitaminen, die er bietet, dient Fructose einer ausgewogenen kalorienreduzierten Ernährung.

Haushaltszucker zählt zu den Kohlehydraten, wogegen Fruchtzucker als Alkohol gilt und über die Leber verwertet wird. Von dort wird Energie in die Muskelzellen geliefert.

Reiner Fruchtzucker wird durch Abbau von Insulin oder aus Saccharose gewonnen. Durch Isomerisierung von Glukosesirupen, das heißt, Umwandlung eines Teils der Glukose in Fruktose, entsteht Glukose-Fruktose-Sirup. Fruktose hat eine höhere Süßkraft und ist daher in der Weiterverarbeitung für die Lebensmittelindustrie von Bedeutung.

Industriell hergestellte Fruktose wird in unserem Körper schneller als Glukose in Fett umgewandelt. Wir verspüren außerdem sehr spät ein Sättigungsgefühl. Diese Zuckerart finden wir vorwiegend in Fertiggerichten, welche eindeutig das Körpergewicht ansteigen lassen. Diese Fruktose nährt Pilze, Bakterien und Krebszellen schneller als Glukose.

HIGH FRUCTOSE CORN SYRUP (HFCS)

Ein Sirup aus den USA mit über 50 % Fruktose-Gehalt, hat mehr Süßkraft als herkömmlicher weißer Zucker, verursacht aber dennoch bei der Herstellung aus Mais, Weizen oder Reis um ein Drittel weniger Kosten im Vergleich zu Saccharose. In Europa kann der Glukosesirup auch fruktosefrei sein, sofern dies überhaupt angegeben wird. Verpackt wird HFCS in Getränken, Fertiggerichten, Süßwaren um „billiges Geld“.

Wir als Konsumenten haben somit wenig Chance, die von uns aufgenommene Zuckermenge nur annähernd zu kontrollieren, außer wir lassen unsere Finger davon.

Herz-Kreislauf-Erkrankungen, chronische Beschwerden, Bluthochdruck, Diabetes, Gicht, Fettleibigkeit etc. werden immer mehr auf zu hohen Zuckerkonsum zurückgeführt.

SACCHAROSE

Ist ein Zweifachzucker (Disaccharid), bestehend aus Glukose und Fruktose, und wird aus Zuckerrohr oder Zuckerrüben raffiniert. Bis weißer Zucker entsteht, bedarf es einer Kette an Verarbeitungsschritten, bei der eine Menge Chemikalien zum Einsatz gelangen. Klär- und Reinigungsmittel (Chlor, Schwefeldioxid) und chemische Substanzen bei den Verdampfungsanlagen sind nicht auszuschließen, wobei auch Rückstände am Zucker haften bleiben.

Wir finden in unserer Ernährung neben Saccharose eine weitere Menge an Zuckerarten. Maltose (Malzzucker) und Laktose (Milchzucker) sind Ihnen bestimmt bekannt.

Alle Zuckerarten wandelt unser Körper – die Chemiefabrik – in Traubenzucker um. Das Gehirn und unsere Muskeln holen sich Energie aus dem Traubenzucker im Blut.

Aufnahme von Zucker im Körper:

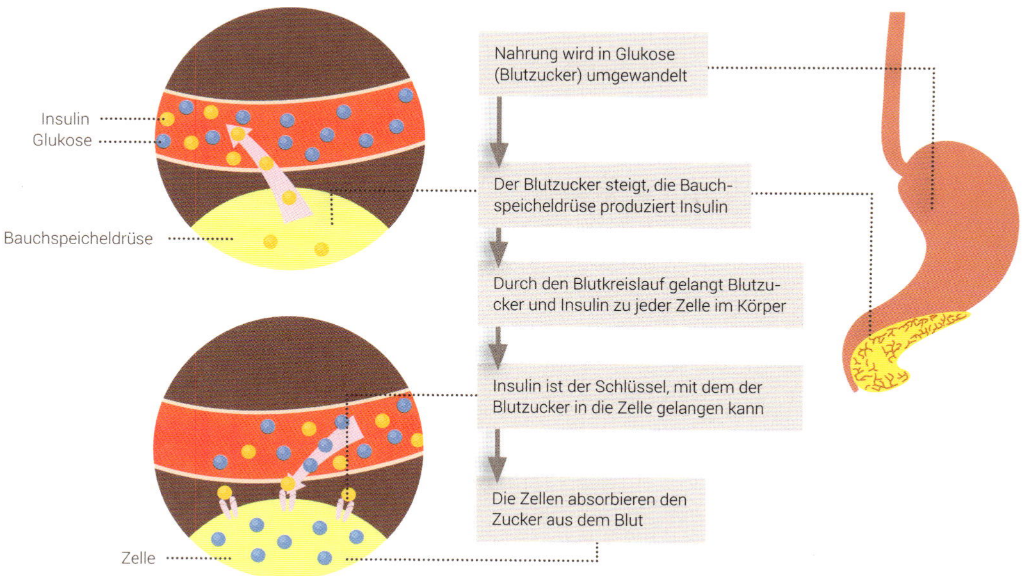

Glykämischer Index

Für das Ansteigen des Blutzuckerspiegels nach dem Essen durch die einzelnen Lebensmittel wurden Parameter geschaffen. Kohlehydrate werden umso schlechter gewertet, je höher der glykämische Index (GI) liegt.

Lebensmittel mit einem GI unter 50 sind zu bevorzugen, da sie die Bauchspeicheldrüse am wenigsten belasten. Dazu gehören in erster Linie Vollkornprodukte (GI 40), Obst, Gemüse und Hülsenfrüchte.

Reine Glukose erreicht den höchsten GI von 100. Schokolade, Cola und Weißbrot liegen bei einem GI von 70 und mehr.

Werden dem Körper ständig Lebensmittel mit sehr hohem GI verabreicht, so kann der Blutzuckerspiegel nicht mehr absinken bzw. nicht mehr genügend Insulin produzieren. Die Zellen werden insulinresistent und Diabetes ist die weitreichende Folge.

Hier ein paar Richtwerte, welche jedoch je nach Anbieter etwas abweichen können:

ZU BEVORZUGEN	ZU MEIDEN
Naturreis, Wildreis **50–55**	Jasminreis **110**
Roggenschrotbrot **50**	Weißbrot, Baguette **70–95**
Beeren, Äpfel, Birnen **20–40**	Wassermelone **75**
Wasser, Kaffee, Tee **0**	Bier, Cola, Sprite, Fanta **70**
Agavendicksaft **40**	Traubenzucker **70**
Vollkornnudeln „al dente“ **35**	Gnocchi **70**
Kokosblütenzucker **35**	Weißer Zucker, Rohrohrzucker **68**
Honig **48**	Vollrohrzucker **61**
	Ahornsirup **54**

Zucker und Gesundheit

KARIES

Die Säurebildung wird beim Konsum von Kohlehydraten verstärkt, wodurch sich vermehrt Bakterien im Mund bilden. Essen wir Brot, Reis oder Obst, wird diese ebenso begünstigt.

… und wer geht schon gerne zum Zahnarzt?

Mein Vorschlag lautet daher, nicht auf Kohlehydrate zu verzichten, sondern:

- *Zumindest 2 x täglich die Zahnhygiene aufrechthalten.*
- *Ein paar Blätter Salbei nach dem Essen kauen. Sie wirken desinfizierend und unterstützen tagsüber die Zahnpflege.*
- *Stark koffeinhaltige Getränke wie Tee und Kaffee meiden.*
- *Bei Rotwein und stark färbenden Säften (Schwarze Ribisel, Heidelbeeren) immer ein Glas Wasser nachtrinken.*
- *Keine extrem heißen und kalten Speisen verzehren.*
- *Zuckerhaltige Speisen und Getränke mäßig genießen.*
- *Tee und Kaffee ohne Zucker trinken.*
- *Teilweise auf Zuckeralternativen wie Birkenzucker ausweichen.*
- *Nach dem Essen, vorwiegend bei Obst/ Essig, säurehaltigen Produkten, frühestens nach ½ Stunde die Zähne putzen. Erst dann hat der Speichel den pH-Wert wieder neutralisiert, um den natürlichen Zahnschmelz nicht zu schädigen. Lauwarmes Wasser nachtrinken ist auch zu empfehlen.*

WIE DICK MACHT ZUCKER?

Welche Eigenschaften verschaffen dem Zucker – in erster Linie sprechen wir immer vom normalen Haushaltszucker – den negativen Ruf als Dickmacher?

Eine ausgewogene Ernährung mit Maß und Ziel an Energiezufuhr und entsprechende Bewegung führen keineswegs zu Übergewicht. Die Umwandlung von Kohlehydraten, und damit auch von Zucker, in Speicherfett ist ein Vorgang, der unserem Körper mehr Energie abverlangt, als er für das Umwandeln von Fett aus den Nahrungsmitteln in Speicherfett des Körpers benötigt.

Ein Gramm Zucker ist mit den Kalorien von einem Gramm Eiweiß gleichzustellen, etwa vier Kilokalorien. Ein Stück Würfelzucker besitzt zum Beispiel nicht mehr als 15 Kilokalorien (63 Kilojoule).

Ein Gramm Fett schätzt man auf ungefähr neun Kilokalorien.

Ich persönlich verzichte bei Einladungen nie auf Süßes, gehe gerne auf ein Stück Torte ins Café, esse Eis und probiere ständig Dessertkreationen aus. Wo ich kann, verwende ich jedoch Zuckeralternativen, z. B. Stevia im Kompott, Datteln in Müsliriegeln und Birkenzucker im Gugelhupf, Eis aus gefrorenen Früchten mit Kokosmilch ungesüßt …

Kaffee und Tee genieße ich seit Jahrzehnten ohne Zucker. Alles ist einfach Gewohnheit und mit etwas mentaler Unterstützung funktioniert es immer.

Zucker liefert rasch Energie, ein Übermaß an Zuckerkonsum bzw. an Kohlehydratzufuhr ist jedoch zu vermeiden, dann halten wir unser Körpergewicht einigermaßen im Griff.

ZUCKER, DER VITAMINRÄUBER?

Ich denke, dass Zucker in vielen Lebensmitteln als Konservierungsmittel und versteckt als Geschmacksverstärker dient, und so unser Konsum die verträgliche Tagesdosis eben oft bei Weitem überschreitet. Genauso, wie wir es auch vom Kochsalz kennen.

Zucker besteht fast aus 100 % Saccharose und wird deshalb oft als Lieferant von „leeren Kalorien" bzw. als Vitaminräuber bezeichnet. Die Befürchtung, bei Zuckerkonsum keinerlei Nährstoffe wie Spurenelemente, Vitamine und Mineralstoffe aufzunehmen, wird nicht bestätigt, da Zucker selten bis nie isoliert aufgenommen, sondern immer als Süßungsmittel für verschiedene Lebensmittel verwendet wird.

Ein leicht gezuckertes Apfelkompott (mit Schale) konsumieren fällt sicherlich nicht unter Vitaminraub. Ich denke, dass diese Kombination sehr wohl eine Menge Vitamine und Nährstoffe beinhaltet. Vorausgesetzt, dass es selbst zubereitet ist und nicht aus der Dose stammt. Wenn die Früchte noch dazu aus dem eigenen Garten kommen, in dem biologischer Anbau im Vordergrund steht, spricht nichts dagegen. Ich denke da auch an mein Rhabarber-Kompott, meine Heidelbeeren, Himbeeren, Erdbeeren, Ribisel, Jostabeeren etc.

Durch seinen süßen Geschmack trägt Zucker außerdem in vielen Fällen dazu bei, dass nährstoffreiche, jedoch geschmacklich unattraktive Produkte (mit wenig Geschmack, sauer, bitter) eine größere Akzeptanz bei den Verbrauchern finden.

Der Vorwurf des Vitaminraubes ist auch deshalb nicht haltbar, da das Vitamin B1 in unserem Stoffwechsel dafür sorgt, dass Zucker seiner Verwertung zugeführt wird. Dies gilt gleichermaßen für andere Kohlenhydrate, wie z. B. Reis, Brot, Kartoffeln und Nudeln. Unser Körper bezieht Vitamin B1 aus einer gemischten Kost.

Ein Grund mehr, auf eine ausgewogene und maßvolle Ernährung mit Kohlehydraten, Fetten und Eiweiß sowie Vitaminen und Mineralstoffen zu achten!

Für ein Leben im Gleichgewicht spielt eben die Abwechslung bzw. die Ausgewogenheit die wesentliche Rolle – wobei wir wieder am Anfang wären.

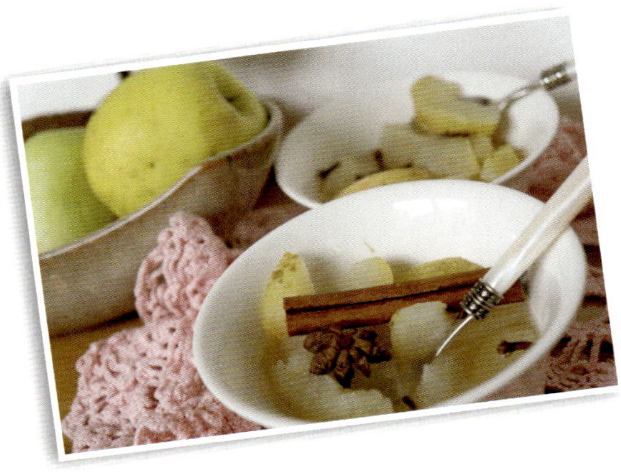

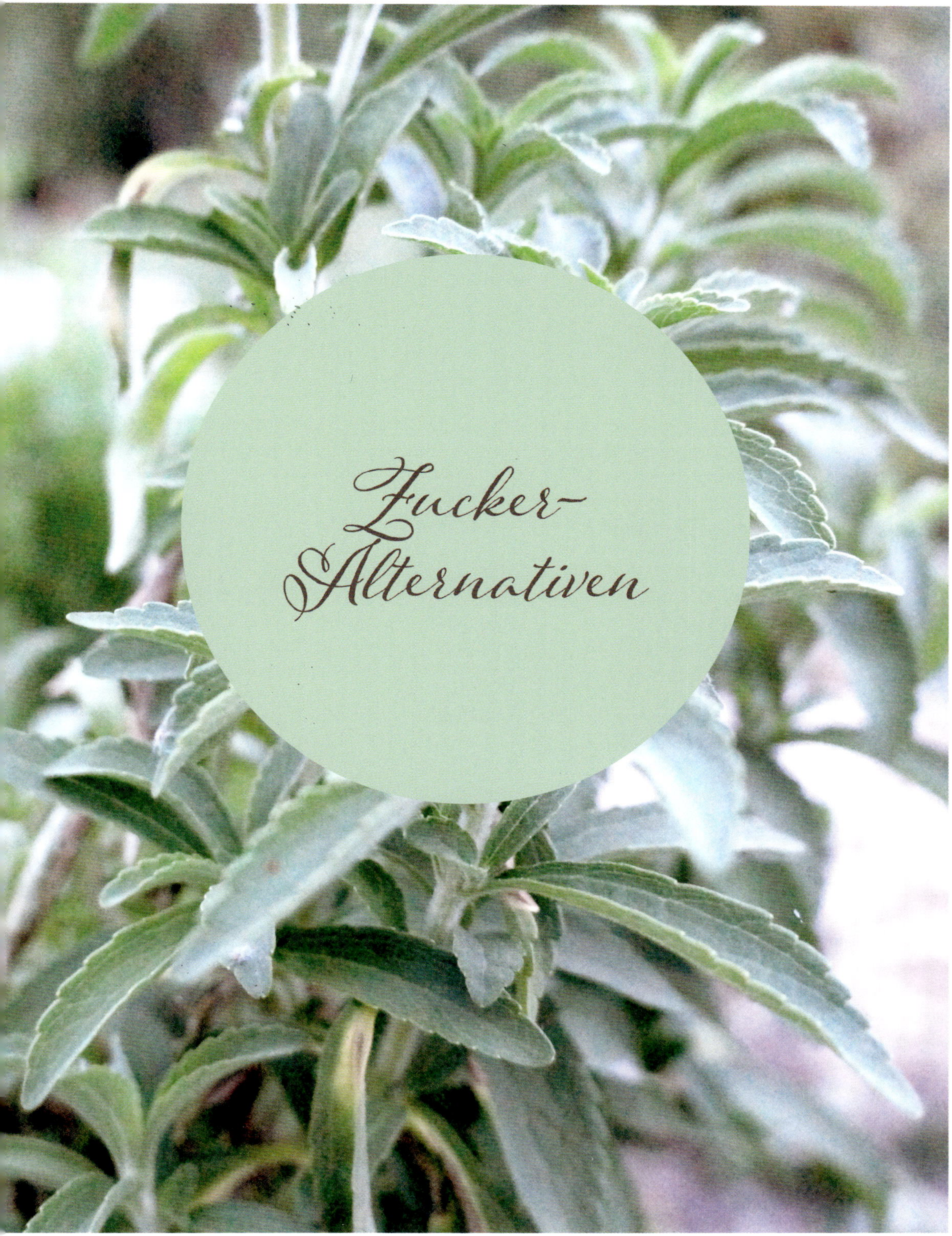

Zucker-Alternativen

Zuckeralternativen

Zuckeralternativen werden mehr und mehr angeboten. Aber woher wissen wir tatsächlich, welches Süßungsmittel für unseren Organismus passend ist?

Die Zusammensetzung der Zuckeralternativen ist entscheidend, ihr entsprechend wirken sie sich auch unterschiedlich auf den Stoffwechsel jedes Einzelnen aus.

Der Anteil an

- *Sucrose/ Saccharose = Disaccharid (im weißen Zucker = Haushaltszucker, Braunen Zucker, Kokosblütenzucker)*
- *Glukose (Honig), Fruktose (Honig, Agavensirup) und*
- *Maltose (Reissirup)*

ist in den einzelnen Zuckerarten unterschiedlich hoch.

Süße in Früchten

Pürierte Beeren, Fruchtmus oder Obstmark bieten eine gesunde Alternative zum Zucker. Dazu müssen die Früchte sonnengereift sein. So enthalten sie auch die entsprechende Menge an Vitaminen und Mineralstoffen wie Phosphor, Kalium etc.

In China wird z.B. aus Luo Han Guo *(Siraitia grosvenorii),* einer extrem süßen Frucht (Kürbisgewächs), ein natürlicher Süßstoff gewonnen, der auch zum Backen und Kochen verwendet wird.

Dörrobst bietet auch eine Möglichkeit, unsere Vorratskammern für die kalte Jahreszeit aufzufüllen. Gerade Bananen, Datteln und Feigen gelten als alte Nutzpflanzen. Getrocknete Pflaumen, Marillen, Äpfel, Birnen, Quitten, Weintrauben (Rosinen), Datteln und Feigen schmecken im Joghurt, im Müsliriegel oder im Strudel lecker.

Zubereitung von Dörrobst

Sauberes reifes Obst entsteinen/entkernen und in mundgerechte Stücke schneiden. | Diese im Backrohr bei mäßiger Hitze trocknen. | Getrocknete Früchte sind in etwa sechs Monate haltbar. Mehr finden Sie dazu unter „Früchte dörren“.

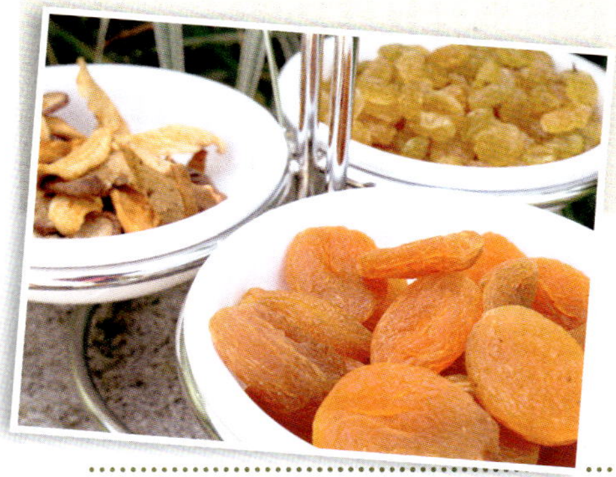

Bananen

Banane – Musa – Bananengewächse

Kleine Bananen gedeihen mit entsprechendem Winterquartier auch in unseren Breitengraden. Die Staude braucht viel Sonne und wenn sie blüht, tropft „Zuckersaft“ aus der Blüte.

Gewinnung:
Es gibt etwa 70 Arten, wobei nur einige essbare Früchte hervorbringen, so z. B. die Dessert- und Koch-

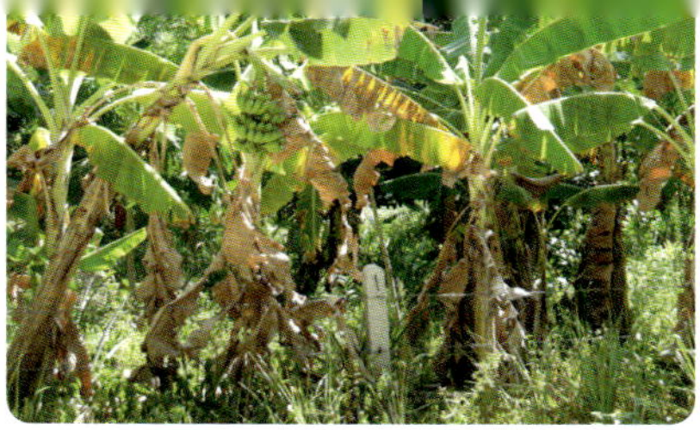

bananen. Sobald sie einmal blühen und Früchte tragen, sterben die Pflanzen ab. Das Rhizom bildet Schößlinge, welche in etwa 15 Monate bis zur neuen Frucht brauchen. Die Bananen werden grün geerntet, da sie nachreifen.

Verwendung:
Reife Bananen eignen sich hervorragend zum Süßen von Getränken, Kuchen, Muffins, Eis etc. statt Zucker. Weiters ersetzt z. B. in einem Kuchen eine Banane auch 2 Eier. Wichtig in der veganen Küche und für Bananenliebhaber, da der Geschmack intensiv ist.

Eigenschaften:
Sie enthalten eine Menge Kalium, Magnesium, Vitamine und leicht verdauliche Kohlehydrate, stärken die Nerven und verbessern das Denkvermögen.

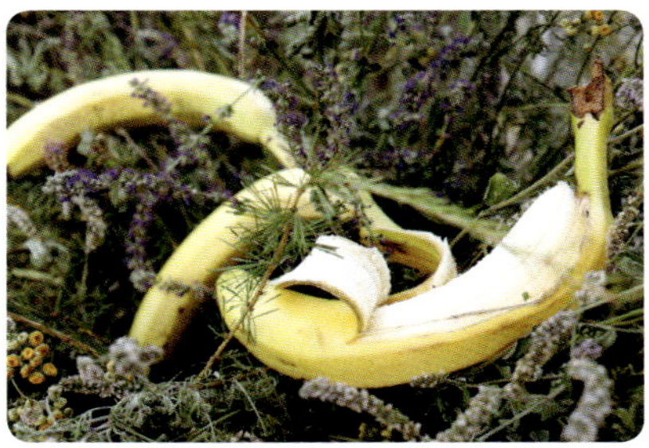

Je reifer die Bananen sind, desto höher liegt der Zuckergehalt. Am besten grüne Bananen kaufen. Braune Bananen haben bereits viel an Vitaminen verloren.

Lagerung:
Nie im Kühlschrank lagern. Bei zu viel Vorrat einfach in kleinen Stücken einfrieren und für ein Bananeneis verwenden.

Datteln
(BROT DER WÜSTE)
Echte Dattelpalme – Phoenix dactylifera – Palmengewächse

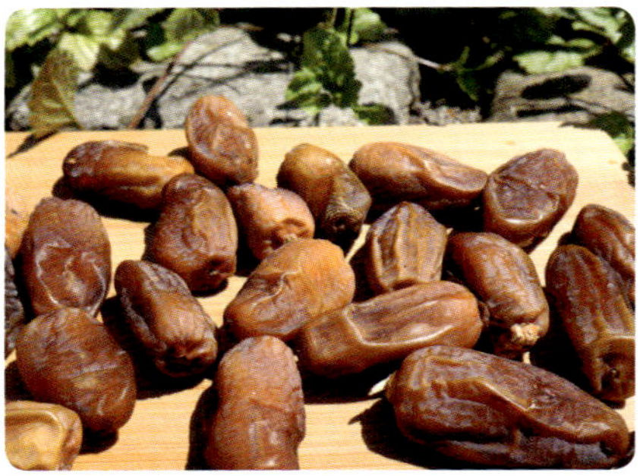

Gewinnung:
Die weibliche Dattelpalme erreicht bis zu 20 m und trägt nach mehr als 5 Jahren erstmals Früchte. Sie hängen in großen Trauben an der Palme in den Farben Rot bis Schwarz. Die Pflanze benötigt viel Sonne und Wasser. Die Früchte (ca. 100 kg/Jahr von einer Palme) werden bis zu einem Feuchtigkeitsgehalt von 20 % getrocknet.

Verwendung:
Viele Kuchenrezepte zeigen uns, dass wir Datteln sehr wohl als Zuckerersatz verwenden können. Mehr dazu im Rezept „Müsliriegel".

Achten Sie jedoch darauf, dass Sie frische Früchte kaufen oder solche, die nur getrocknet sind. Zwecks Haltbarkeit werden Datteln zum Teil zusätzlich noch in Zucker eingelegt.

Inhaltsstoffe:
Kohlehydrate in Form von Frucht- und Traubenzucker, Vitamine, Mineralstoffe (Kalium, Eisen, Magnesium, Kalzium, Phosphor).

Gesundheit:
Ballaststoffe für die Verdauung, Energiespender; Vorsicht: Tyramingehalt kann bei größerer Menge Migräne verursachen.

Haltbarkeit:
Kühl sehr lange haltbar aufgrund des hohen Zuckergehalts.

Dattelsirup

Eigenschaften:
Fruktoseanteil geringer als bei den Dicksäften.

Gewinnung:
Die Datteln werden gekocht, entsteint, gepresst und gefiltert.
Bei 80° C wird der Saft auf ein Viertel einreduziert.

Geschmack:
karamellartig

Inhaltsstoffe:
Vitamin C, Eiweiß, Mineralstoffe

Verwendung:
Zum Backen, für Desserts, in heißen und kalten Getränken, Marinaden, Soßen, Joghurt, Topfengerichten, Müsli, Waffeln

Gesundheit:
Abführmittel, Tyramingehalt kann bei größerer Menge Migräne verursachen.

Empfohlene Menge:
mäßig

Feigen

Echte Feige – Ficus carica – Maulbeergewächse

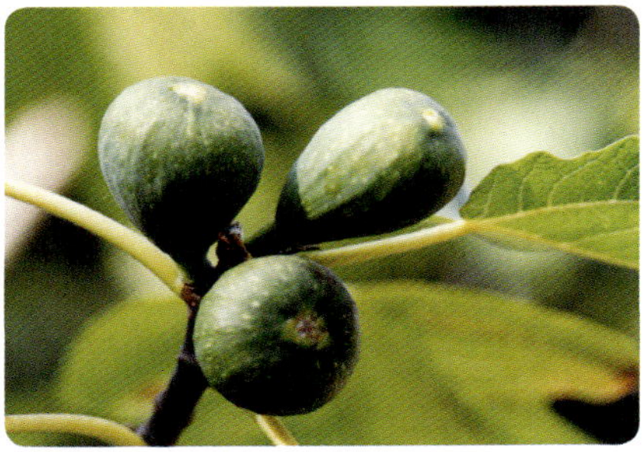

Der Feigenbaum wächst auch bei uns gut, sofern er ein geschütztes Plätzchen hat bzw. ein passendes Winterquartier bekommt. Achten Sie darauf, wenig Hautkontakt mit den Blättern zu haben, da diese leichte Giftstoffe enthalten, die zu Hautirritationen führen können. 1.000 Arten, immergrüne und laubabwerfende Bäume, Sträucher und Kletterpflanzen

Inhaltsstoffe:
Reife Früchte enthalten 80 % Wasser, Vitamine, Proteine, Kohlehydrate, Fett, Ballaststoffe, Mineralstoffe wie Magnesium, Eisen, Zink, Phosphor und Kalzium.

Je dunkler die Fruchtschale ist, desto süßer ist sie.

Eigenschaften:
Beruhigend, Feigen fördern die Verdauung, stärken Herz und Kreislauf, unterstützen die Konzentration, neutralisieren (basisch), bauen Stress ab.

Verwendung:
Am besten frisch verzehren.
Wenn Sie getrocknete Feigen kaufen, achten Sie darauf, dass sie lediglich getrocknet und ohne Zuckerzusatz sind. Für Müsli, in Gebäck, Strudeln, Desserts, Soßen.

Haltbarkeit:
Getrocknet gut haltbar und ein ganzes Jahr über auch im Handel erhältlich.

Weintrauben

Weintraube (Weinbeeren = Früchte der Weinrebe) – Vitis vinifera – Weinrebengewächse

Gewinnung:
Kernlose Weintrauben trocknen in der Sonne oder im Backofen zu Rosinen bis zu einem Feuchtigkeitsgehalt von 15–18 %. Eventuell ein paar Tropfen Sonnenblumenöl darübergeben, damit sie weniger zusammenkleben; je nach Sorte werden sie als Zibeben, Korinthen oder Sultaninen bezeichnet.

Inhaltsstoffe:
Zuckergehalt beträgt ungefähr 33 %, viele Kohlehydrate, daher mäßig verzehren; enthalten Antioxidantien, Anti-Aging-Frucht, blaue Sorten und jene mit Kernen (Traubenkernöl) sind vorzuziehen.

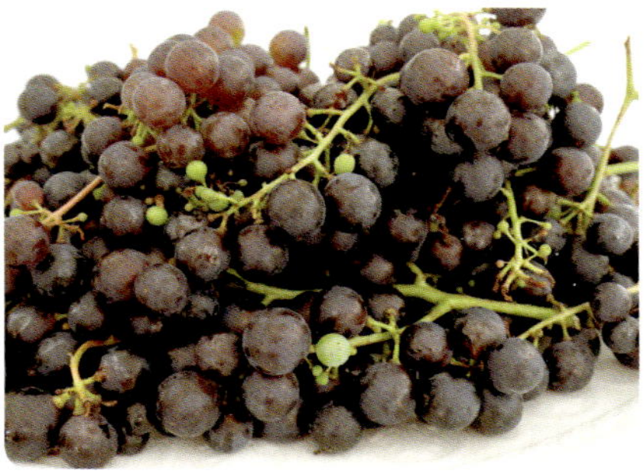

Verwendung:
Frisch genießen, als Saft, verarbeitet zu Most, Wein, Essig, Bränden; getrocknet für Müsli, ins Gebäck, in Strudeln, Desserts, Soßen, zum Knabbern (Studentenfutter)

Haltbarkeit:
Getrocknet mehrere Monate haltbar. Wenn Sie Rosinen kaufen, achten Sie darauf, dass sie ungeschwefelt sind.

Rezept Weintraubensaft

ZUTATEN

2,5 kg Trauben (weiß oder blau, auch mit Kernen)

ZUBEREITUNG

Saubere Weintrauben entstielen und in den Entsafter geben | 2 l Saft in ½- oder ¼-l-Flaschen auffangen und sofort in einem hohen Kochtopf bei 100° C ca. 20 Minuten lang einkochen, auskühlen lassen | kühl und dunkel lagern

HALTBARKEIT

Mindestens 3 Monate, später war er meistens sowieso „ausgetrunken".

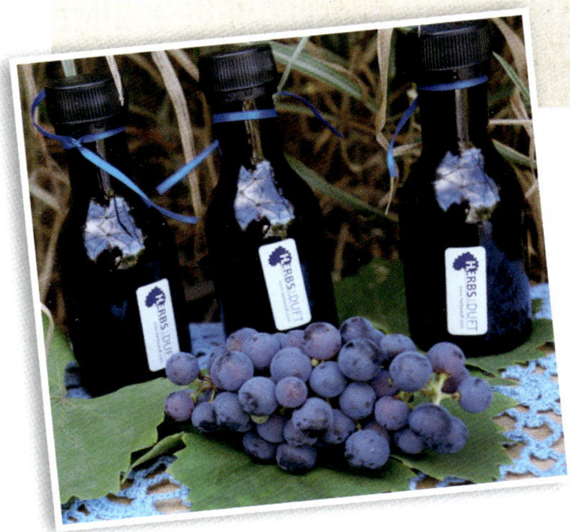

Dicksäfte

Konzentrate mit sehr hohem Zuckergehalt (90 %), enthalten vorwiegend Fruktose (65 %).
Das hat den Vorteil, dass der Blutzuckerspiegel langsamer ansteigt und somit Heißhungerattacken ausgeschaltet werden.

Aufgrund des Eindickens, bei dem das Wasser verdampft, gehen leider Vitamine verloren, ein paar Mineralstoffe bleiben dennoch übrig.

Agavensirup

Agave – Agave deserti – Spargelgewächse

Gewinnung:

Wird aus der Agave (verschiedene Arten) gewonnen, welche vorwiegend in Südamerika und da in Mexiko beheimatet ist. Sie blüht nur 1 x und braucht bis zur Ausbildung eines Blütenstandes mehrere Jahrzehnte. Bei 8-jährigen Pflanzen wird der innere Kern der Blüte entfernt. Aus diesem Loch (ca. Ø 15 cm) wird täglich 1,5 l Saft mehr als 6 Monate lang gesogen. Eine rasche Verarbeitung ist notwendig. Der Saft wird gefiltert und erhitzt, um die Kohlehydrate in Zucker umzuwandeln.

Eigenschaften:
Der Sirup ist süßer als Honig, aber nicht so zähflüssig, und hat einen neutralen Geschmack bzw. je nach Farbe mehr oder weniger Karamellaroma.

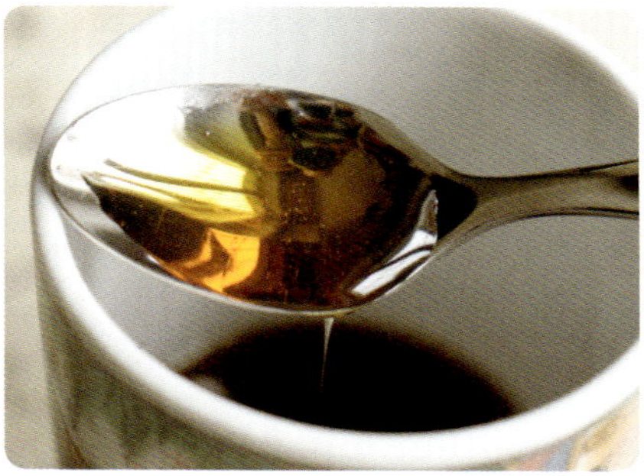

Haltbarkeit:
Agavensirup ist lange haltbar (ca. 1 Jahr), man sollte ihn jedoch kühl und dunkel aufbewahren, allerdings nicht im Kühlschrank.

Nicht geeignet für Diabetiker und bei Fruktose-Intoleranz, da der Fruktose-Anteil relativ hoch ist. Der GI (um die 40) dagegen ist niedrig.

Verwendung:
Anstelle von Honig, für Backwaren, Desserts, Müsli, für Marmeladen und Gelees (kristallisiert wenig), bekräftigt den fruchtigen Geschmack im Obstsalat, optimal im Hefeteig und für Eistee, da er sich schnell auflöst.

Agavensüße

Agavensirup wird mit Maltodextrin (6 % Kohlehydrat als Stärke) angereichert und anschließend getrocknet. Kann auch zum Kochen und Backen verwendet werden. Klumpt bereits bei minimaler Feuchtigkeit.

Apfel- und Birnendicksaft

Verwendung:
Schmeckt lecker über Topfenknödel, ins Joghurt, im Obstkuchen und Müsli sowie als Verdünnungssaft mit Wasser.

Eigenschaften:
Diese Süße ist relativ geschmacksneutral (je nach Gewürzen) und vor allem kalorienarm. Je nach Sorte sticht die Säure hervor.

Rezept Apfel- & Birnendicksaft

ZUTATEN

- **Reife, süße und saftige Äpfel oder Birnen**
- **Lebkuchengewürz oder Zimt**
- **Nelken**
- **Kardamom nach Geschmack**

ZUBEREITUNG

Obst zerkleinern und entsaften | In einen Topf umfüllen und mehrere Stunden auf ⅕ einkochen lassen oder in die untere Hälfte des Entsafters statt Wasser geben | Nochmals kurz in einen Topf umfüllen, aufkochen, Gewürze in einem Teesäckchen oder Lebkuchengewürz beimengen | Gewürze entfernen und Dicksaft in kleine vorgewärmte Flaschen noch heiß abfüllen

HALTBARKEIT

6 Monate. Im Kühlschrank lagern, nach dem Öffnen rasch verbrauchen. Für eine längere Haltbarkeit mit den Gewürzen auch entsprechend Zitronensaft einrühren und aufkochen.

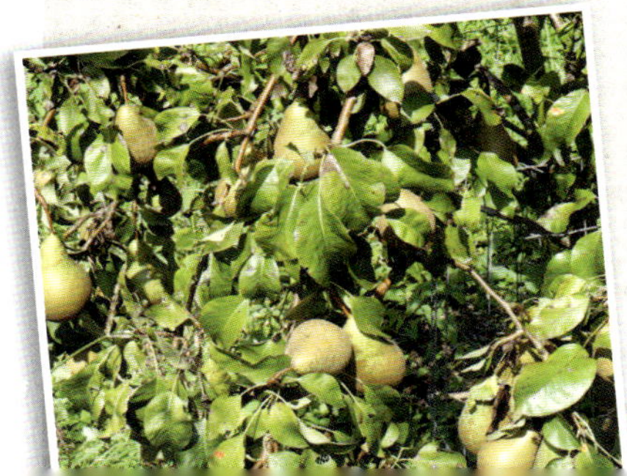

Baumzucker

Kokosblütenzucker

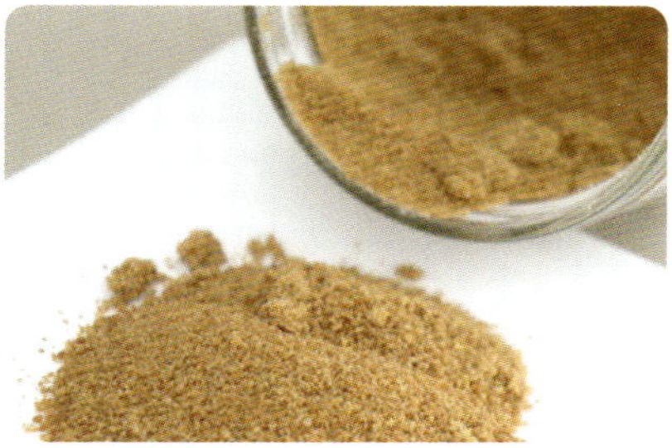

Gewinnung:
Der süße Nektar der Kokospalme (Cocos nucifera) wird in Indonesien hoch in den mindestens 5-jährigen Bäumen geerntet. Die Blüte wird angeschnitten, sodass der frische Blütensaft langsam in einen Auffangbehälter tropft. Abgesiebt wird er über dem (Holz-) Feuer zu einem Sirup eingekocht und so lange erwärmt, bis er auskristallisiert. Ein Stück Kokosnuss verhindert ein Überkochen der Masse. Die Verarbeitung muss unverzüglich stattfinden, da der Nektar rasch zu gären beginnt. Dann kann er nicht mehr zu Zucker, sondern nur mehr zu Wein veredelt werden. Nach dem Erkalten wird das Granulat noch fein gemahlen.

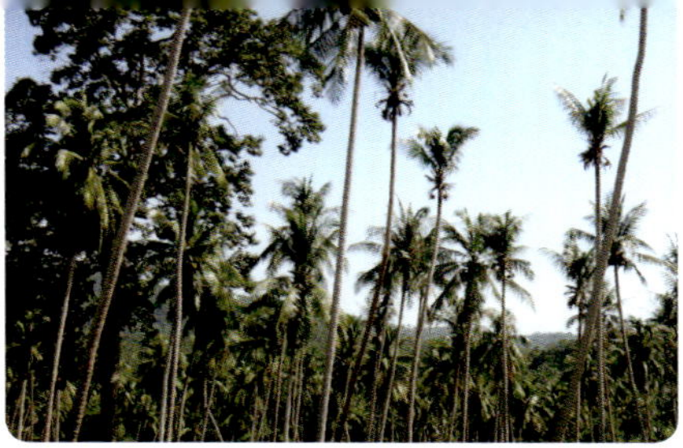

Eigenschaften:

Der Kokosblütenzucker verfügt über einen GI von 35 (die Hälfte vom normalen Zucker), obwohl sein Saccharoseanteil höher als der Fruktoseanteil ist und er eine Menge Nähr- und Mineralstoffe (Magnesium, Zink, Eisen, Kalium, Calcium) sowie Vitamine und Antioxidantien enthält. Er belastet die Bauspeicheldrüse nicht, da er langsam ins Blut übergeht und Blutzuckerschwankungen ausbleiben. Daher ist er auch für Diabetiker in geringen Dosen zu empfehlen.

Die Süßkraft ist gegenüber Haushaltszucker geringer. Anstatt nach Kokosnuss zu schmecken, besitzt der Kokosblütenzucker einen malzkaramellartigen Geschmack mit leichter Vanille-Note und duftet herrlich. Auch die Farbe ist dementsprechend dunkel.

Er muss 100 % biologisch, aus nachhaltigem Anbau und unraffiniert sein und wird noch in Handarbeit hergestellt. Die Palmen benötigen wenig Wasser und der Ertrag pro Hektar gegenüber Rohrzucker ist beinahe doppelt so hoch. In den Mischkultur-Plantagen werden nicht nur Kokospalmen, sondern auch Gewürze wie Pfeffer, Kurkuma und Ingwer angepflanzt, um den Boden zu stärken anstatt ihn auszulaugen.

Verwendung:

Ich verwende Kokosblütenzucker zum Süßen von Shakes, Desserts, Cocktails (Caipirinha, Mojito), Kuchen etc. Er zergeht förmlich auf der Zunge und löst sich daher auch sehr leicht in kalter Flüssigkeit. Soßen verleiht er einen außergewöhnlichen Geschmack.

Für Fleisch, Fisch, Kürbis zum Glacieren (Glanz):

Fisch und Fleisch kurz vorher leicht bestreuen, sodass sich das Eigenaroma entfaltet und am Grill z. B. karamellisieren.

- *Für Cocktails, Salat, Fisch: Mit Ingwer und Zitronen-/ Limettenschalen kombinieren.*
- *Für Fleisch, Fladen, Reis, indische Gerichte: mit Kardamom, Piment, Zimt, Macis mischen.*
- *Zum Einkochen und Mitgaren wäre er viel zu kostbar.*

Hinweis:

Oft wird auch Palmzucker angeboten, der nicht gerührt, sondern getrocknet wurde. Er beinhaltet zum Teil Verunreinigungen und ist mit Natrium-Sulfiten vermischt, das unsere Gesundheit beeinträchtigt. Weiters kann er aus verschiedenen Palmensorten stammen, z. B. von Zucker- oder Nipapalme.

Palmzucker kann auch Brauner Zucker sein, der aus dem Saft der Zuckerpalmen eingekocht wird und anschließend kristallisiert. Die Masse wird in ganzen Formen verkauft. Die Süßkraft ist niedriger, aber der Zucker ist dennoch gesünder als normaler weißer Haushaltszucker.

Kokosblütensirup

Das ist eine zähflüssige, sehr dunkle Masse. Schmeckt herrlich nach Karamell ins Müsli, ins Joghurt und im Dessert, über ein Eis und zu Mehlspeisen.

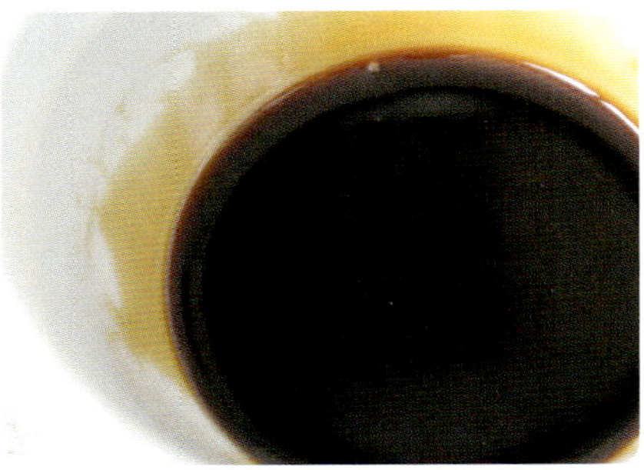

Ahornsirup

Ein kanadischer Zuckerahornbaum (*Acer saccharum*) mit etwa 40 Jahren wird Ende Februar bis in den April hinein angezapft. Der Zuckergehalt ist auch von der Ahornsorte abhängig.

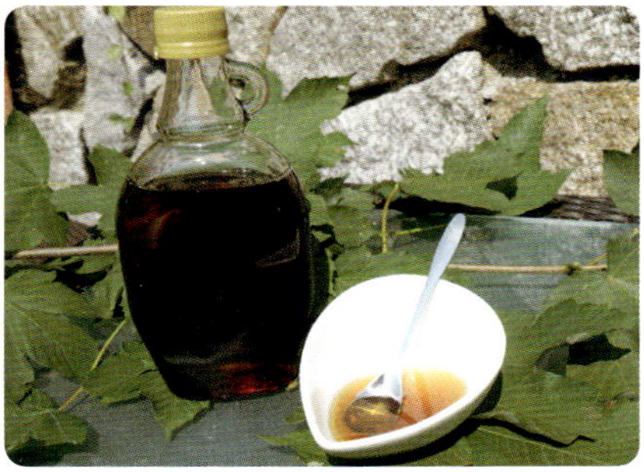

Zu dieser Zeit werden Nährstoffe von den Wurzeln in die Knospen transportiert. Ein Zapfhahn wird behutsam in den Baum gebohrt, wo der Saft herausläuft. Wir kennen das bei uns von der Birke. Der Saft wird eingedickt (karamellisiert) bzw. so lange gekocht, bis das darin enthaltene Wasser verdampft ist. Für 1 Liter Ahornsirup werden ca. 40 Liter Saft aufgewendet, was sich im Preis widerspiegelt.

Der Rest ist ein Zuckerkonzentrat (70 %) inklusive einiger Mineralien (Kalium, Phosphor, Eisen, Kalzium) – vor allem leicht verträglich, da es histamin-, lactose-, cholesterin- und glutenfrei ist.

Geschmack:
dünnflüssiger Sirup mit leichtem Eigengeschmack

Verwendung:
in Müsli, Auflauf, Kompott, Waffeln, Eiscreme, Pancake

Lagerung:
kühl, dunkel und trocken

Empfohlene Menge:
mäßig

Tipp:
Auf Qualität achten, da beim Extraktionsprozess immer wieder chemische Zusatzstoffe beigemengt werden. Auch asiatische Produkte, welche zum Teil mit Zuckerwasser gepantscht werden, sollen bereits im Umlauf sein.

Ahornzucker

Entsteht bei weiterem Eindampfen des Sirups durch Kristallisation. Gereinigt besitzt er die gleichen Eigenschaften wie normaler Zucker.

Süße in Kräutern, Wurzeln, Knollen

Es gibt neben Früchten aus verschiedenen Obst- und Beerensorten auch einige Kräuter, Gewürze und Samen, die eine gewisse Süße beinhalten und/ oder zumindest ein Aroma besitzen, welches Säure, z. B. von Früchten, mildern, und die somit die notwendige Zuckermenge reduzieren.

Oft besitzen Früchte im Vergleich zu anderen weniger Zucker, als wir es geschmacklich wahrnehmen können. Ein ganz konkretes Beispiel ist die Himbeere und die Ribisel. Der Zuckergehalt in Ribiseln ist höher als in Himbeeren.

Angelika

Engelwurz – Angelica archangelica – Doldenblütler

Eigenschaften:
2- bis 4-jährige Pflanze, blüht nur ein Mal, wird bis zu 3 m hoch, wächst an Ufern und nährstoffreichen feuchten Wiesen.

Einige junge Blätter der Engelwurz im Rhabarberkompott genügen, dass es für uns nicht mehr so sauer schmeckt.

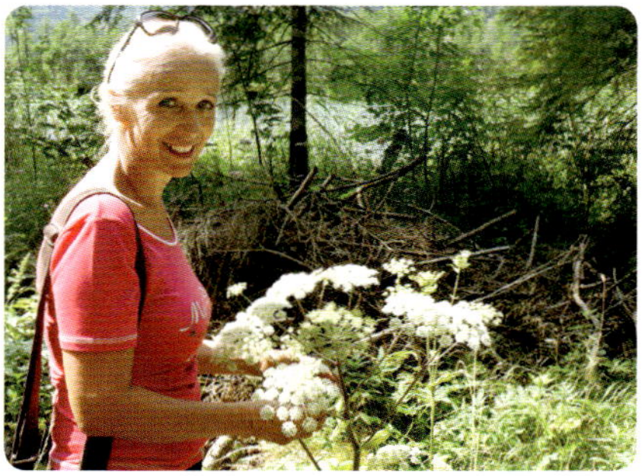

Verwendung:
Die Blätter können auch eingefroren werden und bei Bedarf Marmeladen, Sirup oder eben Kompotten zugesetzt werden. Die Samen (im 2. Jahr) und Wurzeln sind Bestandteile vom Chartreuse und anderen Kräuterlikören (Gin, Wermutwein).

So wird auf einfache Art Zucker eingespart (schließlich würden wir weiter zuckern, bis der Säuregehalt übertönt ist).

Gesundheit:
Magensaftfördernd und galletreibend – bei Appetitlosigkeit durch wertvolle Inhaltsstoffe (ätherische Öle, Bitterstoffe, Cumarine) im frischen Rhizom und in getrockneten Wurzeln (im Herbst).

Süßdolde

Myrrhenkerbel – Myrrhis odorata – Doldenblütler

Eigenschaften:
Die Staude ist bis zu 2 m hoch und winterhart, blüht Mai – Juli, enorme Duftpflanze, Bienen lieben diese Pflanzen (Wilder Anis).

Geschmack:
Samen schmecken anisartig, süß wie Lakritze.

Verwendung:
Als natürliche Süße. Frische grüne Samen ins Müsli, Joghurt, Gebäck, Kohl, saures Kompott (Rhabarber). Zur Aufbewahrung reifen lassen;

sie werden schwarz wie Anis und trocknen. Frische Blätter für Fischgerichte, Salat, Soßen.

Wurzel wie Gemüse verwenden, kochen, schneiden und auch als Salat marinieren.

Empfohlene Menge:
Mäßig aufgrund des Estragolgehalts.

Gesundheit:
Wirkt blutreinigend, vorbeugend bei Husten und Magenproblemen.

Lagerung:
Samen trocknen, Wurzeln und Blätter einfrieren.

Süßholz

Lakritze – Glycyrrhiza glabra – Hülsenfrüchtler

Eigenschaften:
1,5 m hohe Pflanze. Kommt im Süden vor, bevorzugt subtropisches Klima, mehrjährig

Gewinnung:
Ernte vorwiegend im Herbst, in Ägypten im Februar, wenn der Zuckergehalt der Wurzel am höchsten ist; Wurzeln werden extrahiert und der Wurzelsaft eingedickt, wobei Lakritze, die schwarze Süße der Bonbons, entsteht.

Geschmack:
50-fache Süßkraft von Rohrzucker.

Verwendung:
Die Süßholzwurzel ist ein Bestandteil der Lakritze, wird für Tee, Bonbons, Getränke, Bier, Liköre als Geschmacksverstärker verwendet; ist Bestandteil der „Fünf Gewürze“ in der chinesischen Küche.

Empfohlene Menge:
mäßig, nicht für Diabetes, Schwangere, Kinder, bei Bluthochdruck

Gesundheit:
Wirkt antibakteriell, entzündungshemmend und krampflösend. Bei Erkältung, Atemwegs- und Verdauungsbeschwerden.

Inhaltsstoffe:
Glycyrrhizin, eine Menge Flavonoide, Saponine

Haltbarkeit:
Die Wurzel wird getrocknet, eine Tinktur angesetzt oder eben zu Lakritze-Produkten und -Pulver verarbeitet.

Süßholz-Tee bei Magenbeschwerden

ZUTATEN

- **¼ l Wasser**
- **1 EL Lakritzepulver**
- **1 TL Kamillenblüten**
- **½ TL Fenchel**
- **1 Steviablatt zum Süßen**

ZUBEREITUNG

Kamille und zerstoßenen Fenchel mit kochendem Wasser übergießen | 10 Minuten ziehen lassen und Lakritzepulver einrühren | Steviablatt kurz mitziehen lassen.

Zuckerwurzel

Sium sisarum – Doldenblütler

Die Zuckerwurzel wurde vor der Zuckerrübe bereits als Zuckerersatz verwendet, jedoch ist die Süßkraft wesentlich niedriger, sodass sie in Vergessenheit geraten ist und nur mehr als Wurzelgemüse zu den Raritäten zählt. Die Wurzeln enthalten 5–8 % Zucker (Saccharose). Wie der Name schon sagt, beherbergt die Pflanze die Süße in den Wurzeln. Es handelt sich um eine mehrjährige, frostbeständige, bis 170 cm hohe Staude, welche zum Urgemüse aus Asien zählt. Braucht viel Wasser.

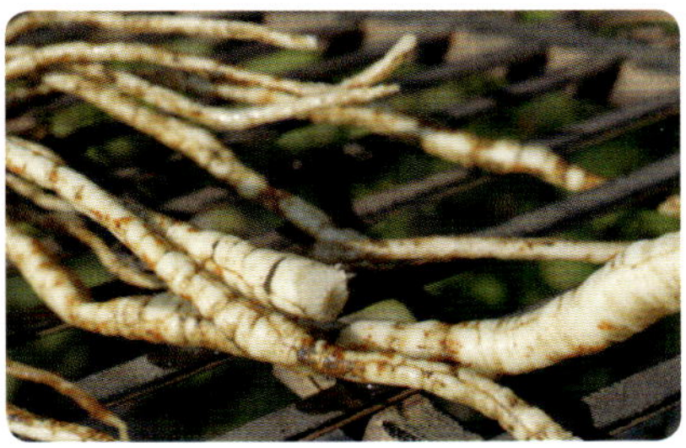

Frische Aussaat (März oder August) verwenden, da durch die Wurzelteilung das Gemüse holzig wird. Geerntet wird im Herbst, und zwar so lange, bis die Pflanze im Frühjahr wieder frische Triebe bekommt. Die Wurzeln können somit im Boden bleiben oder Sie stecken die Wurzeln im Keller in feinen ungewaschenen Quarzsand.

Geschmack:
mehlig, süßlich

Verwendung:
Wurzeln roh, wie die Topinambur, als Kaffeeersatz, zum Schnapsbrennen, als Püree oder Beilage. Frische Blätter für Salat, als Gemüse, in Reis, Gratin – Mittelstrang entfernen; in Wasser, Milch oder Suppe kochen, in Backteig wenden und ausbacken. Zur Sirupherstellung Wurzeln extrahieren.

Empfohlene Menge:
mäßig

Gesundheit:
reinigend, harntreibend, belebt die Sinne, stärkt die Leber, Verdauung, aphrodisierend

Topinambur

Helianthus tuberosus – Korbblütler

Die Zuckerkartoffel ist kalorienarm und ein Kartoffelersatz für Diabetiker.

Geschmack:
süßlich-nussig

Verwendung:
Sprossen und grüne Blätter im Frühjahr, Knolle kann man roh und gekocht essen.

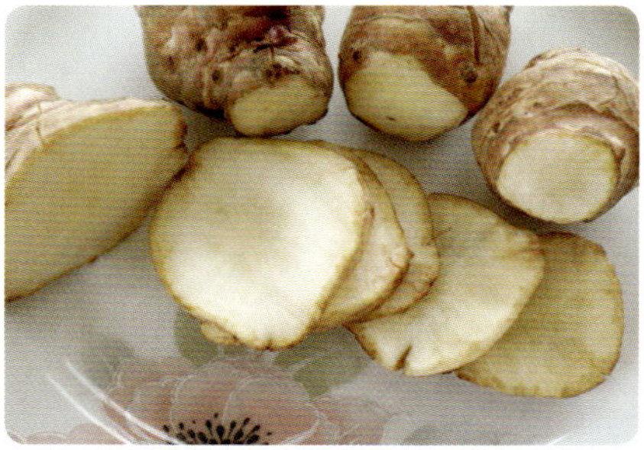

Empfohlene Menge:
mäßig, zu viel kann Durchfall hervorrufen

Gesundheit:
unterstützt die Darmflora, natürlicher Appetithemmer, unterstützt beim Abnehmen

Inhaltsstoffe:
hoher Nährstoff- und Inulingehalt, Vitamine, Mineralstoffe

Haltbarkeit:
im Keller in Sand einschlagen

Es gibt noch eine Menge an zuckerhaltigen Knollen und Wurzeln:

Süßkartoffel

Batate – Ipomoea batatas – Windengewächse

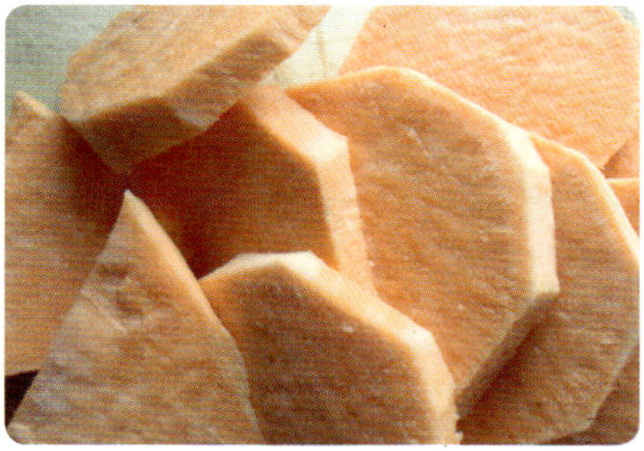

Eigenschaften:
Es handelt sich um eine mehrjährige Kletterpflanze, die Knollen werden bis zu 30 cm groß und mehrere Kilo schwer, hoher Zucker- und Stärkegehalt.

Yacón

Smallanthus sonchifolius – Korbblütler

Eigenschaften:
Wächst gut in einem großen Topf. Eine Pflanze bringt mehr als 10 kg an Knollen, roh oder gekocht als

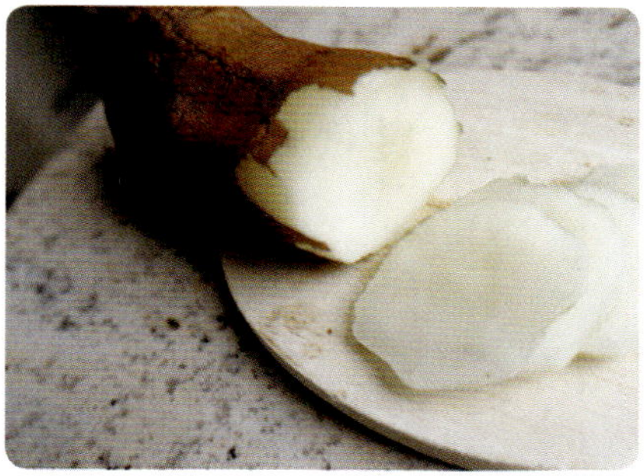

Gemüse verwendbar, im Keller lagern – hoher Fruktosegehalt, enthält Inulin in den Blättern. Fördert die Verdauung, hilft beim Abnehmen, stärkt das Immunsystem, enthält 20 Aminosäuren, viel Eisen, Phosphor, Kalzium und Kalium. Auch als Sirup und Wurzel-Extrakt im Handel erhältlich.

Zuckerkarotten

Daucus carda – Doldenblütler

Eigenschaften:
Enthalten Beta-Carotin, stärken das Sehvermögen, Immunsystem, Verdauungstrakt, verleihen der Haut den Teint, wirken antibakteriell, harntreibend und blutbildend. Am besten roh oder leicht gegart mit etwas hochwertigem Öl verzehren. Im Keller lagern. Zuckerkarotten enthalten mehr Zucker als Möhren.

Zimt

Ceylon-Zimt – Cinnamomum verum – Lorbeergewächse
Cassia-Zimt (Chinesischer Zimt) – Cinnamomum cassia – Lorbeergewächse

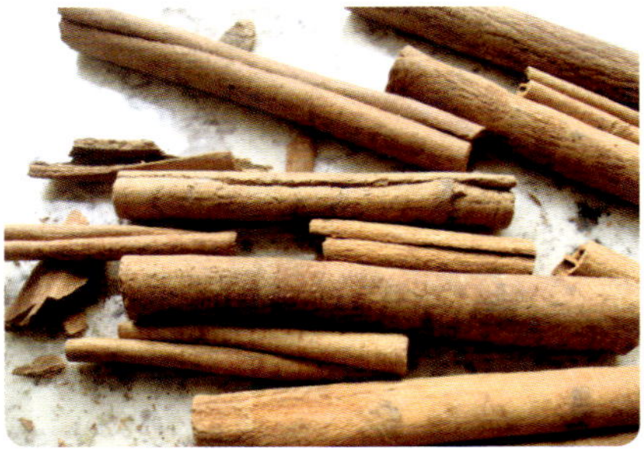

Gewinnung:
aus der getrockneten Rinde des Zimtbaumes

Ceylon-Zimt:
Verwendet wird die dünne Innenschicht zwischen Borke und Rinde, sie rollt sich beim Ablösen zusammen, wodurch mehrere Schichten ineinandergeschoben werden. Je dünner, desto feiner ist der Geschmack.

Cassia-Zimt:
Die dicke Rindenschicht wird eingerollt.

Geschmack:
Das Aroma des Ceylon-Zimts reicht von stark süß bis feurig brennend und ist qualitativ hochwertiger. Der Cassia-Zimt ist dunkler, scharf, auch süß, schleimig und etwas bitter.

Verwendung:
Er wird klassisch zum Aromatisieren von Milchspeisen, Reis, Obstsalaten, Müsli, Kompotten, Apfelmus, Strudel, Topfensüßspeisen, Glühwein, Punsch, Likören, Schnäpsen, Rotkraut und Kürbisgerichten eingesetzt. Zimt ist aber auch Bestandteil in vielen Gewürzmischungen, wie z. B. im Lebkuchen- oder im Wildgewürz.

Ich bereite mir mein spezielles Lebkuchengewürz zu, welches dann in vielen Speisen, Gebäck, Sirups, Marmeladen und Gelees Verwendung findet. Gerade in der Adventzeit werden Gerichte zur gelungenen Köstlichkeit – Lebkuchen-Parfait, Wildsoßen, Bratäpfel. Auch aus der Indischen und Griechischen Küche ist Zimt keinesfalls wegzudenken. Dazu fallen mir Curry, Chutney, Lammkoteletts und Moussaka ein. In Vietnam wird er vorwiegend für Fleischgerichte verwendet.

Da Zimt „verduftet", ist die Verwendung in Stangen zu bevorzugen, immer frisch zu mahlen und durch ein feines Sieb zu geben, um grobe Teile zu entfernen.

Empfohlene Menge:
mäßig wegen des Cumarin-Gehalts

Gesundheit:
wärmt, belebt, Öle können die Haut reizen, nicht in der Schwangerschaft nutzen

Inhaltsstoffe:
Zimt-Blatt-Öl, im Ceylon-Zimt das Eugenol und im Cassia-Zimt das Cumarin

Haltbarkeit:
Etwa drei Jahre, sofern man es auch entsprechend lagert, also lichtgeschützt und trocken

Vanille, Tonkabohne, Nelken, die Tamarinde (Hülsen des Tamarindenbaumes = Indische Dattel), Kardamom, Mohnsamen, Süßmandeln, Anis und noch viele andere Gewürze verleihen Gerichten einen süßlichen Geschmack. Ich setze sie passend auch in meinen Rezepten ein.

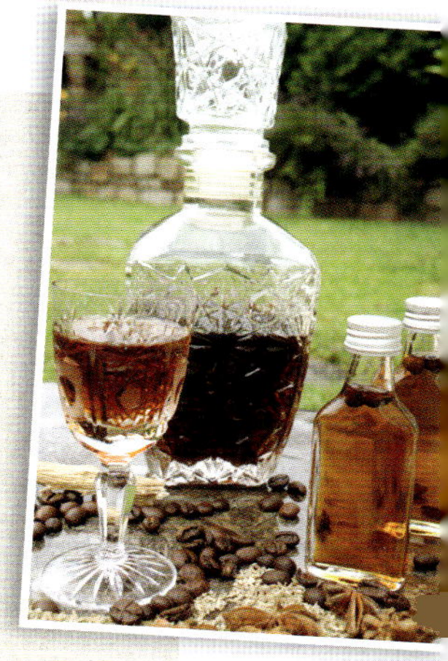

Anislikör (Sambuca)

ZUTATEN

- **250 g Rohrohrzucker**
- **25 g Anissamen**
- **2 Stück Sternanis**
- **1 Stange Zimt**
- **1 Stück Süßholzwurzel**
- **½ l Korn (38 Vol.-%)**

ZUBEREITUNG

Anis, Süßholz und Zucker mahlen | Zimt und Sternanis in Stücke brechen | Alles mit dem Kornbrand in ein Rexglas füllen | 4 Wochen warm und dunkel ziehen lassen | Regelmäßig schütteln | Absieben und in kleine Fläschchen abfüllen | Vor Gebrauch einige Zeit noch durchziehen lassen | Mit 1 Kaffeebohne im Glas kühl servieren oder diese mit ins Fläschchen geben | Vorbeugend für Magen und Atemwege

Süße in Getreide

Reissirup

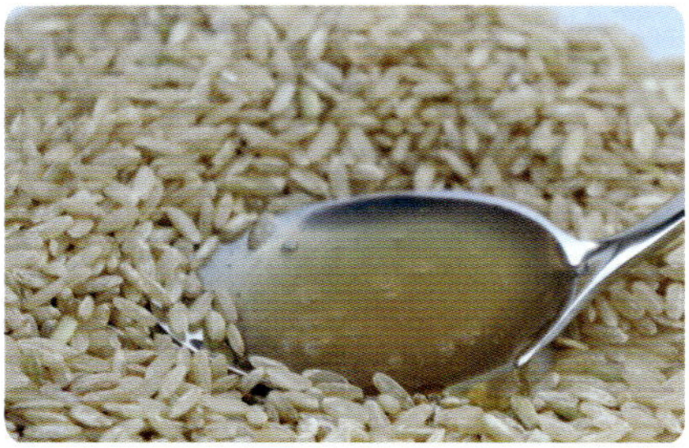

Gewinnung:
Reismehl wird mit Wasser aufgelöst und erwärmt. Enzyme werden hinzugefügt, wodurch Reisstärke in Zuckerstoffe aufgespalten wird. Die festen Bestandteile werden gefiltert und die Flüssigkeit eingedickt.

Eigenschaften:
Mehrfachzucker wird in Einfachzucker umgewandelt, daher verzögert sich die Zuckeraufnahme im Blut. Der Reissirup ist relativ geschmacksneutral (leicht nussig-karamell), glutenfrei, fruktosefrei, cholesterinfrei, hefefrei, auch bei Zöliakie geeignet.

Verwendung:
Zum Süßen von Gebäck, Desserts, Müsli, Heißgetränken.

Gerstenmalzsirup

Gewinnung:
Ein Sirup aus zum Keimen gebrachter Gerste – aus gemalztem Getreidekorn.

Empfohlene Menge:
Dient zur Energiezufuhr für den Körper. Mäßig genießen.

Eigenschaften:
Der Fruktoseanteil ist geringer als bei den Dicksäften.

Verwendung:
Zum Backen, für Getränke, als Brotaufstrich.

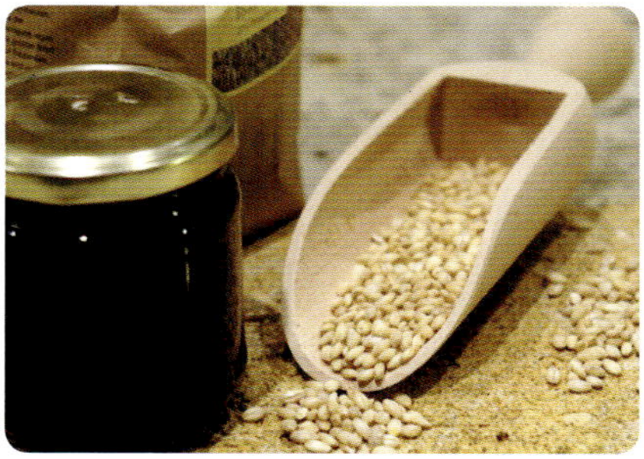

Zuckeraustauschstoffe

- **Stevia** E 960
- **Birkenzucker** (Xylit)ol E 967, z. B. Birkengold, natürliches Vorkommen in der Birkenrinde und in Pflaumen.
- **Erythritol** E 968: In Pilzen und Früchten, z. B. Sukrin.
- **Sorbit** E 420: Blockiert die Fruktose-Aufnahme, in der Eberesche, im Apfel, in Sanddorn, Rosinen, Pflaumen – verursacht Magenkrämpfe; in Kaugummi, Kosmetika, Feuchthaltemittel in Marzipan und Zahnpasta.
- **Mannit** E 421: Vermehrt in Feigen, Meeresalgen, Schwarzwurzeln, Champignons, Shiitake-Pilzen – hohe Dosen meiden.
- **Maltit** (aus Mais- und Weizenstärke) E 965: Schwer verdauliches Kohlehydrat, wenig Kalorien.
- **Isomalt** (Zuckerrüben) E 953: Schwer verdaulich, bei Fruktose-Intoleranz nicht zu empfehlen.

Die genannten Arten zählen zu den Zuckeraustauschstoffen und werden aus natürlichen Rohstoffen gewonnen. Chemisch betrachtet zählen sie zu den Zuckeralkoholen, so wie man sie im Obst (Kirschen, Pflaumen, Pfirsiche), im Gemüse, in Pilzen etc. findet.

Xylit, Sorbit, Maltit und Isomalt werden nach dem Essen im Dickdarm von Bakterien vergoren, in Fettmoleküle umgewandelt und dem Körper als Energie (oder Fett) zugeführt. Verdauungsbeschwerden (abführend, Blähungen) sind nicht auszuschließen.

Die Lebensmittelindustrie verwendet leider u.a. auch Substanzen (z. B. bei Süßigkeiten), die nicht aus diesen Produkten stammen, sondern aus Mais- und Weizenstärke mit gentechnischen Veränderungen.

Diese süß schmeckenden Kohlehydrate, außer Xylit und Stevia, verfügen über eine niedrigere Süßkraft als Haushaltszucker (75–90 %) und werden immer öfter mit Süßstoffen kombiniert.

Vorteile:
Weniger Kalorien als Haushaltszucker, geringer Anstieg des Blutzuckers, werden fast insulin-unabhängig verstoffwechselt, schützen die Zähne, da nur schwach säurebildend.

Nachteile:
Kostenfaktor

Weitere Details in Bezug auf unsere Gesundheit siehe unter den einzelnen Produkten.

Aztekisches Süßkraut

Lippia dulcis – Eisenkrautgewächse

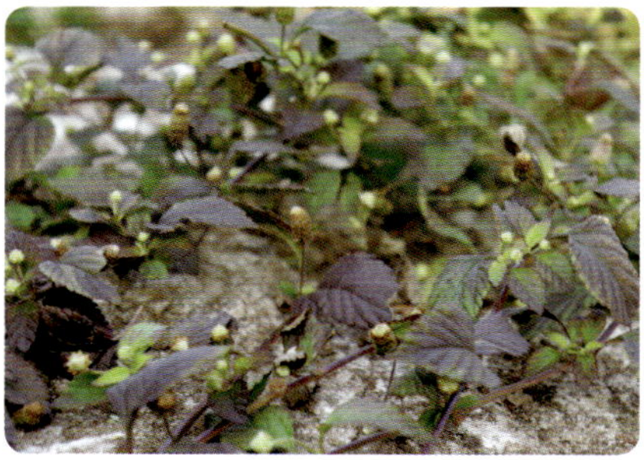

Eigenschaften:
Mehrjährig, aber nicht winterhart, braucht einen hellen, sonnigen Standort mit um die 15° C, optimale Rank- und Topfpflanze (regelmäßig zurückschneiden).

Geschmack:
Blätter und Blüten schmecken und riechen süßlich, sogar leicht minzig.

Inhaltsstoffe:
ätherische Öle (Kampfer)

Verwendung:
Blüten von Juni – September zum Garnieren oder zum Naschen zwischendurch.

Blätter ganzjährig für Teemischungen, lassen sich gut trocknen, eventuell mit Verbene mischen. Wurzeln zwischendurch kauen.

Lagerung:
Getrocknet 1–2 Jahre gut haltbar, kühl, dunkel und trocken in Schraubgläser.

Gesundheit:
Wirkt wohltuend, tonisierend und entspannend, auch bei Erkältung, vorbeugend bei Magen- und Darmproblemen.

Empfohlene Menge:
Mäßig, da bei längerer Anwendung in größeren Mengen eventuell Verwirrtheitszustände eintreten können. Vor- und Nachteile sowie Anwendung sind ähnlich wie bei Stevia.

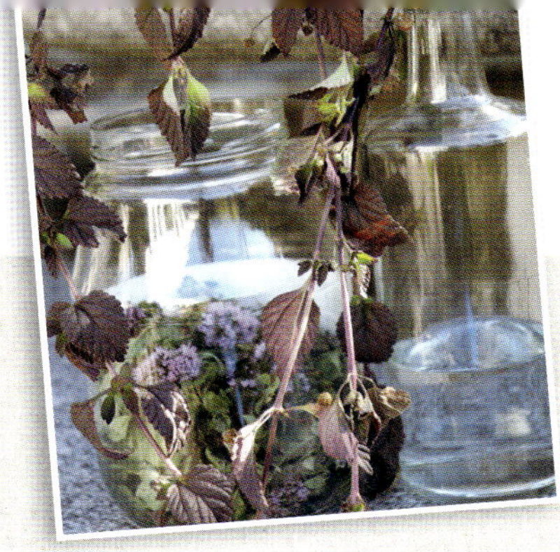

Süßkraut-Tinktur

zum Süßen von Kräuterlikör oder Hustensaft

ZUBEREITUNG

Kraut mit Blüten und wenig Ansatzkorn fein pürieren, mit Ansatzkorn aufgießen und 2 Wochen ziehen lassen | Filtrieren und statt Zucker für Ansätze mit Alkohol einsetzen | Pflanzenteile können auch gleich mit zum Ansatz gegeben werden | Beide besitzen enormen Eigengeschmack | Mit der Ingwer-Minze kombiniert, ein wohlschmeckender Aperitif

Es gibt noch weitere Pflanzen mit süßem Pflanzensaft, welche in unseren Breitengraden allerdings weniger bekannt sind, wie z. B.

- *die Japanische Tee-Hortensie (Hydrangea serrata)*
- *die chinesische Brombeere/ Süßblatt (Rubus suavissimus)*

Stevia

Süß- oder Honigkraut, Honigblatt – Stevia rebaudiana – Korbblütler

Geschmack:

Eigengeschmack durch Bitterstoffe. Der Handel bietet bereits weißes (gebleichtes), entbittertes Stevia an. Der Süßstoff wird mittlerweile auch nicht mehr nur aus der Pflanze, sondern ebenso synthetisch hergestellt.

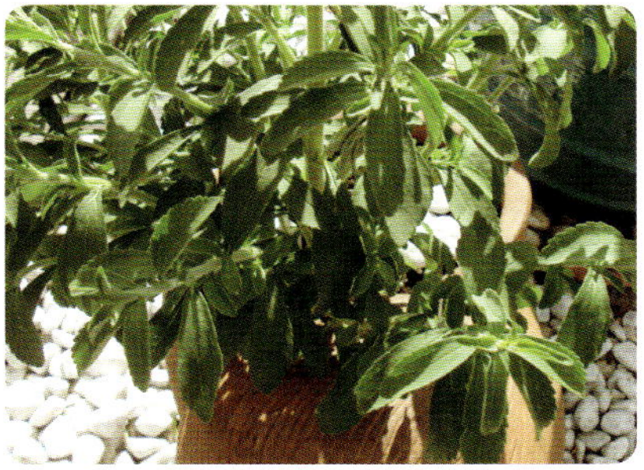

Ich halte davon wenig, da das Produkt so genossen werden soll, wie es in der Natur vorkommt. Der Gesundheitsaspekt zählt, sodass ich mich rasch an den Geschmack gewöhnt habe und mir ein Kompott mit Stevia schmeckt.

Inhaltsstoffe:

100 verschiedene pflanzliche Wirkstoffe, vorwiegend Flavonoide und Terpene. Glykoside sind

für die Süße verantwortlich (Steviosid, Rebaudiosid, Dulcosid).

Verwendung:

- *300-fache Süßkraft gegenüber Haushaltszucker.*
- *In Aufläufen, zum Süßen von Getränken wie Tee, Punsch, Heiße Schokolade (wo oft nur ein Blatt für eine Tasse genügt), in Kompotten.*
- *Gemahlen in Kräuterzucker, für Tee*
- *Vorteil: Enthält kaum Kalorien und keinen Zucker.*
- *Reguliert den Blutzuckerspiegel, daher für Diabetiker geeignet.*
- *Blutdrucksenkend.*
- *Temperaturbeständig, d.h. auch zum Kochen und Backen verwendbar.*
- *Man bekommt keine Karies.*
- *Rein pflanzlich, kann ohne Raffination auch selbst angepflanzt werden.*
- *Nachteil: Dosierung schwierig.*
- *Geschmack – gerade beim Kochen/Backen – entspricht nicht dem Zucker, sondern Süßholz mit leicht bitterem Nachgeschmack.*
- *Grüne Farbe ist nicht sehr appetitlich, daher mit Schokolade oder Haselnüssen mischen.*
- *Keine winterharte Staude, jedoch im Winterquartier mit Sonneneinstrahlung pflegeleicht und mehrjährig, humoser Boden notwendig.*

Lagerung:

Getrocknet 1–2 Jahre haltbar. Kühl, dunkel und trocken aufbewahren.

Empfohlene Menge:

- *Mäßig, eventuell leicht abführend.*
- *Schwangere und jene, die es werden wollen, sollten Stevia meiden.*

Handel:

Seit November 2011 als Lebensmittelzusatzstoff zugelassen. Erhältlich als Tabs, in Pulverform oder flüssig – jedoch gebleicht.

Xylit

(Birkenzucker)

Gewinnung:

Wird aus nährstoffreichen Fasern der Birkenrinde gewonnen; europäisches Produkt (Finnland). Xylit ist auch in manchen Rinden und faserreichen Obst- (Pflaumen) und Gemüsesorten enthalten.

Geschmack:

vom herkömmlichen Zucker kaum zu unterscheiden, fruchtig kühl.

Verwendung:

- *Dosierung: Etwas weniger als 1:1 zu herkömmlichem Haushaltszucker.*

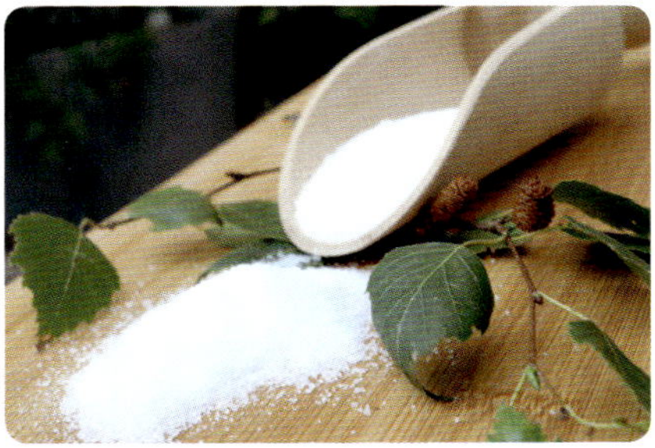

- *Zum Backen, in Sirup, Marmelade, Eis, Dessert, Aufläufen, zum Süßen von Getränken, Kompott, als Staubzucker.*

Vorteil:

- *40 % weniger Kalorien als Haushaltszucker*
- *75 % weniger Kohlehydrate*
- *Beeinflusst kaum den Blutzuckerspiegel (GI 8), wird fast ohne Insulin abgebaut, sodass automatisch Heißhungerattacken reduziert werden.*
- *Hält unsere Zähne gesund, da es Kariesbildung vorbeugt, denn Xylit kann Kariesbakterien nicht verarbeiten.*
- *Keine Plaque- und Zahnsteinbildung*
- *Fördert die Remineralisierung (daher auch in Zahnpflegeprodukten wie Zahnpasta und Kaugummi enthalten) und ist somit auch positiv für unsere Knochen.*
- *Die Speichelbildung wird angeregt und hemmt Mundgeruch bei gleichzeitiger Kalziumeinlagerung.*
- *Der Verdauungsprozess wird angekurbelt, unterstützt den Aufbau einer gesunden Darmflora.*

Nachteil:

- *Nicht für Germteig: Birkenzucker wirkt antibakteriell und kann daher Hefebakterien nicht verwerten.*
- *Haustiere können Xylit nicht verarbeiten – Achtung bei Hunden und Katzen.*
- *Eventuell blähende und abführende Wirkung.*
- *Preis ist zu hoch.*

Lagerung:

Unbegrenzt haltbar in trockener, geruchsneutraler Umgebung.

Empfohlene Menge:

- *Der Mensch synthetisiert in seiner Leber täglich Xylit.*
- *Mäßig, eventuell leicht abführend, wenn in Verbindung mit weiteren Fruchtsäuren oder bei empfindlichem Magen.*

Erythritol

Gewinnung:

Kommt in natürlicher Form in Pilzen und Früchten (Birnen, Melonen) vor.

Die Gewinnung erfolgt durch Fermentation, wobei Glukose als Rohstoff dient; europäisches Produkt. Ähnliches Herstellungsverfahren wie von Wein und Joghurt.

Eigenschaften:

- *Besitzt 75 % Süßkraft des herkömmlichen Zuckers, sieht auch wie dieser aus.*
- *100 % natürliches Produkt aus dem Zuckeralkohol Erythritol.*
- *Schwer löslich, ohne Zusätze, keine Riesel- und Streuhilfemitteln.*
- *Kristallisiert beim Einkochen (Sirup, Marmelade), sobald der Zuckergehalt der Frucht 1:4 übersteigt. Mein Löwenzahnhonig ist in der Flasche kristallisiert.*
- *Durch die geringe Zuckermenge ist die Haltbarkeit nicht 100 %ig garantiert.*
- *Einfrieren oder mit anderen Zuckerarten ergänzen.*
- *Karamellisieren ist bei Erythritol nicht möglich.*

Das Kristallisieren bewährt sich aber bestens für leckeres Eis, Blütenzucker, Glasuren und Marzipan.

Da Erythritol nicht klumpt, lassen sich die tollsten Zuckerfarben damit kreieren. Rosen-, Ringelblumen-, Stiefmütterchen-, Nachtkerzen- und Malvenblüten – eine bunte Farbpalette für jede Torte. Die Blütenfarben verbinden sich bestens mit diesen Kristallen und behalten sie auch.

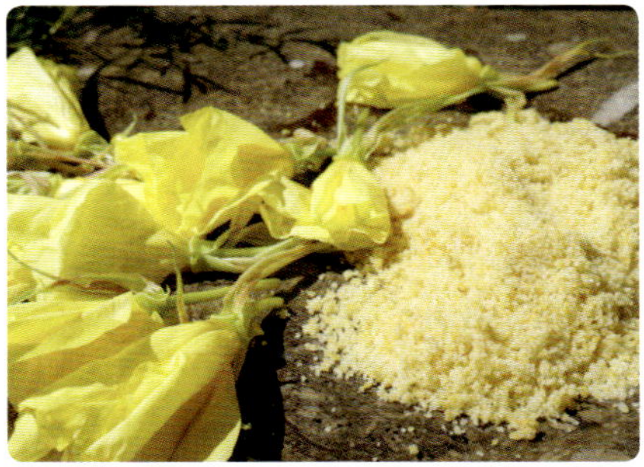

Gesundheit:

Mehr als 90 % werden im Dünndarm absorbiert und ausgeschieden, daher gut verträglich; eventuell abführend in Verbindung mit Fruktose. Beeinflusst den Blutzuckerspiegel kaum, für Diabetiker geeignet.

Ist eine gute Zuckeralternative mit 0 Kalorien und ohne Kohlehydrate, bindet freie Radikale, fruktosefrei, nährt keine Pilze (Gehzeit bei Hefeteig länger), schont die Zähne.

Verwendung:

Kochen und Backen, wobei Erythritol max. 20 % der gesamten Zutaten ausmachen darf, damit ein optimales Ergebnis garantiert ist. Mit Rohrohrzucker, Xylit oder Honig mischen.

Empfohlene Menge:
mäßig

Süßstoffe

Süßstoffe wie Saccharin E 954, Sucralose E 955 und Aspartam E 951 hat bestimmt jeder schon mal probiert.

Dies sind synthetisch hergestellte Süßungsmittel mit enormer Süßkraft, haben keine Kalorien, bieten keinen Boden für Pilze und Bakterien.

Süßstoffe sind jedoch gefährlich. Sie informieren das Gehirn über den beabsichtigten Zuckerkonsum. Dadurch wird mittels der Bauspeicheldrüse entsprechend Insulin produziert und für den vermeintlichen Zucker bereitgehalten. Das endet wiederum in Heißhungerattacken, welche zu einer unweigerlichen Gewichtszunahme führen. Die gesundheitsgefährdenden Auswirkungen sollten bei der Einnahme von Süßstoffen ernsthaft überdacht werden. Vor 20 Jahren trank ich meinen Kaffee mit Süßstoff, aber nachdem ich mich damit eingehend beschäftigt habe, nehme ich seit Jahren Abstand von sämtlichen chemisch hergestellten Süßstoffen bzw. auch Produkten, in welchen diese enthalten sind.

Es dauerte nicht lange und ich habe mich an ungezuckerten Kaffee und Tee gewöhnt. Der Eigengeschmack kommt dadurch viel mehr zur Geltung. Probieren Sie es einfach aus.

Es besteht auch die Möglichkeit, etwas Birkenzucker zu verwenden oder 1 Blatt Stevia oder das Aztekische Süßkraut kurz im Kaffee/ Tee ziehen zu lassen.

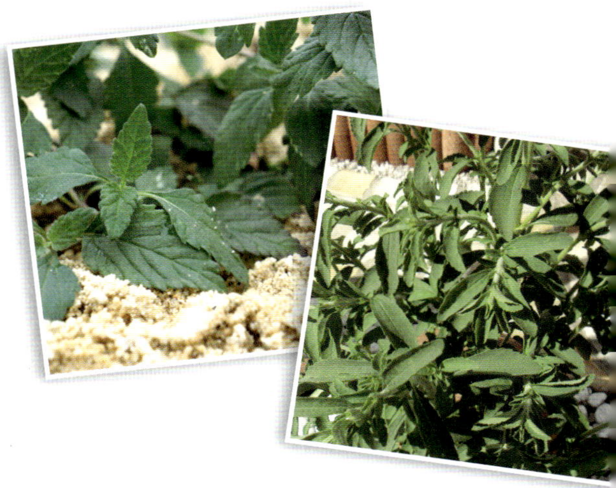

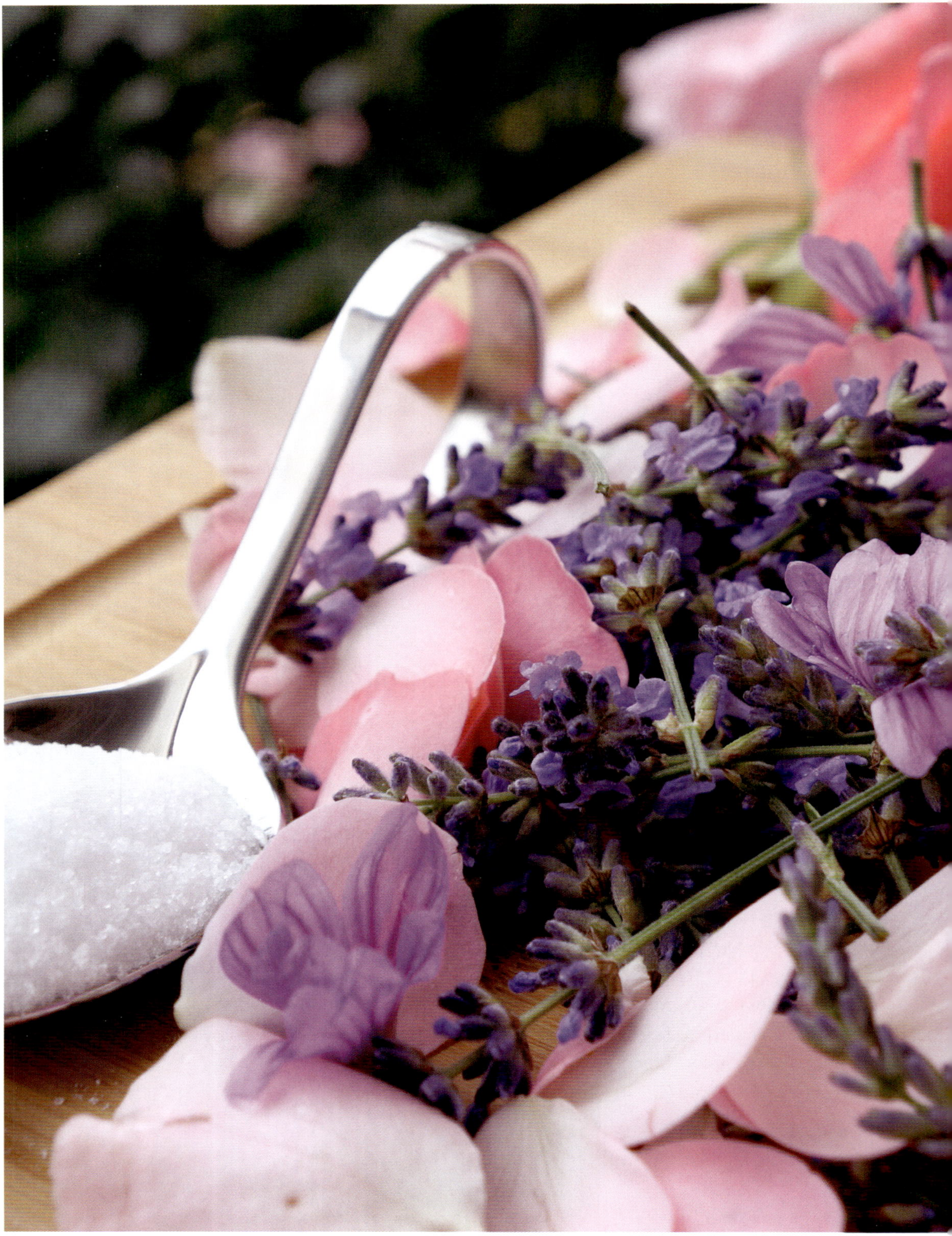

Kräuter und Früchte mit Zucker verbinden

Zucker verhält sich im Vergleich zu Salz in Verbindung mit Kräutern, Obst und Beeren anders. Werden Zucker und gehackte Kräuter in einer Mühle gemahlen, so entsteht rasch ein flüssiger Brei, natürlich abhängig vom Wassergehalt des jeweiligen Krauts und der Form der Zuckerkristalle.

Diese Zuckermasse benötigt viel Zeit zum Trocknen, klumpt und verliert beim Mahlen viel Farbe. Oft ist es ratsam, gefriergetrocknete Zutaten (Beeren) zu verwenden oder Kräuter grob zu hacken und etwas antrocknen zu lassen. Hierfür geeignet sind Salbei, Minze, Veilchen, Thymian, Melisse, Verbene, Limette, Ringelblume etc.

Es besteht auch die Möglichkeit (z. B. beim Lavendel) die Blüten abzurebeln, komplett zu trocknen und erst dann mit Zucker zu mischen. Das ist anwendbar bei den Blüten von Thymian, Lakritzkraut, Bronzefenchel, Rosmarin, Rosen sowie Gewürzen von Fenchel, Anis, Zimt bis zur Vanilleschote.

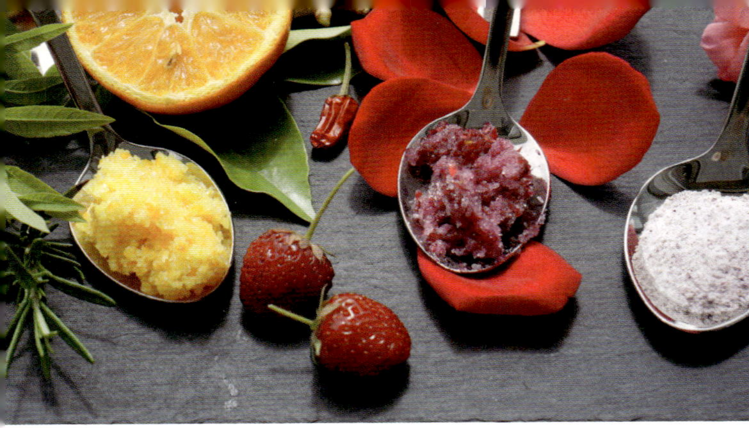
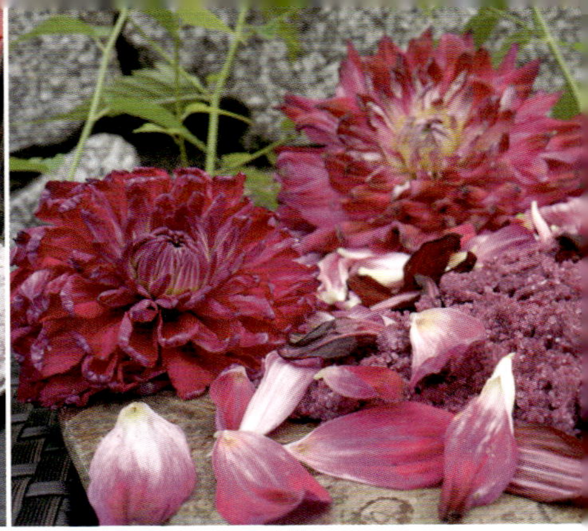

Weiters kann Zucker mit dem Aroma von Orangen-, Zitronen- und Limettenschalen, Kaffir-Limettenblätter, Orangenblüten etc. verfeinert werden. Hier besteht auch die Möglichkeit, Zucker mit frischen Schalen und Blüten zu mischen, ziehen zu lassen und dann zu trocknen oder die Zutaten eben vorher zu trocknen bzw. zu pürieren und anschließend erst gemeinsam zu mahlen.

Himbeeren, Erdbeeren, Heidelbeeren, Brombeeren, Jostabeeren etc. – all diese Zuckermischungen schmecken lecker, wobei „frische Früchte genießen" den Vorrang bekommt. Diese leckeren Zuckermischungen – in verschiedenen Farben und Geschmacksrichtungen – finden oft schnell für Gebäck, Tee und verschiedene Desserts Anklang.

Trocknen

- *Masse auf ein mit Pergamentpapier belegtes Tablett oder Backblech dünn aufstreuen bzw. -streichen, mehrere Tage je nach Feuchtigkeit an einer Wärmequelle (Kachelofen, Heizkörper) trocknen. Regelmäßig umschichten, um Vorgang zu beschleunigen und Schimmelbildung zu vermeiden.*
- *Oder bei 40° C im Backrohr bei geöffneter Tür (Kochlöffel hineinstecken) über Nacht trocknen.*
- *Die Klumpen nochmals mahlen; abfüllen und etikettieren*

Natürlich einfärben

- *Blüten von Veilchen, Malve, Eibisch, Kornblumen, Ysop, Rosen, Dahlien und Stiefmütterchen (selbst angebaut) verleihen dem Zucker einen violetten Farbton.*
- *Bei Gelb greift man auch zu Stiefmütterchen, Löwenzahn, Ringelblumen, Rosen, Nachtkerzen, Taglilien und Safran, Kurkuma.*

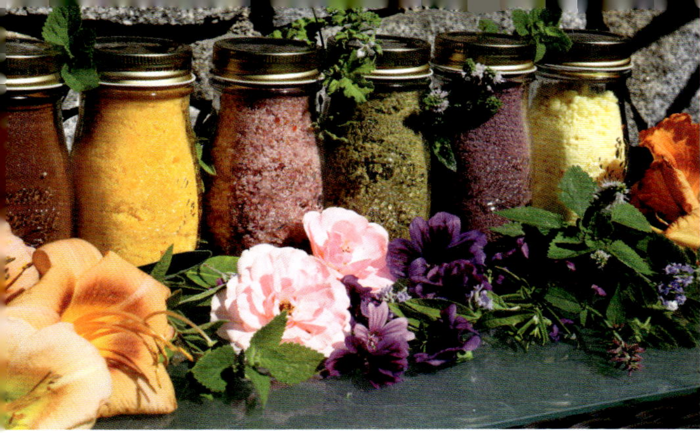

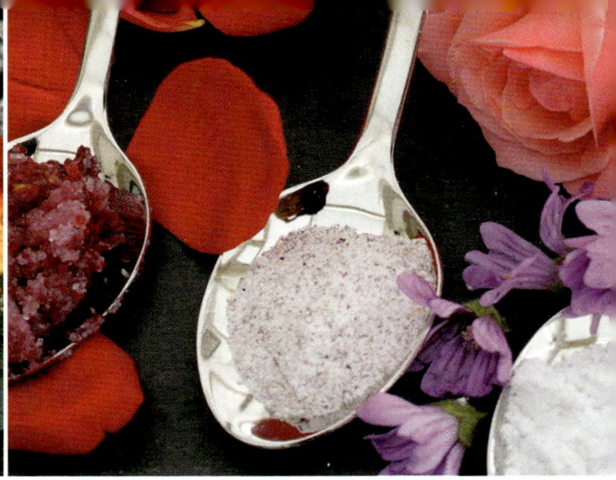

- *Viele Beeren wie Aronia-, Heidel-, Erd-, Brom- und Himbeeren setzen auch entsprechende Farbakzente.*
- *Auch Säfte eignen sich dafür, z. B. der Saft von gekochten Holunderbeeren, Aroniabeerensaft, Schwarzer Ribisel- und Heidelbeersaft, Granatapfelsaft etc. Selbst der Rote-Bete-Saft in geringen Mengen bietet uns einen tollen Farbstoff.*
- *Ihre Lieblingsfarben bieten Duftrosen, Minzearten, Stiefmütterchen sowie essbare Taglilien und Dahlien.*
- *Nicht immer muss ein Zucker zubereitet werden, oft bieten auch Sirupe eine tolle Alternative. Flüssiger Zucker lässt sich prima dosieren, muss nicht aufgelöst werden und steht für einen tollen Farbtouch.*
- *Jede Tortenverzierung mit dem jeweiligen Ton Zuckerguss ohne künstliche Farbstoffe bildet eine Augenweide. Panna cotta in der Lieblingsfarbe, Topfentorte oder Cremeschnitte in Pastelltönen wirken nicht nur für Kinder anziehend und können bedenkenlos verspeist werden.*
- *Ich setze Blüten etc. nicht nur wegen der Farben ein, sondern auch aufgrund gewisser Inhaltstoffe, die wir so auf natürliche Weise zu uns nehmen, wie Mineralstoffe und Spurenelemente.*

Zucker-Süße lagern, Haltbarkeit

- *Kräuter bzw. Fruchtzucker in Schraubgläser luftdicht, bei 20° C (+/ - 5° C), dunkel und 100 % trocken (relative Luftfeuchtigkeit muss unter 65 % liegen) lagern*
- *Nicht in der Nähe von Herd und Spüle*
- *Nur so behält der Zucker seine Konsistenz, schließlich ist er nahezu, je nach weiteren Zutaten, wie Salz unbegrenzt haltbar.*
- *In Verbindung mit Kräutern, Gewürzen und Früchten gut ein Jahr.*
- *Nüsse und Kokosflocken etc. reduzieren die Haltbarkeit.*

Marmelade, Sirup und Gelees verfügen über eine unterschiedliche Haltbarkeit. Genauso dunkel, jedoch kühler und zwar bei 8° C (+/ - 4° C) lagern.

Je nach Verwendung von Süßungsmitteln, Geliermitteln und Säuerungsmitteln kann dies abweichen.

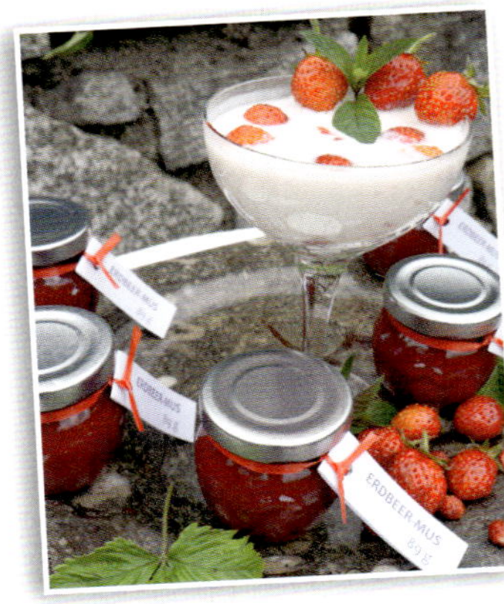

Dennoch sollten alle Lebensmittel, mit Früchten, Beeren und Obst als Süße konserviert, abhängig von der verwendeten Zuckerart oder dem Säuerungs- und Geliermittel, bis zur nächsten Saison aufgebraucht werden. Denken Sie nur an die Erdbeermarmelade, sie verliert bis zum nächsten Jahr doch beträchtlich an Farbe.

Verwendung von natürlicher Süße

Überall geeignet, wo sonst normaler weißer Haushaltszucker zur Verwendung gelangt.

- *Süße mit Geschmack für Heiß-Getränke wie Tee, Punsch, Glühwein: Punschgewürz, Kamillenzucker*
- *Sirup und Mus als Geschmacksgeber in Mixgetränken, aufgegossen mit Sekt/ Prosecco oder Wein: Pfirsich-Mus, Lavendelsirup*
- *Süßspeisen, Eis, Gefrorenes, Cremes: Holundergelee*
- *Joghurt, Müsli: Kräuterhonig, Erdbeermus*
- *Als Sirup zum Verdünnen mit Wasser: Ribisel, Holunder, Lavendel*
- *Als Brotaufstrich: Marmelade, Gelee, Honig, Lemon Curd*
- *Als Dekoration, Streuzucker, Marzipan: Rosenblütenzucker*

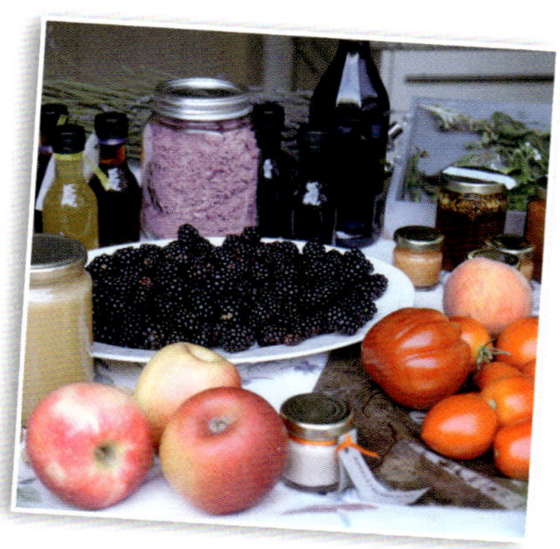

- *Zu Käse: Lavendelzucker, Nuss-Honig, Basilikum-Kräutergelee*
- *Zu Gegrilltem oder kurzgebratenem Fleisch/ Gemüse/ Pilze: Lavendelhonig, Kräutergelee*
- *Wildsoßen: Kräutergelee*
- *Kompott: Rhabarber*
- *Bestandteil in Strudeln, Kuchen und anderen Süßspeisen: Apfelstrudel-Gewürz*
- *Als Fruchtsoße zu Desserts, Eis, Omeletts, süßen Knödeln: Ringlotten-Mus*
- *Früchte und Beeren: Minzezucker*
- *Farbige Akzente als Zuckerglasur, Zuckerguss: Ringelblumenzucker*
- *Duft in der Luft: Zum Anzuckern mit farbigem Puderzucker aus Duftrosen oder Echten Veilchen – auch nach dem Trocknen noch ein Gedicht.*
- *Zum Aromatisieren von Eis, Desserts, Süßspeisen, Grillgerichten: z. B. mit Alkohol angereichert (Liköre)*

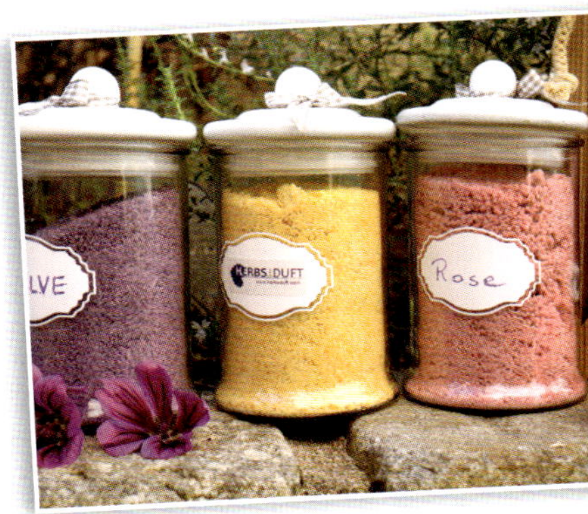

Früchte dörren

Die älteste Form des Konservierens von Obst, Kräutern, Pilzen und Gemüse ist das Dörren. Ich finde es eine einfache und günstige Variante, wenn plötzlich große Mengen zu verarbeiten sind.

Dem Obst wird durch Wärme der Wassergehalt entzogen und damit den Fäulnisbakterien die Lebensbedingungen genommen. Inhaltsstoffe und Geschmack bleiben dennoch gut erhalten.

Dörren kann man bei niedriger Temperatur und einen Spalt geöffneter Backofentür im Backrohr, im Dörrapparat mit mehreren Lagen oder eben – um Energie zu sparen – an der Luft, jedoch nicht unter Zugluft oder direkter Sonneneinstrahlung. Oft reicht ein alter Bilderrahmen aus, der mit einem feinen Netz (Leinen, Gitter) bespannt wird. Sollten sich beim Dörrobst ein weißer Rand bilden, so ist das bei ordnungsgemäßer Handhabung kein Schimmel, sondern angesammelter Fruchtzucker.

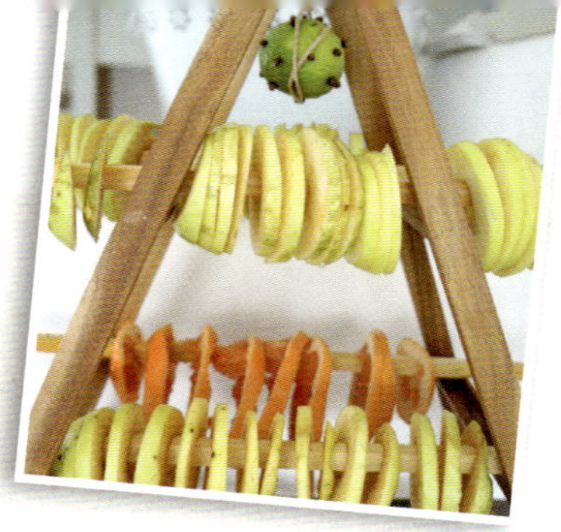

Meine Tipps zum Dörren

- *Das Obst muss vollkommen reif sein.*
- *In gleich große Stücke schneiden.*
- *Stachelbeeren (Rosinenersatz), Heidelbeeren: lose auflegen*
- *Weintrauben: kernlose Sorte verwenden*
- *Hagebutten: alles Grün wie Stiel und Blume entfernen, entkernen*
- *Zwetschken, Marillen: Sehr reife Früchte verwenden, wo die Haut um das Stielende bereits faltrig ist.*

- *Birnen: halbieren und entkernen*
- *Äpfel: geviertelt, entkernt und blättrig geschnitten oder ausgebohrt und in Scheiben geschnitten*
- *Auf Küchenrolle locker aufgelegt und mit einem Geschirrtuch abgedeckt trocknen lassen; kann mehrere Tage dauern.*
- *Regelmäßig wenden.*
- *Eine Zeit lang noch ausgebreitet nachtrocknen lassen, in Papiersäckchen füllen und staubfrei, lichtgeschützt und trocken aufhängen oder in einem Glas mit Stoff oder einem Filter (luftdurchlässig) abgedeckt lagern. In einem komplett verschlossenen Glas oder zu feuchten Raum wird das Obst zäh.*

- *Wenn Trockenfrüchte in einer Speise verwendet werden, sollten sie zumindest über Nacht im Wasser quellen, in dem sie dann auch gegart werden.*
- *Mit Dörrobst aus Marillen, Zwetschken, Feigen, Pflaumen, Weintrauben, Cranberrys lässt sich ein leckerer Gewürzlikör zubereiten. Einfach die Früchte mit dem Gewürzzucker je nach Geschmack in Weinbrand ansetzen.*
  4 Wochen reifen lassen und durch ein Tuch filtern. Früchte für das Kletzenbrot oder einen Gugelhupf verwenden.

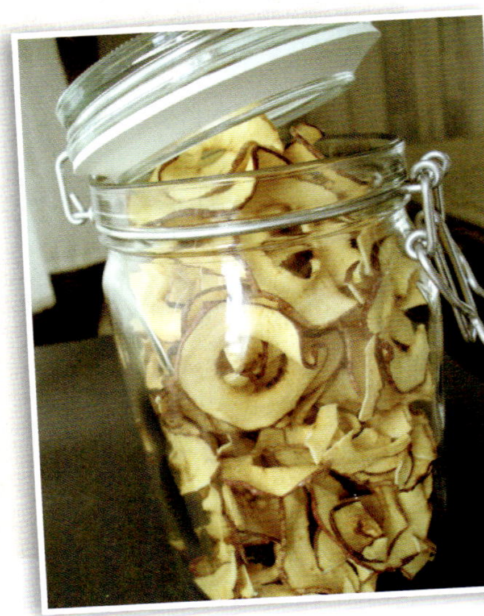

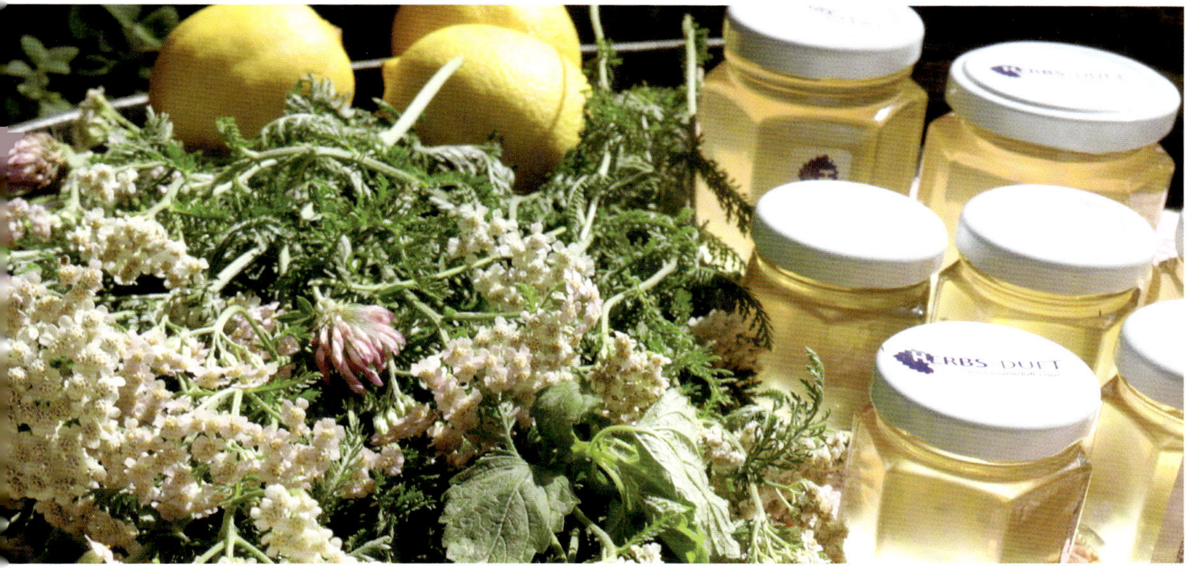

Süße konservieren

Um Früchte, Kräuter, Gemüse und Obst optimal zu konservieren, unterstützen uns einige Zutaten. Früher wurde z. B. ein Stück Ingwer verwendet, das jedoch nicht in alle Süßen passt.

Die Lebensmittelindustrie hat mittlerweile hierfür eine Menge an Hilfsprodukten entwickelt wie Gelierzucker, Einsiedehilfe, Gelierhilfe etc.

Um den Kochvorgang bei der Zubereitung von Marmeladen, Konfitüren und Gelees zu reduzieren, Zucker zu sparen und dennoch das Produkt lange haltbar zu machen, reicht eben eine geringe Menge Zucker alleine nicht aus. Säuerungsmittel, Geliermittel und Konservierungsstoffe werden eingesetzt, die zum Teil künstlich hergestellt werden.

Was wurde früher verwendet? Was kann ich dabei beachten und welche Alternativen bieten sich an?

In alten Kochbüchern (1927) wurde bereits Salicylsäure als Konservierungsmittel gebraucht, dies ist jedoch heute in Lebensmitteln verboten. Salicylsäure wurde aus der Rinde verschiedener Weiden gewonnen und wird mittlerweile künstlich hergestellt. Auch Gelierhilfen mit Sorbinsäure sind bereits um 1937 zu finden.

Säuerungsmittel

Zitronensäure

E330

Der Einsatz von Zitronensäure ist vielseitig. In der Lebensmittelindustrie als Säuerungsmittel, zur Konservierung, Homogenisierung. In der Medizin- und Pharmaindustrie in Kosmetika (Düften, Sprays), in Reinigungsmitteln (Rostentferner, Kalklöser, Weichspüler etc.)

Doch werden heutzutage zur Herstellung der Zitronensäure keine Zitronen oder andere Zitrusfrüchte mehr verwendet. Der Gesamtbedarf an Zitronensäure wäre mit der jährlichen Ernte weltweit nie zu decken. Weiters handelte es sich dabei um ein aufwendiges Verfahren. Für die Industrie werden Schimmelpilze in zuckerhaltigen Rohstoffen wie Melasse und Mais in Kulturen gezüchtet und fermentiert, um die vermeintliche Frische effizient daraus zu gewinnen. Gentechnik, Antibiotika und viele negative Auswirkungen dieses Industrieproduktes E 330 sind leider nicht auszuschließen.

Informieren Sie sich und entscheiden Sie selbst, wie weit Sie es vertreten können, E330 zu verwenden.

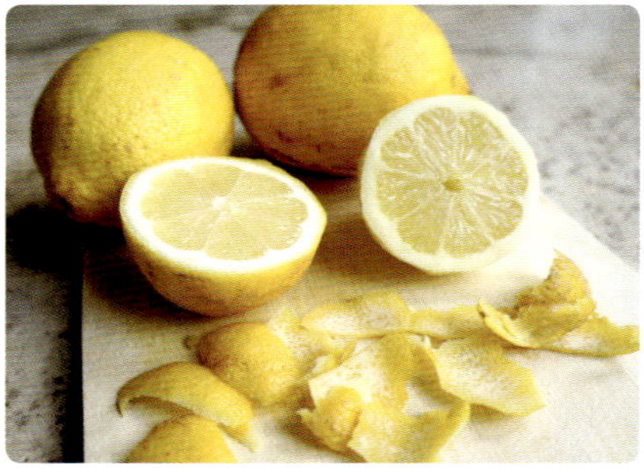

Warum gelangt überhaupt Zitronensäure zum Einsatz? Grundsätzlich hat die Zitronensäure die Aufgabe, den Zucker zu invertieren, d.h. damit er nicht wieder kristallisiert bzw. damit der Zucker in Frucht- und Traubenzucker aufgespalten wird. Die Zuckerart kann für die Kristallisation auch mit ausschlaggebend sein.

Zitrusfrüchte

Saft und Schale von Zitronen, Orangen, Limetten und Grapefruit bieten mir die Alternative zur Zitronensäure – je nach Säuerungsgrad mehr oder weniger.

100 g Zitronensaft entsprechen ca. 4,5 g Zitronensäure, wobei der Säuregehalt der Zitronen unterschiedlich hoch ist.

Der Zitronensaft dient auch dazu, dass sich z.B. Äpfel und Birnen nicht sofort braun färben. Großteils püriere ich ganze Bio-Zitronen mit den Früchten oder dem Zucker.

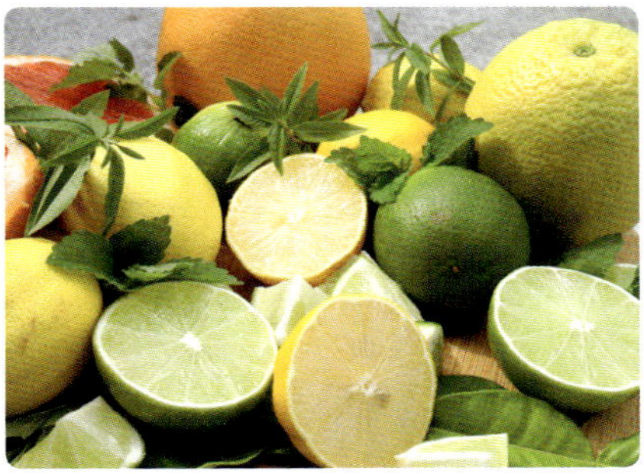

Bei Drinks schwindet damit auch der teilweise im Rachen brennende Geschmack der Zitronensäure. Limettenblätter, Zitronenverbene, Zitronenmelisse und Zitronengras verstärken (sofern gewünscht) das zitronige Aroma.

Die sogenannte Apfelsäure E296 in unreifen Früchten wie Stachelbeeren, Quitten, Weintrauben, Vogelbeeren, Berberitzen und Äpfeln wäre eine Alternative.

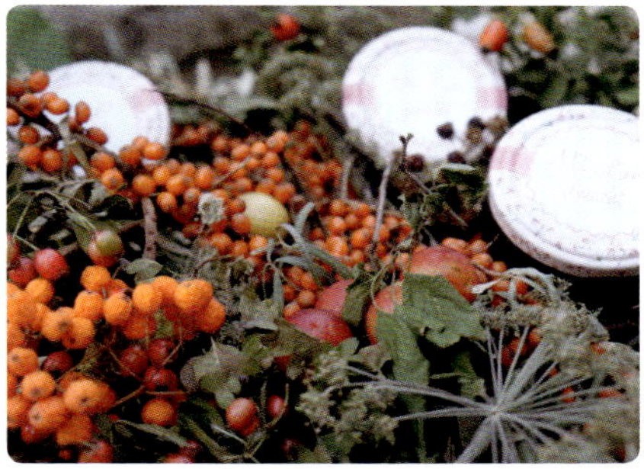

Ich gebe gelegentlich Vogelbeeren, Sanddorn und Berberitzen in verschiedene Marmeladen dazu. Nachdem diese erst im Spätherbst reifen, füge ich zum Teil getrocknete Früchte hinzu.

Wein(stein)säure

E334

Wird als Säuerungsmittel zur Herstellung von Limonaden, Backpulver, Speiseeis, Süßwaren, Desserts, Konserven, Gelees, Brause, Konfitüre und Marmelade ebenfalls verwendet.

Kommt in natürlicher Form in Weintrauben als Calciumsalz der Weinsäure und anderer Obstsorten vor. Durch verschiedene Verfahren und die Zugabe von Schwefelsäure wird die Weinsäure isoliert.

Gesundheitlich sind keine Risiken bekannt.

Ich verwende sie für kalt angesetzte Säfte, welche damit sehr klar und gut haltbar sind. Gerade Farbe, Aroma und Inhaltsstoffe bei Erdbeeren, Ribiseln, Himbeeren, Brombeeren, sauren Kirschen und Heidelbeeren bleiben dadurch bewahrt. Auch (Heil)Kräuter wie die Malve und die Königskerze, die eine Menge Schleimstoffe enthalten, können so zu einem Sirup ohne Aufkochen verarbeitet werden.

Rezept Weinsteinsäure

ZUBEREITUNG

20 g Weinsteinsäure in 1 l frischem Wasser (Quellwasser wäre am besten) auflösen | 1 kg reife, verlesene Früchte/ Blüten/ Kräuter darin 24 Stunden bedeckt ziehen lassen und regelmäßig durchrühren | Durch ein Passiertuch abseihen | Davon je ½ l Fruchtsaft abmessen und darin ½ kg Rohrohrzucker oder Birkenzucker (oder 50/50) auflösen | Falls notwendig, mit einer Schaumkehle abschäumen oder sieben | In sterilisierte Flaschen abfüllen und kühl aufbewahren | Sollte mindestens bis zur nächsten Saison ohne weitere Konservierungsstoffe haltbar sein | Aus dem Fruchtrückstand wird Marmelade eingekocht oder ein Essig angesetzt

Konservierungsstoffe

Sorbinsäure

E200

Ist zum Teil in der Gelierhilfe und im Gelierzucker (Extra Gelierzucker 2:1) enthalten, laktose- und glutenfrei.

In natürlicher Form kommt sie in der Vogelbeere und im Wein vor.

Wird im Labor künstlich hergestellt und als Konservierungsstoff für Lebens-, Futter-, Arznei-, Kosmetik- und Reinigungsmittel (Soßen, Brot, Früchte für Joghurt, Fischprodukte, Halbfettmargarine, Dauerwurst etc.) eingesetzt, um einer Schimmelbildung vorzubeugen.

Gesundheitlich bis dato relativ unbedenklich, werden im Körper wie Fettsäuren abgebaut. Schleimhäute können jedoch gereizt werden und Allergien ausgelöst werden.

Alternative:

Marmeladen als Mus bzw. zum Teil entsprechend lang einkochen und heiß abfüllen. Frische Berberitzen und Vogelbeeren mitkochen. Natürlich gehen dadurch wertvolle Inhaltsstoffe wie Vitamine verloren.

Natriumbenzoat

E211

Die Einsiedehilfe besteht oft aus den Zutaten wie Zucker und dem Konservierungsstoff Natriumbenzoat (E211) – ein Natriumsalz der Benzoesäure. Die weißen Kristalle sind geruchlos, brennbar und gut in Wasser löslich. Betreffend Verträglichkeit kann es Allergien wie Asthma und eine Nesselsucht auslösen, die Leber belasten, Hyperaktivität bewirken …

Die Dosis ist entscheidend!

Laktose

Milchzucker

Ist oft in Gelierhilfen neben Kristallzucker, Zitronensäure, Pektin und auch anderen Konservierungsstoffen wie Kaliumsorbat sowie gehärteten Pflanzenfetten (Palmkernöl) enthalten. Gerade für Personen mit Laktose-Intoleranz und Veganer ist dies wichtig.

Industriell erzeugter Milchzucker stammt zwar aus der Milch von Säugetieren, ist jedoch raffiniert, gebleicht und belastet zusätzlich die Darmflora unseres Körpers. Er kann keinesfalls mit dem natürlichen Vorkommen in der Milch und in Früchten verglichen werden.

Es empfiehlt sich, beim Kauf derartiger Produkte ein Auge darauf zu werfen und welche ohne diese Inhaltsstoffe vorzuziehen.

Alkohol

Kräuter und Früchte mit Gewürzen kombiniert, lassen sich auch wunderbar in Alkohol konservieren. Dafür eignen sich Wodka, Wein, Schnaps, Korn, Rum (Rumtopf), Sekt …

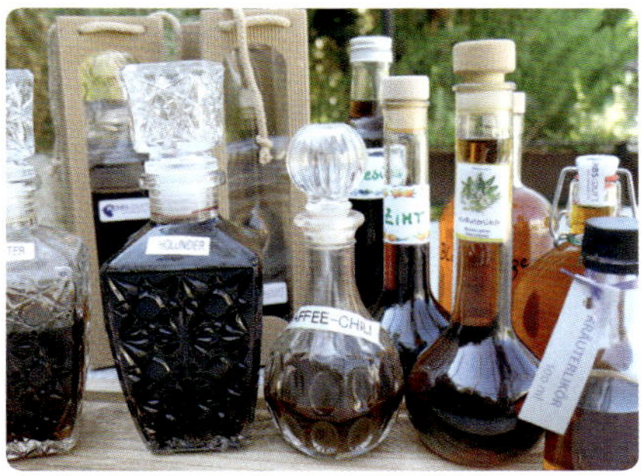

Flaschen und Gläser + Verschlüsse in Alkohol getaucht, verleihen nicht nur Geschmack, sondern dienen ebenso zum Desinfizieren.

Geliermittel

Um Lebensmitteln (Soßen, Süßspeisen, Suppen, Marmeladen ...) eine gewünschte Konsistenz zu geben, verwenden wir verschiedene Geliermittel. Sie bestehen aus Vielfachzuckern und werden aus pflanzlichem oder tierischem Eiweiß produziert.

Gelatine – ist ein Verdickungsmittel in Gelees, Aspik, in Einlegegewürzen ... und wird aus Fleischabfällen (Kühe, Schweine) und Fischresten gewonnen. Proteine werden durch das Kochen der Knochen, Sehnen, Haut und Bänder im Wasser frei.

Alternative Geliermittel/ Bindemittel aus pflanzlichen Eiweißstoffen :

- *das Johannisbrotkernmehl (E410)*
- *das Guarkernmehl (E412)*
- *die Pfeilwurzelstärke aus der Arrowroot-Pflanze, auch ein Ei-Ersatz*
- *Irländisches Moos*
- *Meeresalgen wie Agar-Agar (E406), Produkte mit Carrageen oder Natriumalginat*
- *Fruchtpektine, wie das 100%ige Apfelpektin und*
- *Dextrine*

In Bioläden werden mittlerweile einige entsprechenden Produkte angeboten, wobei zu berücksichtigen ist, wie lange die Haltbarkeit der eingemachten Schätze gewährt ist bzw. ob sie auch für kalt angerührte Säfte etc. geeignet sind.

Pektin

E440

Ist ein Geliermittel für Marmelade, Ketchup, Mayonnaise, Puddingpulver, Gelierzucker, Tortenguss etc.

Kombinieren Sie in Gelees, Marmeladen und Sirup möglichst jene Früchte, Beeren und Kräuter miteinander, die einen entsprechenden natürlichen Pektin-Gehalt verzeichnen. Allerdings ist der Gehalt kurz vor der Reife am höchsten, also bevor sie überhaupt richtig süß schmecken.

Ich verwende 100%iges Apfelpektin für Marmeladen und Gelees.

Dazu einplanen: 2 Zitronen bzw. je nach Geschmack, und zwar (Saft und Schale) auf 1 kg Früchte.

Grundrezept für Marmelade oder Gelee mit Pektin

ZUTATEN

- **¾ l Fruchtsaft oder 1 kg pürierte/ zerkleinerte Früchte**
- **½ kg Zitronen-Birkenzucker oder Citruszucker**
- **Saft von 2 Bio-Zitronen**
- **4 gestrichene EL Pektin**

ZUBEREITUNG

Pektin mit 1 gehäuften EL Zitronen-Birkenzucker oder Citruszucker mischen | ¾ l Fruchtsaft oder 1 kg pürierte/ zerkleinerte Früchte mit dem Zitronensaft und dem restlichen Zucker aufkochen | 5 Minuten gut köcheln lassen, vom Herd nehmen und Pektin-Zuckermischung langsam unterrühren | Wieder aufkochen, ständig rühren und einige Minuten sprudelnd kochen lassen | Heiß in vorgewärmte Schraubgläser füllen, gut verschließen und auf den Kopf stellen | Sollte laut meiner Erfahrung mindestens 6–8 Monate haltbar sein

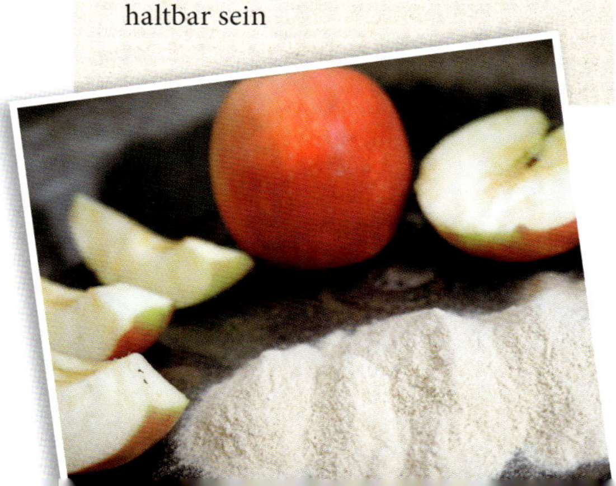

Durchschnittlicher Pektin-Gehalt in Früchten:

WENIG:
Ananas, Bananen, Erdbeeren, Feigen, Holunder, Kirschen, Mango, Rhabarber, Weintrauben

MITTEL:
Birnen, Brombeere, Himbeeren, Marillen, Nektarinen, Pfirsiche, Zwetschken, Ribisel rot, Sanddorn, Schlehen, Vogelbeeren

HOCH:
Äpfel, Berberitzen, Grapefruits, Heidelbeeren, Limetten, Orangen, Preiselbeeren, Quitten, Ribisel schwarz, Stachelbeeren, Zitronen

Einmachzucker

Zuckersorte mit großen, gleichmäßigen Kristallen, die sich langsam lösen. Es schäumt weniger beim Einkochen, brennt nicht an, klumpt weniger und enthält keine Zusatzstoffe.

Flohsamenschalen

Fein zu Pulver gemahlen, lassen sie Marmelade auch eindicken. Sie zeigen ein 50-faches Quellverhalten. Ich verwende für 250 g Früchte 1 schwachen TL Flohsamenschalenpulver in etwas Wasser angerührt, die ich 20 Minuten in der fertigen Masse quellen lasse, sodass sie die gewünschte Festigkeit erhält. Zucker (mindestens 100 g), Zitronen und Gewürze wie gewohnt unterrühren.

Tamarinde

Das Fruchtmark der Tamarinde (Fruchthülsen des Tamarindenbaumes = indische Dattel) koche ich bei Gelees gerne mit, da es entsprechende Pektine, Apfel-, Zitronen- und Weinsäure enthält und auch der Geschmack der einer Limonade ähnelt. Auch für Marmeladen, Chutneys und Würzsoßen eignet die Tamarinde sich, kombiniert mit Chili. Wirkt abführend, daher sparsam anwenden.

Wir unterscheiden eine braune und eine schwarze Tamarinde, wobei die braune süßlich und die schwarze säuerlich schmeckt, obwohl der Zuckergehalt (50 % Fruchtzucker) hoch ist. Nebenbei enthält sie eine Menge Vitamine, Mineralstoffe und Spurenelemente (11 % Eisen).

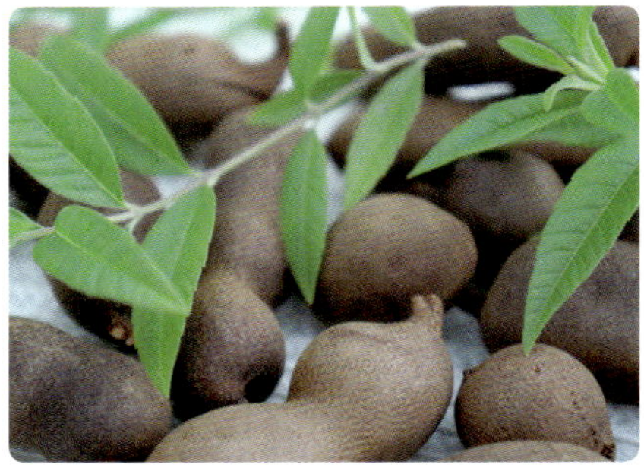

Natürliche Aromen

Gewürze

Zimt, Kardamom, Anis, Sternanis, Fenchel, Vanille, Ingwer, Nelken, Orangen-, Limetten- und Zitronenschalen, Kaffee, Kakao, Bittermandel, Wermut, Kümmel, Koriander, Wacholderbeeren, Gelber Enzian, Lorbeer.

Je nach Geschmack und Süße mehr oder weniger verwenden.

Kräuter

Ätherische Öle vieler Kräuter wie Lavendel, Minze, Melisse, Salbei, Rosmarin, Waldmeister, Verbene, Rosenblüten, Veilchen, Kamille, Ringelblumen in Zucker oder Alkohol angesetzt, schmecken herrlich und stärken gleichzeitig.

Früchte, Beeren

Nüsse, Ribisel, Heidelbeeren, Vogelbeeren, Holunder, Erdbeeren, Himbeeren, Dirndl, Berberitzen. Sie verleihen dem Gelee, dem Sirup, der Konfitüre die jeweilige fruchtige Note und enthalten Pektin.

Beim Entsteinen von Marillen, Kirschen, Zwetschken, Pfirsichen, Dirndln etc. einige Kerne aufschlagen und zu den Früchten geben, um den Geschmack (Marzipan) zu verstärken.

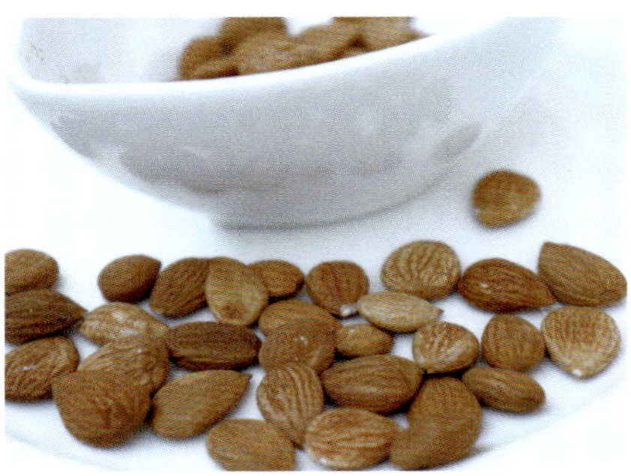

Zitrusfrüchte

Orangen, Limetten, Zitronen, Mandarinen, Kumquat und Grapefruits dienen als Säuerungsmittel mit erfrischendem Geschmack und sorgen dafür, dass die Farbe der Früchte so weit als möglich erhalten bleibt.

Alkohol

Rum, Wodka, Ansatz-Korn, Sekt, Wein, Obstler, Weingeist, Weinbrand, Gin und Cognac entziehen den Früchten, den Kräutern, den Beeren und Gewürzen die Wirk-, Farb- und Geschmackstoffe.

Mit Gewürzen stelle ich den Ansatz ins Warme, mit Kräutern und Früchten eher kühl und dunkel, damit der gezielte Farbton erreicht wird.

Likör oder doch ein Schnäpschen? Dafür ist der Zuckergehalt entscheidend. Verwenden Sie mehr als 100 g Zucker auf 1 Liter Alkohol, so wird es als Likör definiert.

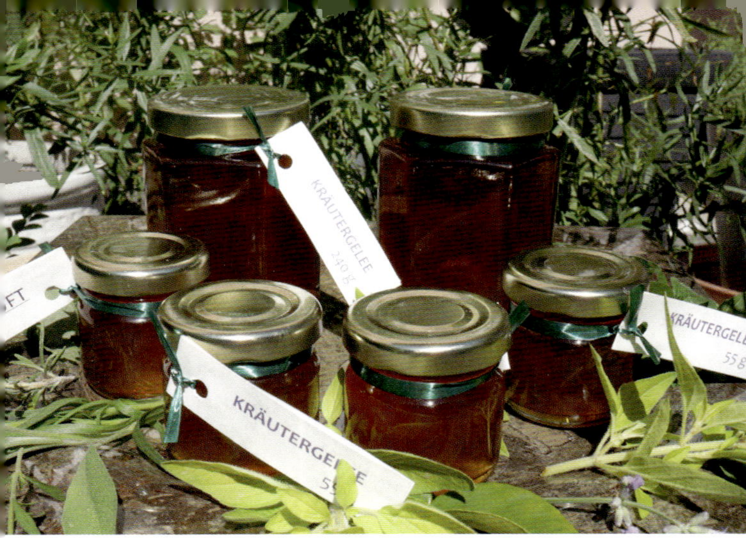

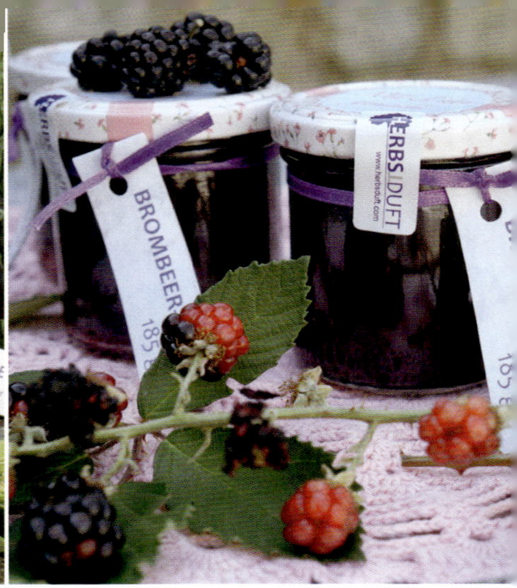

Marmelade, Konfitüre, Gelee, Mus oder Fruchtaufstrich, Süße

Im Lebensmittelrecht ist die Bezeichnung sehr wohl geregelt. So ist genau definiert, welche Früchte nicht miteinander gemischt werden dürfen, welche Zuckerarten hineinverpackt werden, welche Verdickungsmittel zulässig sind und wie hoch die jeweiligen Anteile von Frucht und Zucker sein müssen.

So steht z. B. in der deutschen Konfitüren-Verordnung, dass bei einer Konfitüre (streichfähige Masse) von 100 g der Gesamtzuckergehalt mehr als 55 g aufweisen muss.

Zwecks Haltbarkeit gilt ein Maximalgehalt, d.h. es reichen bei 100 g Fruchtmark 75 g Zucker, wobei ich davon ausgehe, dass keine weiteren Konservierungsstoffe und künstlichen Gelierhilfen verwendet werden.

Gelees sind von klarer Konsistenz. Grundsätzlich gewinnt man sie aus reinem Saft (zu ½ l Saft kommen 375 g Zucker) von Quitten, Johannisbeeren, Erdbeeren, Trauben, Himbeeren, Äpfeln, Orangen und Zitronen.

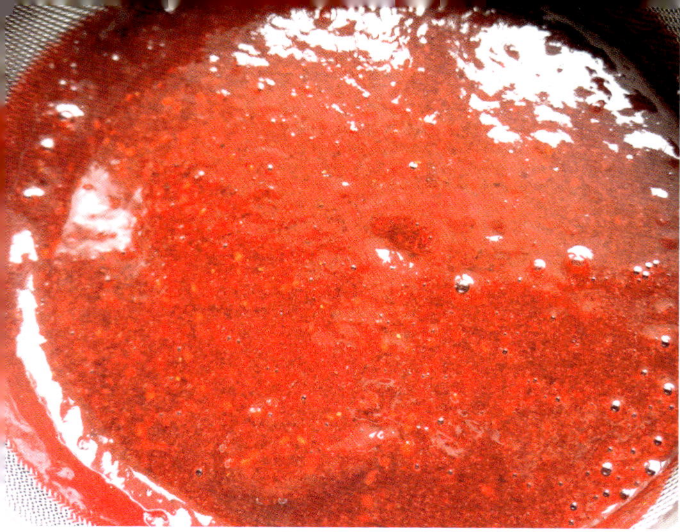

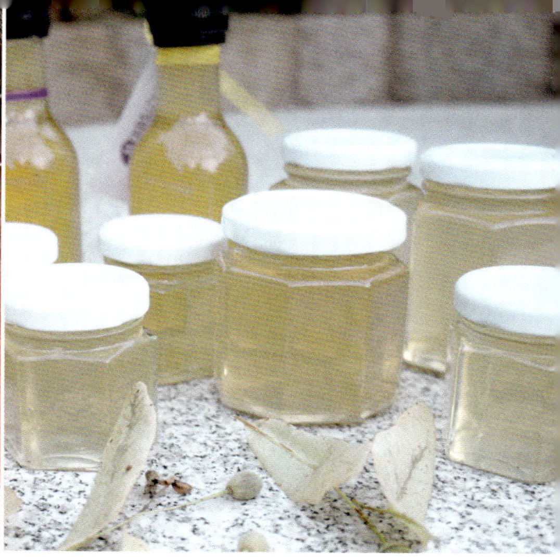

Ich versuche, künstliche Geliermittel (mit diversen Konservierungsmitteln) zu vermeiden. Fällt die Gelierprobe nicht so fest aus, koche ich weiter ein oder die Marmelade wird eben als Fruchtaufstrich, Mus oder Süße bezeichnet und verwendet.

Auch welche Früchte Sie kombinieren, obliegt Ihnen.

Meine Variationen eignen sich bestens zum Süßen von Desserts, Müsli, Panna cotta, Joghurt etc. Schnell werden Sie auf diese Süße zurückgreifen und den Zucker stehen lassen.

Z. B.: Anstatt den Topfenstrudel anzuzuckern, einfach mit flüssiger Süße aus Erdbeeren, Lavendel, Brombeeren, Heidelbeeren oder Marillen übergießen. Ein Kugerl Vanilleeis dazureichen und dem leckeren Dessert kann niemand widerstehen.

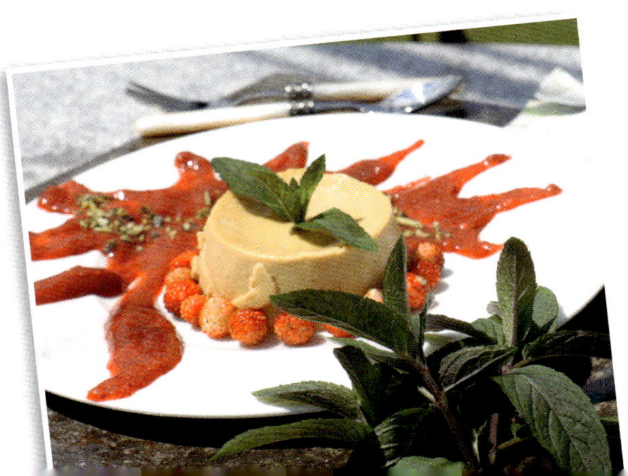

Einmachtipps

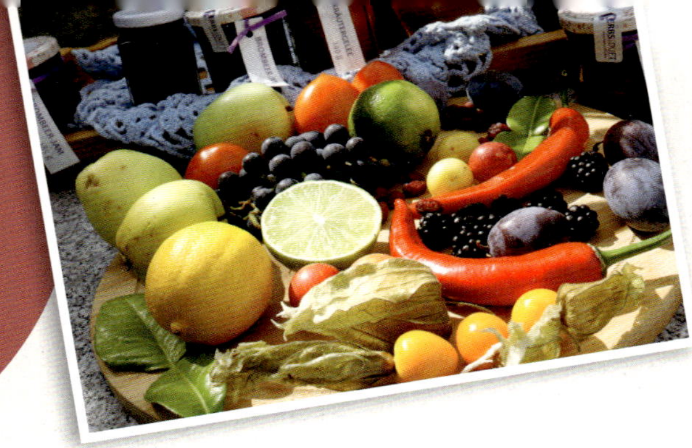

- *Frische sonnengereifte, saubere und gesunde Kräuter, Früchte, Beeren und Blüten zur Haupterntezeit sammeln. Bei Frühobst und Regentagen vor der Ernte erhöht sich der Wassergehalt, was die Qualität beeinträchtigt.*
- *Früchte kaufen, jedoch zu jener Jahreszeit, zu der sie auch natürlich reifen und vorzugsweise mit Herkunft aus dem eigenen Land.*
- *Immer nur kleine Mengen verarbeiten – max. 2 kg Früchte.*
- *Werden Früchte dennoch geschält (Schalen enthalten oft wichtige Nährstoffe), so werden sie in ein Sieb gelegt, welches kurz in heißes Wasser getaucht wird.*
- *Ich püriere Früchte sehr oft für Marmelade, um möglichst alle Inhaltsstoffe zu behalten, auch mit den Kernen (So ist auch der Pektin-Gehalt am höchsten). Z. B. Ribisel, Brombeeren püriere ich anstatt sie zu entsaften– sie dürfen nicht überreif sein. Marillen, Zwetschken etc. müssen natürlich entsteint werden. Äpfel und Birnen werden nur mehr teilweise entkernt.*
- *Bei zu reifen Früchten kann sich schon Alkohol angesammelt haben, der das Gelieren beeinträchtigt, die Gärung beeinflusst und zum Verderb führt.*
- *Sollten die Kerne von Johannisbeeren, Himbeeren etc. in der Marmelade stören, vor dem Abfüllen durch ein Sieb streichen und anschließend nochmals aufkochen.*
- *Zum Sterilisieren müsste die Einkochtemperatur im Einkochtopf 100° C betragen, sodass die Mikroorganismen (Fäulnis, Krankheitserreger) komplett zerstört werden. Ich verwende jedoch je nach Obst unterschiedliche Temperaturen zwischen 75° C (Erdbeeren, Brombeeren, Zwetschken) und 90° C (Birnen, Äpfel, Marillen, Pfirsiche, Kirschen), was bisher gut funktioniert hat.*
- *Sterile Flaschen (Bügelflaschen) oder Flaschen mit PE-Flaschenverschlüssen verwenden.*
- *Gläser (Twist-off) mit sauberen, unbeschädigten Deckeln heiß spülen und/ oder Deckel, Verschlüsse kurz vorher in Alkohol (Rum, Wodka) legen.*

- *Für Säfte, Marmelade und Gelee wärme ich die Flaschen/ Gläser zusätzlich im Backofen bei 100° C vor.*
- *Das Füllgut muss entsprechend heiß sein, auch noch beim letzten Glas.*
- *Randvoll füllen, außer die Gläser werden eingekocht oder eingefroren, dann gut 1 cm frei lassen.*
- *Fest verschließen und auf den Kopf stellen, sodass sich ein Vakuum bildet.*
- *Als Unterlage ein nasses Tuch verwenden, da Glas auf Stein springt.*
- *Erst ausgekühlt wenden.*
- *Etikettieren: Bezeichnung, Nettofüllmenge, Zutaten, Allergene, Mindesthaltbarkeitsdatum, Verwendung für …*
- *Kühl, trocken, gut durchlüftet und lichtgeschützt lagern.*
- *Natürliche Geliermittel einsetzen wie Apfelpektin, Agar-Agar und Flohsamenschalen, die jedoch meist in die abgekühlte Masse eingerührt werden, um eine entsprechende Ankochzeit für das aufzulösende Geliermittel zu haben.*
- *Zuckeralternativen nutzen, da sich z. B. im Birkenzucker keine Pilze und Bakterien nähren können. Wenn ich beispielsweise Rohrohrzucker mit Birkenzucker mische, habe ich zumindest die Wahrscheinlichkeit einer Schimmelbildung und die Kalorien reduziert.*
- *Je hochwertiger der Zucker (Rohrohrzucker, Ursüße) ist, desto weniger müssen Sie abschäumen.*
- *Gewürze verleihen oft neben der fruchtigen noch eine besondere Note und bekräftigen die Jahreszeit.*

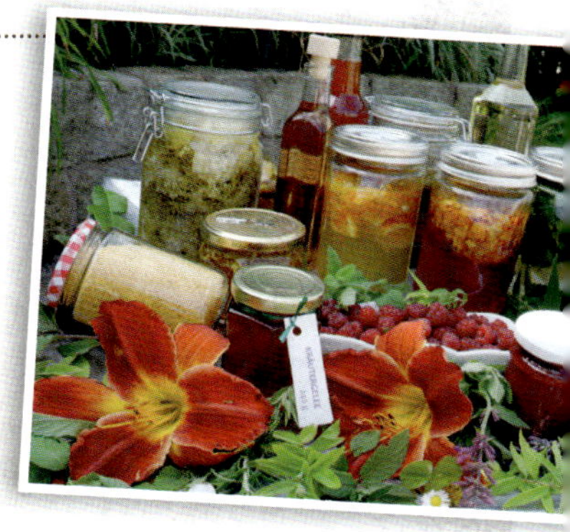

Läuterzucker

Läuterzucker ist das Um und Auf zum Einmachen und wird auch Fruchtsäften zugesetzt. Es sollte kein gebläuter (chemisch gebleichter) Zucker verwendet werden, da ansonsten das Abschäumen mühsam wird. Die Zuckermenge kann variieren.

ZUBEREITUNG

1 kg Zucker wird mit ½ l Wasser aufgesetzt und langsam klar gekocht. | Ständig rühren, damit sich der Zucker auflöst. Schaum abnehmen. | Zwischendurch den Löffel in lauwarmes Wasser tauchen. | Wenn die Flüssigkeit klar ist und sich kein Schaum mehr bildet, ist die Klärung beendet bzw. kann der Läuterzucker abgekühlt eingesetzt werden.

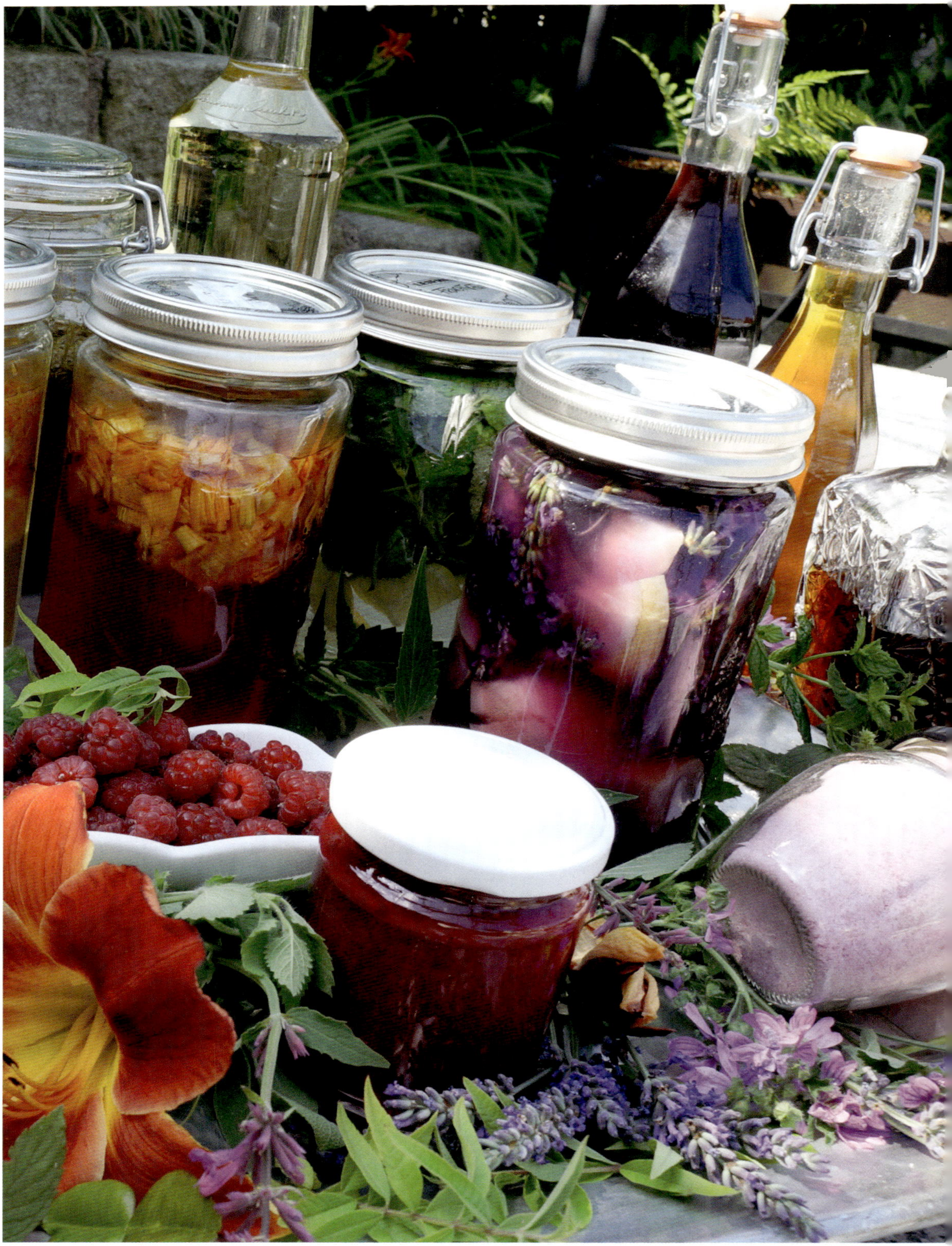

Ein Gartenjahr an Süße von A–Z

Beeren, Früchte, Nüsse, Kräuter, Wurzeln, Blüten, Gemüse …

… die Liste ist endlos lang, welche Produkte wir aus dem Garten und der Natur verarbeiten können. Natürlich können Sie die Früchte ebenso am Markt oder beim Bauern mit biologischem Anbau direkt kaufen. Auch Kreationen – von der Schichtmarmelade über den Rumtopf, Trockenfrüchte, Likör, Schokolade, Ribiselsaft bis hin zum Punschgewürz – stehen uns zur Verfügung.

Wer hat schon mal selbst gerührte Marmelade verschmäht? Zweifelsohne schmecken diese Produkte immer wieder lecker und interessant.

Probieren Sie einmal, die eigene Kreation Marmelade einzukochen. Sie werden begeistert sein, wie schnell und einfach das sein kann. Und: Sie wissen vor allem, was drin ist.

Es gibt unendlich viele Rezepte, nachstehend finden Sie einen Auszug meiner Köstlichkeiten wie Süße, Likör, Dessert, Drink etc. und vielleicht einige Anregungen, es mir gleichzutun.

Entscheiden Sie selbst, worauf Sie Wert legen, denn es ist nicht ganz einfach. Wir wollen weniger Zucker verwenden, die Einkochzeit soll kürzer sein, um die Inhaltsstoffe zu bewahren und unsere Schätze sollen dementsprechend haltbar sein.

Will man nun ganz auf künstliche Einmachhilfen verzichten, müssen wir zumindest Kompromisse eingehen.

- *Mehr Zeit beim Einkochen aufwenden, wo eben Vitamine … schwinden.*
- *Natürliche Geliermittel wie Apfelpektin, Algenprodukte … oder eben pektinhaltige Früchte mit verwenden.*
- *Früchte zum Teil auch trocknen, einfrieren, in Alkohol einlegen …*
- *Zucker mit Zuckeraustauschstoffen mischen und ersetzen*
- *Marmeladen, Sirupe, Gelees … innerhalb einer bestimmten Zeit aufbrauchen.*

Generell gilt natürlich immer noch, dass Obst, Beeren, Kräuter etc. frisch von der Pflanze am besten schmecken und am gesündesten sind, weil sie noch über alle Inhaltsstoffe verfügen. Zumindest versuchen wir, diese vorwiegend zu jener Jahreszeit zu genießen, zu der sie eben natürlich reifen, anstatt sie aus aller Welt anliefern zu lassen.

Mit selbst eingemachten Früchten, Beeren und Kräutern lassen sich die kargen Monate wunderbar überbrücken und wir freuen uns im Frühling auf die ersten Erdbeeren.

Sie finden möglicherweise auch Rezepte aus Früchten und Kräutern, die Sie sogar besitzen, ohne zu wissen, welch leckeres Gericht Sie daraus zaubern können. Oder Sie kennen diese überhaupt noch nicht bzw. sind sie vielleicht für Sie bis dato Wildfrüchte und Kräuter ohne weitere Bedeutung gewesen.

Der Zuckergehalt kann in einigen Rezepten noch wesentlich reduziert werden, wobei auch die Haltbarkeit kürzer wird. Die Geschmacksnerven müssen dennoch langsam umgestellt werden, daher die Dosis der Zuckeralternativen kontinuierlich ändern.*

* mit Mühle und Mixer sind Kombigeräte mit Kochfunktion gemeint

Rezepte

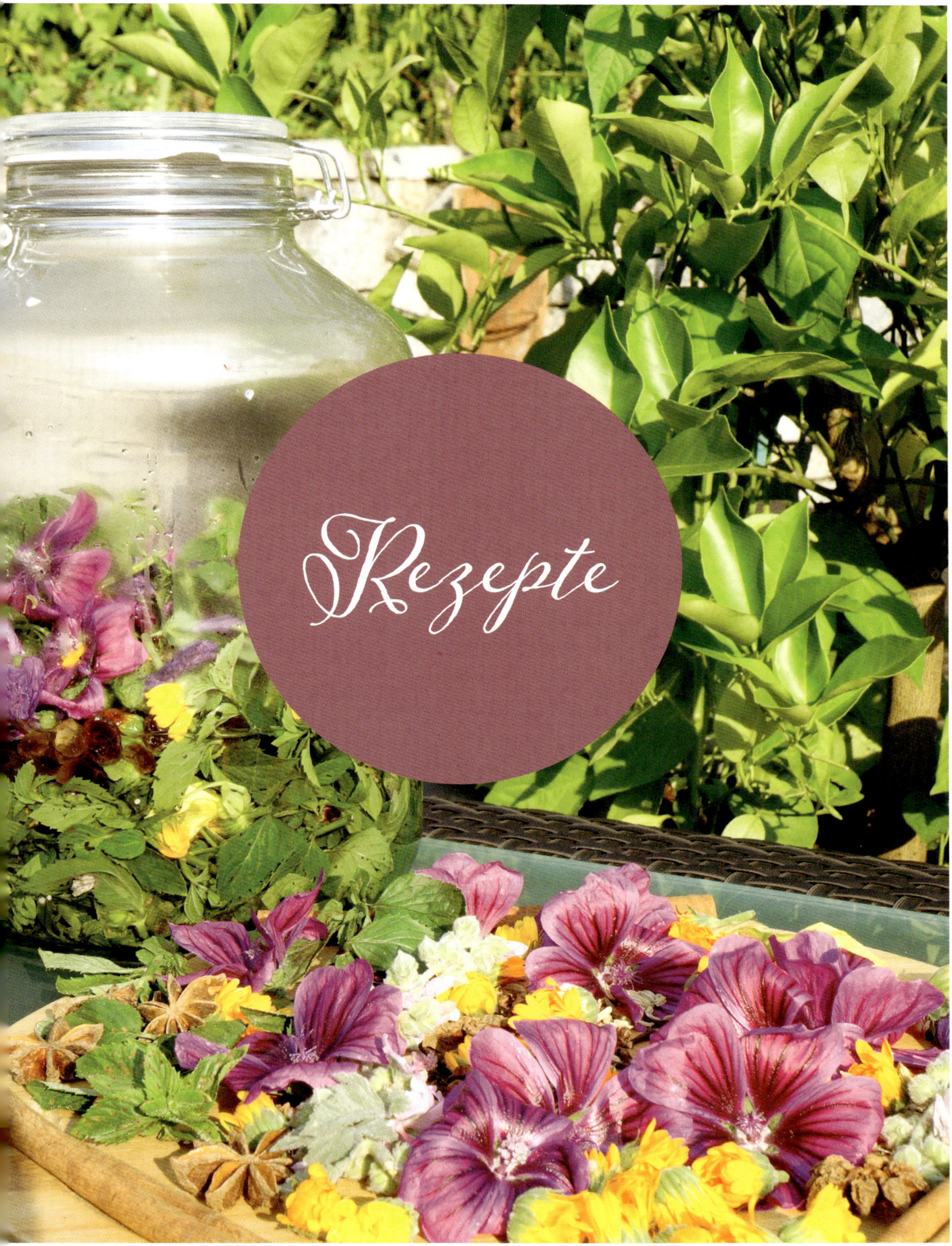

Rezept

Andenbeeren-Pralinen

Kapstachelbeere – Physalis peruviana – Nachtschattengewächs

Geschmack

» *Ananas und Stachelbeere*

Verwendung

» *frisch zum Naschen*

Haltbarkeit

» *ca. 1 Woche im Kühlschrank haltbar*

Empfohlene Menge

» *mäßig*

Gesundheit

» *vitaminreich (C, Provitamin A), Eisen, Phosphor, Protein, Fett und Rohfaser*

ZUTATEN

› **1 Handvoll frisch gepflückte Andenbeeren**
› **1 Bund Schoko-Minze**
› **1 Tafel Birkenzucker-Schokolade zartbitter**
› **Zimt im Streuer**

ZUBEREITUNG

Minzeblätter vom Stängel befreien, ganz fein schneiden und pürieren oder getrocknete Minze mahlen Schokolade im Wasserbad erhitzen und Minze unterrühren | Blätter der Andenbeere zurückschlagen und eventuell zusammenbinden | Beere in Schokolade tunken | Mit Zimt bestreuen | Auf Pergamentpapier trocknen lassen | Kühl stellen | In Papierförmchen servieren

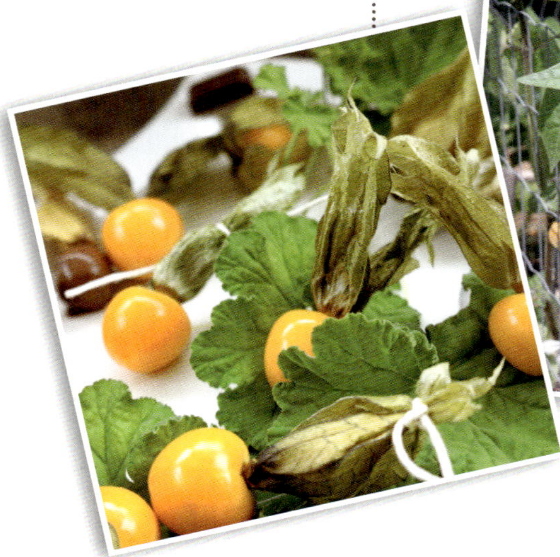

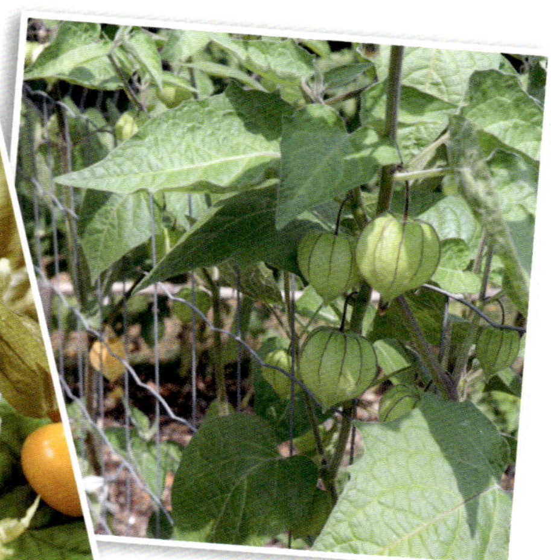

Apfelmus

Rezept

ZUTATEN

- **1 kg Äpfel**
- **1 kg Birkenzucker**
- **Etwas Rum**
- **Etwas Zimt, gemahlen**
- **Etwas Mark einer Vanilleschote**

ZUBEREITUNG

Saubere Äpfel mit Schale und Kernen in grobe Stücke schneiden | Mit ganz wenig Wasser gar kochen und pürieren | Durch ein Sieb streichen | Birkenzucker zu Puderzucker mahlen | Masse mit Zucker mischen | Kurz erhitzen, damit sich der Zucker auflöst und gut verrühren | Zimt und Vanille unterrühren | In Einkochgläser füllen | Rum darüberträufeln und verschließen | Gut ½ Stunde bei 90° C im Rohr, im Wasserbad oder im Einkochautomaten einkochen | Etikettieren

Geschmack

» Fruchtig

Verwendung

» zu Topfenknödeln, Kaiserschmarren, Eis, Omelett, zu Wild, für Apfelkren, fruchtiges Dressing

Empfohlene Menge

» unbedenklich

Gesundheit

» Fördert die Verdauung
» enthält Mineralstoffe, wie Kalium, Eisen, Kalzium und Magnesium
» Frische Äpfel verfügen noch über Vitamine & Folsäure

Tipp

Probieren Sie mal ein überbackenes Apfelmus. Sie benötigen dazu 2 Eier, 90 g Birkenstaubzucker, 40 g geröstete Mandeln. Mit Eiklar und 60 g Zucker Schnee schlagen, restlichen Zucker mit Eigelb aufschlagen, Mandeln unterheben, Schnee einfügen. Apfelmus in Schüsseln füllen und Masse aufstreichen. Im Backofen/ Grill goldbraun überbacken.

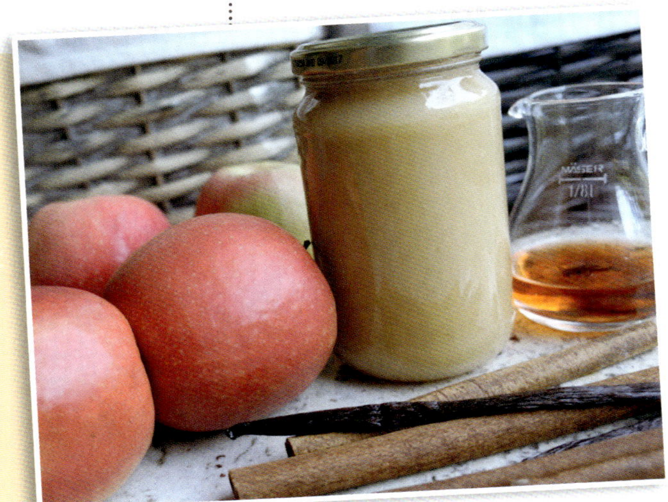

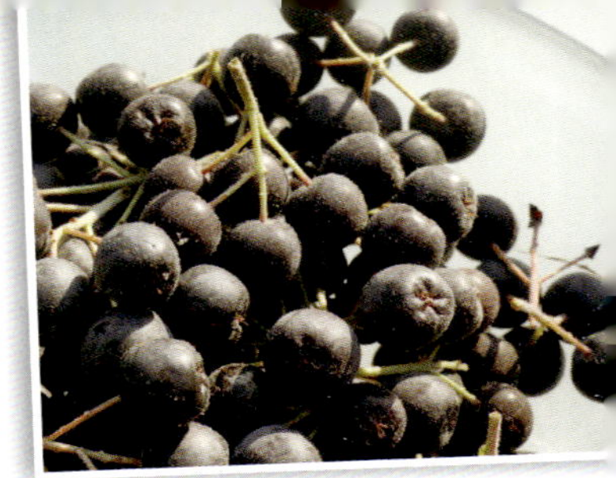

Rezept

Aroniabeeren-Gelee

Aroniabeere – Aronia arbutifolia, Aronia melanocarpa – Rosengewächse

Geschmack

» Leicht herb und süß-säuerlich aufgrund der Gerbstoffe, erst beim Einkochen entfaltet sich das Aroma, ebenso die dunkle Farbe

Verwendung

» als Brotaufstrich, zu Käse, für Soßen, zu Ente und Wild statt Preiselbeeren

Empfohlene Menge

» mäßig

Gesundheit

» Die Beeren bestehen aus 13–18 % Zucker,
» enthalten eine Menge an Mineralien & Spurenelementen wie Kalzium, Zink, Eisen, Magnesium und Kalium, Vitaminen A, B, C, E, K; wirken antioxidativ,
» sollen die Bildung von Krebszellen hemmen

Tipp

» Aroniabeeren schmecken auch gut mit Pfirsichen und Marillen gemischt. Da diese etwas früher reifen, einfach einfrieren

ZUTATEN

- **350 g frische Apfelbeeren = Aroniabeeren**
- **200 g Rohrohrzucker**
- **Einige Triebspitzen Zitronenmelisse oder Verbene**
- **Einige Thymianblättchen**
- **1 Zitrone**

ZUBEREITUNG

Apfelbeeren, Zitrone, gehackte Kräuter und Zucker pürieren | Kurz aufkochen und über Nacht kühl stellen | Wieder aufkochen, durch die Flotte Lotte oder das Sieb treiben | Saft nochmals aufkochen und Gelierprobe machen | Apfelbeeren enthalten viel Pektin, sollte das Gelee dennoch zu dünnflüssig sein, weil der Wassergehalt so hoch ist, einfach mit etwas Apfelpektin eindicken | Heiß in saubere vorgewärmte Gläser randvoll abfüllen und diese auf den Kopf stellen | Auskühlen lassen und etikettieren

Aronia

Wachsen gut in unseren Breitengraden, da winterhart bzw. mehrjährig; reife, fast schwarze Früchte sind im August zu ernten.
Frische Apfelbeeren eignen sich auch für Kompott, Marmelade oder als Frischpresssaft.
Getrocknet: einfach kauen, ins Müsli, Kompott, statt Rosinen in den Strudel, Reis, Süßspeisen

Bananenaufstrich

vegan

Bananen – Musa – Bananengewächse

ZUTATEN

› 150 g Banane
› 50 g Rosinen
› 100 g Mandeln, Cashew-, Wal- oder Haselnüsse
› 3 EL Mandel-, Kokos- oder Sesamöl
› Etwas Zitronensaft und -schale
› 1 EL Apfel- oder Birnendicksaft
› Ein paar Blätter Zitronenverbene

ZUBEREITUNG

Bananen schälen und in Stücke schneiden | Rosinen waschen, Kräuter hacken | Alle Zutaten in der Küchenmaschine zu einer feinen Creme pürieren | In ein Schraubglas abfüllen | Kühl stellen und innerhalb von 2 Tagen verbrauchen

Tipp

» Bananen lassen sich wunderbar in kleinen Stücken einfrieren.
» Gefroren mit Sahne in den Thermomix (oder ähnlichen Shaker) geben und kurz vermischen. Sie erhalten ein leckeres Bananeneis.

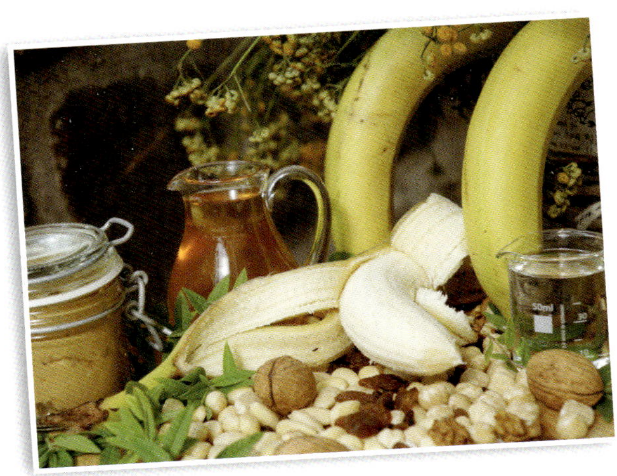

Geschmack

» Nussig

Verwendung

» als Brotaufstrich, auf Zwieback, Brioche oder als Nachspeise zu Obststücken

Empfohlene Menge

» unbedenklich, Zuckergehalt liegt jedoch bei 12 %

Gesundheit

» Vitamin E in den Nüssen, Eiweiß in der Banane
» Bananen stärken die Nerven, das Herz, fördern die Denkleistung, enthalten Magnesium und Kalium, leicht verdauliche Kohlehydrate
» Natürlich gibt es immer wieder süße Speisen, bei denen es sinnvoller ist, sie frisch zu verzehren, anstatt unnötig mehr Zucker zu verwenden oder irgendwelche Zusatzstoffe einzusetzen

Haltbarkeit

» Bananen grün kaufen, mit einem Apfel in Zeitungspapier wickeln und 1–2 Tage reifen lassen, sollten schön gelb sein (noch grüne oder bereits braune sind zu meiden). Bananen nicht im Kühlschrank lagern

Rezept

Basilikum-Kräutergelee

Geschmack

» Ein Bouquet vieler Kräuter

» Rosmarin, Thymian und Lavendel überwiegen oft schnell

Verwendung

» auf Käse, zum Würzen von Grillsoßen oder Barbecue-Soße, Verfeinern von Bratensaft, Dip, asiatische Gerichte, Wok, Dressing, Wildsoßen, Rotkraut

Tipp

» Falls Sie ganze Zitronen verwenden, wird das Gelee nicht mehr so klar

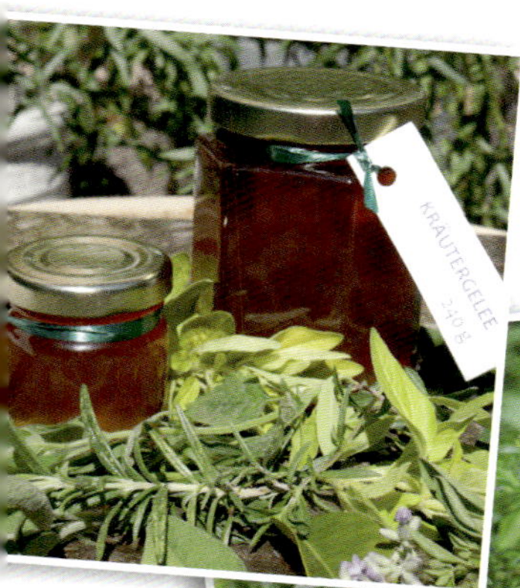

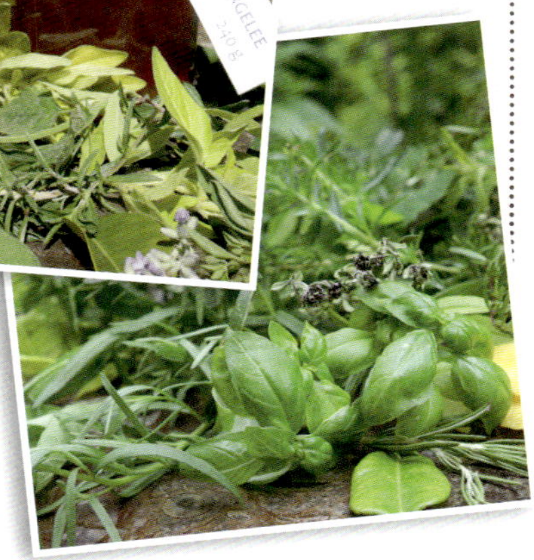

ZUTATEN

- **1 Schüssel verschiedener Kräuter wie Basilikum, Rosmarin, Zitronenmelisse, Verbene, Thymian, Estragon, 1 Limettenblatt, Oregano und etwas Salbei, Lavendel, Winterbohnenkraut und ½ cm einer Chili mit ein paar Kernen, je nach gewünschter Schärfe**
- **½ l Apfelsaft**
- **3 Bio-Zitronen**
- **½ kg Rohrohrzucker**
- **2 EL Apfelpektin**

ZUBEREITUNG

Zitronenschalen abziehen und fein hacken Saft auspressen | Kräuter vom Stängel abrebeln und fein hacken | Schalen und Kräuter mit dem Apfelsaft in einen Topf geben und aufkochen | 15 Minuten leicht köcheln lassen | Chili fein hacken und untermischen | Abkühlen und über Nacht ziehen lassen | Abseihen und Flüssigkeit mit Zucker und Zitronensaft aufkochen | 5–10 Minuten köcheln lassen | Apfelpektin mit etwas Zucker anrühren und untermengen | Gelierprobe durchführen | Heiß in vorgewärmte Gläser füllen und fest verschließen | Auf den Kopf stellen und auskühlen lassen | Etikettieren und dunkel aufbewahren

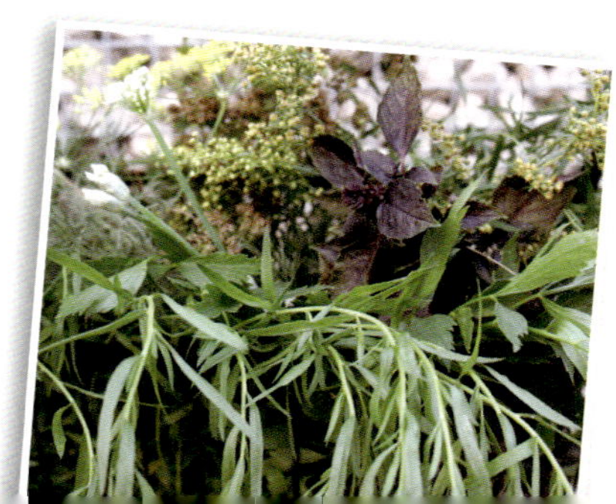

Berberitzengelee

Berberitze – Berberis vulgaris – Berberitzengewächse

Rezept

ZUTATEN

- **Berberitzenfrüchte**
- **Birkenzucker 1:1 (aufgrund des hohen Pektingehalts ist kein Geliermittel notwendig)**
- **Ein paar Blätter der Engelwurz (um den Säuerungsgrad zu reduzieren)**
- **Ein paar Pimentkörner und Kardamomsamen sind geschmacksverstärkend**

ZUBEREITUNG

Saubere Früchte von allen Blättern und Stängeln befreien | durch die Flotte Lotte oder ein Sieb treiben | Zucker mit Mus und gehackten Engelwurzblättern pürieren | Das Mus ½ Stunde bei geringer Hitze einkochen | Gewürze fein mahlen und 10 Minuten vor Ende unterrühren | Heiß in kleine Gläser abfüllen und etikettieren

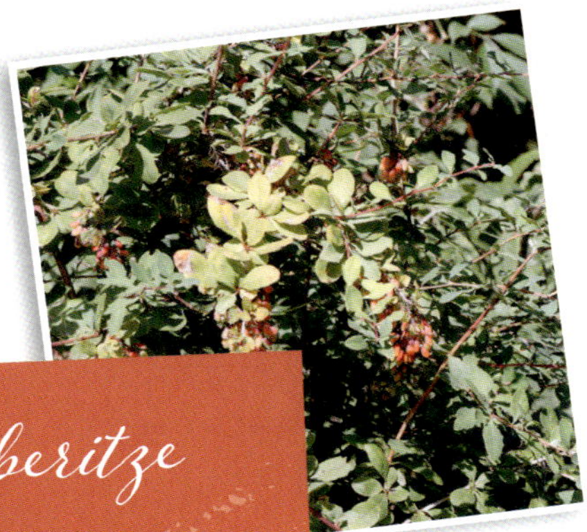

Berberitze

Ein 3 m hoher Strauch in der Natur, dessen zahlreiche Früchte hervorblitzen. Achtung beim Pflücken, die langen Dornen können schmerzhaft sein.

Geschmack

» Säuerlich, egal wie viel Zucker Sie beimengen

Verwendung

» zum Naschen Früchte trocknen, auch als Säuerungsmittel einsetzbar
» für Marmelade, Reis, zu Fisch und Wildgerichten
» zum Abschmecken von Soßen, Fruchtpuddings, Shakes
» Weihnachtskekse (Linzer Augen) schmecken vorzüglich mit diesem säuerlichen Gelee, passt aber auch zu Käse

Empfohlene Menge

» mäßig aufgrund der Gerbsäure

Gesundheit

» Früchte: enthalten Vitamin C, Kalium, wirken antibakteriell, schleimlösend, gegen die Frühjahrsmüdigkeit, bei Erkältungen, schweißtreibend, kräftigend

Wurzelrinde

» stärkt Leber & Galle, antibakteriell, harntreibend, bei Verstopfung, Hautjucken, Menstruationsbeschwerden, fördert die Verdauung, bei Zahnfleischproblemen 1 Stück Rinde kauen und ausspucken
» Tee als Aufkochung zubereiten, dabei 5 Minuten ziehen lassen

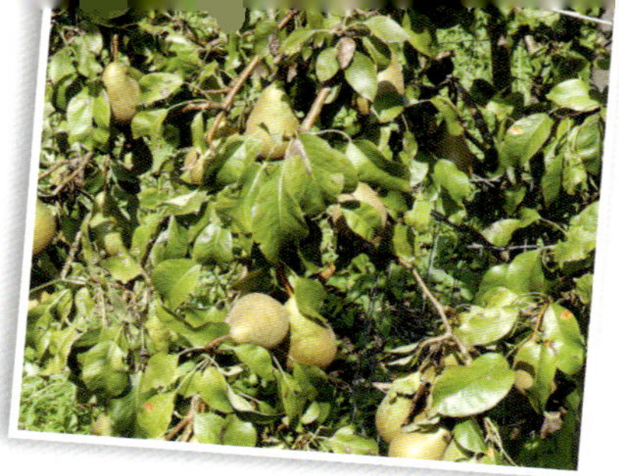

Rezept

Birnen-Konfitüre

Birnen – Pyrus communis – Kernobst – Rosengewächse

Haltbarkeit

» Kühl lagern, nach Anbruch für 2 Tage im Kühlschrank haltbar

Geschmack

» Sämig fruchtig

Verwendung

» Eis, Panna cotta, Dessert, Müsli, Brotbelag
» zu Käse (wobei hier noch ein paar Pfefferkörner und etwas Chili ergänzt werden können)
» aber auch für fruchtige Soßen, z. B. Wild, Rostbraten, zu Ente, für die indische Küche

Empfohlene Menge

» Mäßig, wie bei allen süßen Aufstrichen

Gesundheit:

» Gerade im Winter eine fruchtige Vitaminbombe, Birnen besitzen weniger Säure als Äpfel und sind somit leichter verdaulich, unterstützen das Verdauungssystem

ZUTATEN

- **2 kg reife Birnen**
- **3 Zweige Zitronenverbene**
- **3 Triebspitzen Lakritzkraut**
- **1 kg Rohrohrzucker**
- **5 EL Apfelpektin**
- **½ kg Birkenzucker**
- **2 Bio-Zitronen**
- **⅛ l trockener Weißwein**
- **4 cl Birnenschnaps**
- **½ TL Lebkuchengewürz (Vanille, Zimt …)**

ZUBEREITUNG

Birnen mit Schale verwenden, vierteln und Kerngehäuse entfernen, in schwachem Essigwasser kurz ziehen lassen, damit sie nicht braun werden, oder sofort mit Zitronensaft beträufeln | Zitronenverbene und Lakritzkraut fein abrebeln und grob hacken | In der Mühle Birnen, Zitronen und Kräuter mit dem Zucker pürieren | Über Nacht gekühlt ziehen lassen | Mit Weißwein aufkochen und ca. 7 Minuten leicht simmern lassen | Fein pürieren, Pektin mit etwas Zucker anrühren und untermengen | Funktioniert super im Thermomix, hier sind Waage, Mühle und Kochtopf integriert. Es gibt kein Zerkochen, da die Temperatur eingestellt werden kann | Mit Birnenlikör oder -schnaps verfeinern und mit Lebkuchengewürz abschmecken | Kochend heiß in sterile Twist-Off-Gläser füllen | Auf den Kopf stellen und auskühlen lassen

Birne

Es gibt sehr viele Sorten, die roh verzehrt werden. Andere wiederum werden eingekocht, zu Saft gepresst, zu Most, Schnaps, Birnenkraut etc. verarbeitet.

Birnenmus exquisit

Rezept

ZUTATEN

- 3 kg reife Birnen (nicht zu hart)
- 100 g Rohrohrzucker
- 1 Vanillestange, 2 Zimtstangen, 2 Gewürznelken
  ½ TL Anis , ½ TL Fenchelsamen
  oder 1 gehäufter EL Lebkuchengewürz
- 3 Zweige Zitronenverbene
- 2 Bio-Zitronen
- 75 ml Rum oder Birnenschnaps

ZUBEREITUNG

Die sauberen Birnen vierteln, Stiele und Kerngehäuse entfernen, in nussgroße Stücke schneiden | Blätter der Verbene abzupfen | Kräuter & Birnen mit geviertelten Zitronen pürieren | Mark der Vanille auskratzen, mit Gewürzen und Zucker mahlen | Alles in der Mühle zusammenfügen und zu einem Brei mischen | Birnenmus in einen großen Topf gießen und zwei Stunden auf niedriger Temperatur köcheln lassen, sodass sich ein dickes Mus bildet | Regelmäßig umrühren | Das heiße Mus in saubere Gläser (ca. 600 ml) füllen, 1 TL Rum darüberträufeln und gut verschließen | Auf den Kopf stellen und auskühlen lassen | Nach dem Öffnen eines Glases umrühren, da sich der Saft absetzt, im Kühlschrank aufbewahren und innerhalb von 2 Tagen verbrauchen

Haltbarkeit

» Ungeöffnet circa 8 Monate haltbar

Verwendung

» Zu Eis, Panna cotta, Salzburger Nockerl, Omelette, zu Käse, Topfenstrudel, Reisauflauf

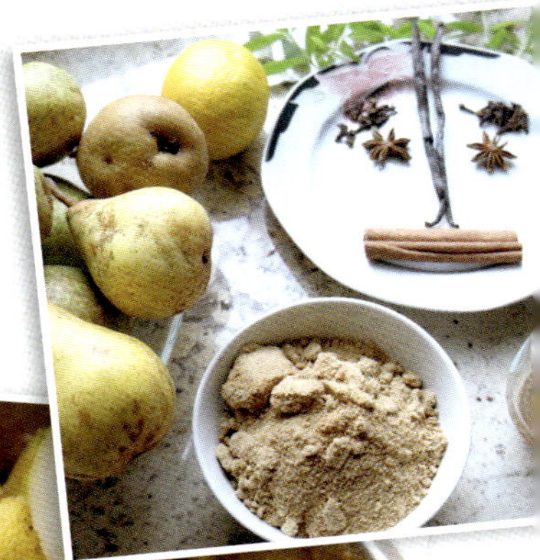

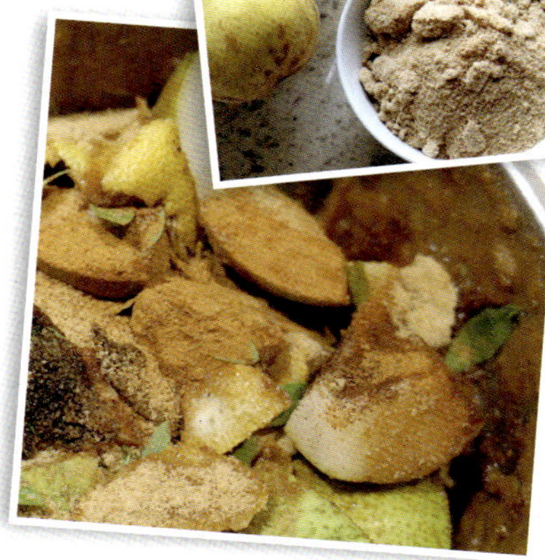

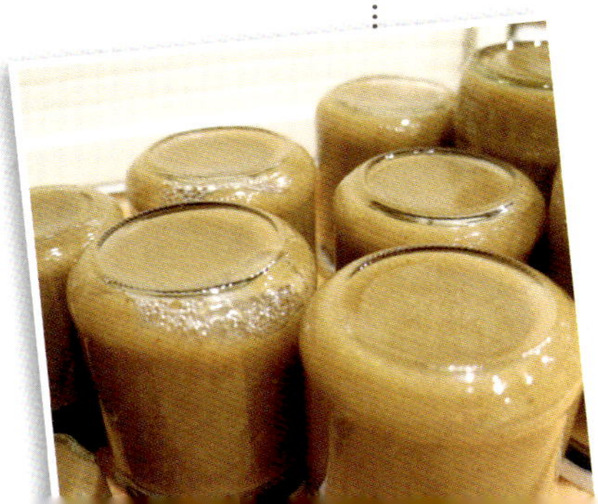

Rezept

Blüten-Honig exquisit

Geschmack
» Je nach Kraut bekommt der Honig eine individuelle Geschmacksnote verliehen

Verwendung
» Brotbelag, Müsli, Pudding, Desserts, zum Süßen von Tee, zu Käse

Empfohlene Menge
» Honig = Rohkost, nicht für Babys, mäßig aufgrund des Zuckergehalts

Gesundheit
» Honig ist dem weißen Haushalts-Zucker vorzuziehen, das jeweilige Kraut unterstützt die Wirkung

ZUTATEN

- **Ein Potpourri verschiedener Blüten aus dem Garten oder von der Wiese**
- **Veilchen, Schlüsselblumen, Ringelblumen, Gänseblümchen, Apfelblüten**
- **Salbeiblüten, Minzeblüten, Kamille …, je nach Jahreszeit**
- **1 Glas Honig vom Imker auf eine Handvoll reine Blütenblätter**

ZUBEREITUNG

Blütenblätter vom Grün entfernen | Sehr fein schneiden | Antrocknen lassen oder komplett trocknen und anschließend je nach Farbton uni oder gemischt mahlen | Den Honig im Wasserbad leicht erwärmen | Die Blütenblätter untermischen | In Gläser abfüllen und etikettieren | Vor Gebrauch 3 Wochen ziehen lassen

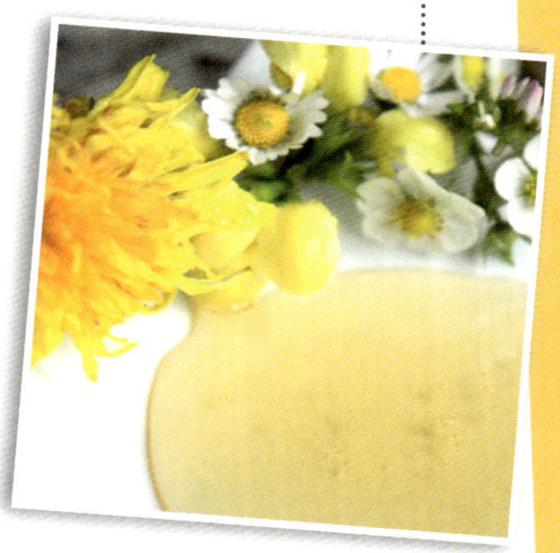

Farbton

Will man dem Honig einen schönen Farbton geben, einheitliche Farben wählen, wie Gelb von Ringelblumen, Nachtkerze & Löwenzahn, Lila von Veilchen, Malve, Eibisch & Lavendel … Der Honig soll nicht zu dunkel sein. Durch die Verarbeitung wird er etwas dünnflüssiger. Auch die Farbenpracht der Rosen aus dem eigenen Garten bietet sich an.

Blüten-Süße exquisit

Rezept

ZUTATEN

- 100 g Birkenzucker oder Erythritol oder 25 g Stevia getrocknet
- 1 Tasse Lavendelblüten, Rosenblütenblätter, Ysop, Ringelblumen, Thymian, Salbei
- 1 EL Orangen-, Zitronen- und Limettenschalen
- Etwas Chili
- Etwas Kurkuma
- Etwas Ingwer
- Ein paar rosa Pfefferbeeren
- Etwas Kardamom
- Eine Prise Salz
- ½ Vanillestange

ZUBEREITUNG

Blütenblätter vom Grün trennen | Fein schneiden | Antrocknen lassen oder komplett trocknen | Mit dem Zucker und den Gewürzen fein mahlen | Bei frischen Zutaten Zuckermischung trocknen lassen und | nochmals mahlen oder in eine Gewürzmühle geben | In Gläser abfüllen und etikettieren | Vor Gebrauch 3 Wochen ziehen lassen

Geschmack

» *Je nach Kraut bekommt die Süße eine individuelle Geschmacksnote verliehen*

Verwendung

» *Müsli, Pudding, Desserts, zum Süßen von Tee, Kaffee, Kakao*

Empfohlene Menge

» *unbedenklich*

Gesundheit

» *Süßes heitert auf*

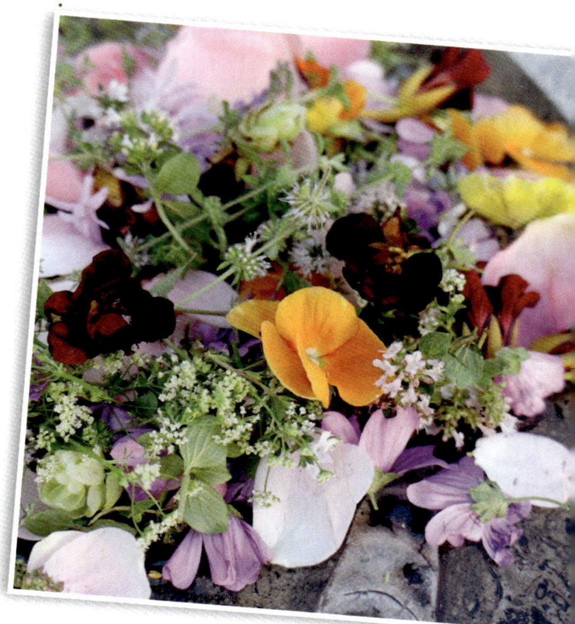

Rezept

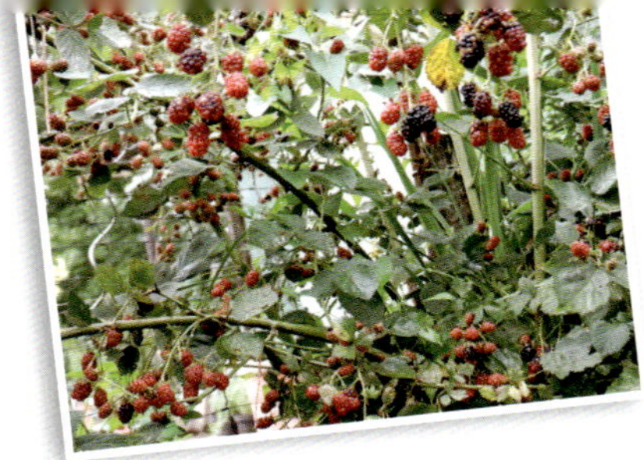

Brombeer-Gelee

Brombeere – Rubus sectio Rubus – Rosengewächse

Geschmack

» Süß-säuerlich erfrischend
» Um den Geschmack zu intensivieren, einfach durch Gewürze wie Zimt, Nelken, Kardamom, Anis etc. ergänzen.
» Auch ein Schuss Rum kann noch in die kochend heiße Masse untergerührt werden

Verwendung

» Auf das Frühstücksbrot, ins Müsli, zu Käse, in Kuchen, Gebäck und Desserts, für Wild-Soßen, zu Kaninchen, Geflügel, Paniertem und Reis

Empfohlene Menge

» Es genügen einige TL

Gesundheit

» Wildbrombeeren enthalten Vitamin A, C, E und sind vorzuziehen;
» selbst gemachtes Gelee schmeckt und verfügt über eine Menge Mineralstoffe (Kalium, Kalzium, Magnesium), reguliert Kreislauf, stärkt das Immunsystem

ZUTATEN

- **1,5 kg reife Brombeeren und daraus gut ¾ l Brombeersaft aus dem Dampfentsafter**
- **1 Zweig frische Zitronenverbene**
- **1 Bund Basilikum**
- **2 Triebspitzen frisches Colakraut**
- **Saft und Schale von 2 Zitronen**
- **¾ kg Rohrohrzucker**
- **Ca. 6 EL Apfelpektin**
- **1 TL Lebkuchengewürz**
- **1 Vanillestange**

ZUBEREITUNG

Mark der Vanillestange auskratzen | Kräuter hacken und mit den Zitronenschalen pürieren | Mit dem Brombeersaft aufkochen, ½ Stunde im Topf bei geringer Hitze (75° C) simmern lassen | Gewürze hinzugeben | Durch ein Sieb laufen lassen | Flüssigkeit zurück in den Topf | Zucker und Zitronensaft einrühren und für 7–9 Minuten unter Rühren sprudelnd kochen lassen | Gelierprobe, wobei Sie 1 TL des Gelees auf einen kalten Teller tropfen lassen | Schaum mit der Schaumkelle abschöpfen | Nochmals auf Temperatur bringen und sofort in saubere heiße Gläser (auf einem nassen Tuch) füllen und verschließen | Auf den Kopf stellen und erkalten lassen | Etikettieren und kühl lagern

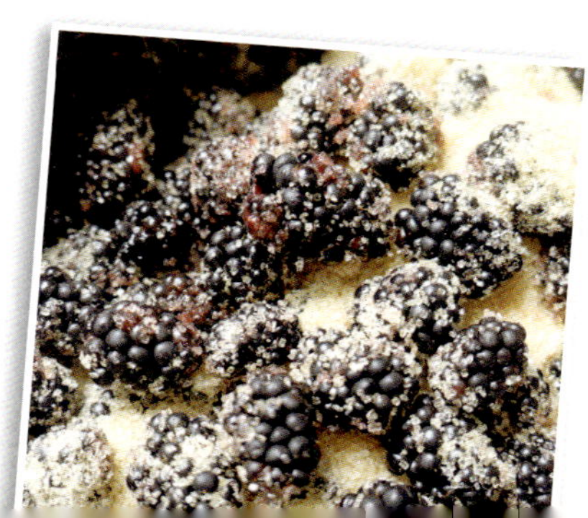

Brombeer-Mus

Rezept

ZUTATEN

- **1 kg Brombeeren verlesen**
- **500 g Birkenzucker**
- **500 g Rohrohrzucker**
- **2 Zitronen**
- **2 EL aus Ingwer, Zimt, Nelken, Fenchelkraut, Piment, Sternanis, getrocknet und gemahlen, oder Lebkuchengewürz**
- **2 EL Rum**

ZUBEREITUNG

Zucker, geviertelte Zitronen und Brombeeren im Mixer fein pürieren | Im großen Topf aufkochen und 20 Minuten köcheln lassen | Regelmäßig umrühren und achten, dass es nicht überläuft | Falls die Kerne stören, einfach durch ein feines Sieb streichen | Rest zurück in den Topf und 10 Minuten simmernd (schwach köchelnd bei max. 75° C) eindicken | Gewürze zugeben und noch 10 Minuten köcheln lassen | Mit einem Schaumlöffel abschäumen und Rum hinzufügen | Mus in heiße (bei 100° C im Rohr vorwärmen), saubere Schraubgläser füllen | Gut verschließen und auf ein nasses Tuch stellen | Auf den Kopf stellen und auskühlen lassen | Trocken, kühl und dunkel lagern | Etikettieren

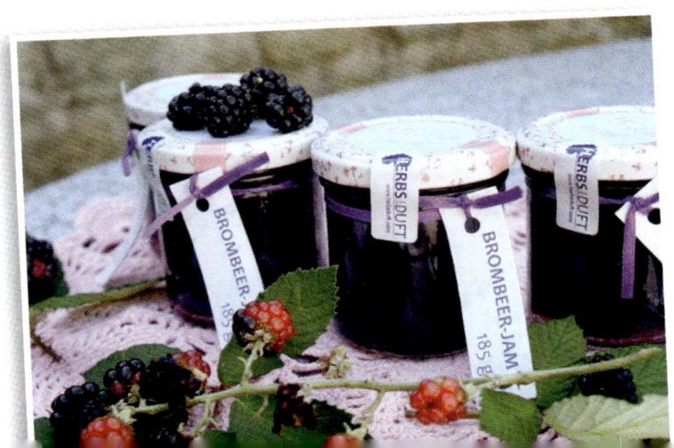

Haltbarkeit

» Mindestens 8 Monate

Geschmack

» fruchtig süß

Verwendung

» Als Fruchtaufstrich aufs Brot, ins Müsli, als Fruchtsoße ins Vanille-Joghurt, über Minze-Eis, zum Dessert wie Panna cotta, Topfenauflauf, Strudel, Palatschinken, in die Buttermilch, zu Käse, statt Preiselbeeren zu Wild und Kalb, Paniertem

» Möchten Sie es als Jam verwenden, einfach mit etwas Apfelpektin eindicken

» Minze verleiht dem Mus einen frischen Geschmack. Minzeblätter mit Beeren pürieren

Empfohlene Menge

» 5 EL täglich, Verträglichkeit von Birkenzucker muss gegeben sein, aber es ist keine Zitronensäure und kein künstliches Geliermittel enthalten

Gesundheit

» Eine gesunde Alternative zu gekauftem Obst im Winter, einem Fruchtjoghurt etc.

Rezept

Chili-Honig

Chili – Capsicum – Nachtschattengewächs

Geschmack
» Süß und je nach Scoville von 100–200 000 Einheiten scharf

Verwendung
» für Käse, Fleisch- und Wurstplatten, als Dip, für Salatdressing, zu Kurzgebratenem, Aufstrich, Chutneys

Haltbarkeit
» Honig konserviert und sollte zumindest bis zur nächsten Saison haltbar sein.

Empfohlene Menge
» mäßig, kann Magenreizungen hervorrufen

Gesundheit
» zur Stärkung des Immunsystems, fördert die Entschlackung, nicht bei empfindlichem Magen

Tipp
» Sieht auch in einem schönen Glas als Geschenk nett aus und für alle, die es gerne „etwas schärfer" bevorzugen.

ZUTATEN

› **1–2 Chilischoten frisch oder getrocknet**
› **1 Glas Honig vom Imker in Ihrer Nähe**

ZUBEREITUNG

Frische Chilischote in ganz feine Streifen schneiden und mit Blütenhonig mischen oder gemeinsam mit dem Honig pürieren | Getrocknete Chilis mit den Kernen mahlen und in Cremehonig rühren | Gut verschließen, etikettieren und kühl lagern

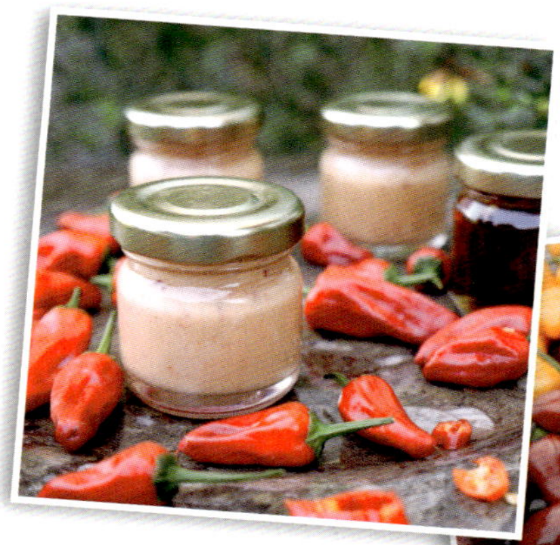

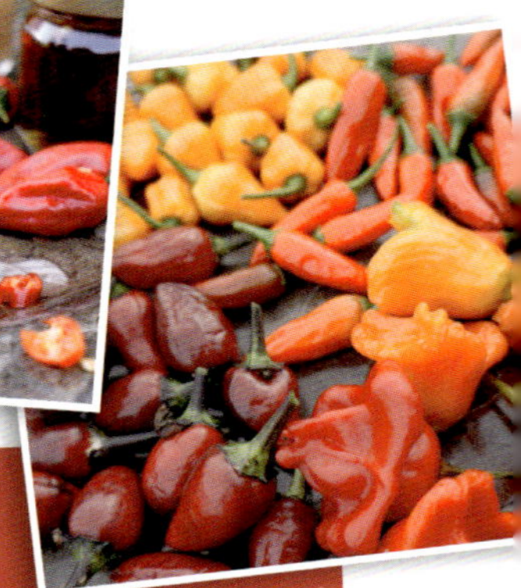

Chili

Verschiedene Sorten mit unterschiedlichem Schärfegrad – die Pflanze schenkt uns im Topf auch im Winter bei hellem, warmem Standort eine ertragreiche Ernte.

Chili-Schoko

vegan

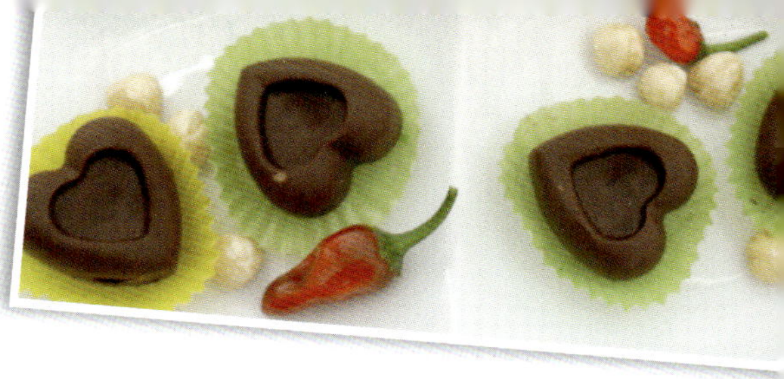

ZUTATEN

- ½ TL hauchdünne Streifen einer roten getrockneten Chilischote nach Geschmack
- 100 g Kakaobutter mild, Fair Trade aus biologischem Anbau
- 100 g Kakaopulver oder Bohnen Fair Trade
- 130 g Birken- oder Rohrohrzucker, unraffiniert und fein gemahlen
- 1 Vanillestange
- 1 Prise Salz naturrein und fein
- 1 Prise Pfeffer (Pfefferkörner nicht ganz fein gemahlen)
- Etwas Kardamomsamen gemahlen
- Eventuell 1 Msp. Lebkuchengewürz (frisch gemahlen, speziell in der kalten Jahreszeit)
- Nach Belieben: ganze Haselnüsse, Pistazien, Mandeln, halbierte Walnüsse, Kürbiskerne geschrotet, rosa Pfefferbeeren, abgerebelte getrocknete Lavendel-, Duftrosen-, Ringelblumen- oder Veilchenblüten
- 1–2 EL Kokosfett oder -creme (100 %) für eine cremige Konsistenz
- Etwas Rum für mehr Aroma, falls gewünscht

ZUBEREITUNG

Mark der Vanille auskratzen | Kakaobutter im Wasserbad schmelzen lassen | Topf vom Herd nehmen, Zucker, Kakaopulver, Kardamom und Vanille mischen | Kokosfett unterrühren, bis eine homogene Masse entsteht | Mit Lebkuchengewürz, Salz und Pfeffer abschmecken, glatt rühren | Etwas Masse in Silikonformen füllen | Chili, Nüsse, Kräuter hineinstecken und mit Schokolade auffüllen | Abgedeckt im Kühlschrank 2 Stunden kalt stellen | Aus der Form lösen, in Pralinenförmchen geben und in einer Glasschale kühl aufbewahren

Geschmack

» Hochprozentige Schokolade, je nach Zugabe, von nussig bis minzig

» Auch fein gemahlene Minzeblätter, hauchdünne Streifen von Limetten- oder Zitronenverbeneblättern, Orangen- oder Zitronenschalen verleihen eine besondere Note

Verwendung

» Als Geschenk, ein Stück Schokolade als Nachtisch ist immer eine feine Sache

Empfohlene Menge

» Je nach Verwendung, für Kinder Pfeffer und Chili mäßig einsetzen

» Schokolade sollte ganz langsam genossen werden. Schieben Sie das Stück einige Minuten im Mund hin und her, bis es sich aufgelöst hat. Sie werden feststellen, dass plötzlich 1–2 Stück reichen, um süßes Verlangen zu stillen

Gesundheit

» Durch Zugabe von Birkenzucker erhalte ich eine entsprechende Kalorienersparnis und weiß, dass keinerlei Zusatzstoffe enthalten sind

» Die Haltbarkeit erübrigt sich, denn wo hält diese Schokolade schon lang?

Rezept

Citrus-Sirup

Geschmack

» *Zitronig frisch*

Verwendung

» *mit Sekt, Mineral, Weißwein oder Leitungswasser aufgießen, für Zitronenlimo 1:10 mischen*

Empfohlene Menge

» *unbedenklich*

Gesundheit

» *basisch, baut Immunsystem auf, entschlackt*
» *wirkt antibakteriell, Zitrusfrüchte enthalten generell Vitamin C und ätherische Öle*

Haltbarkeit

» *in etwa ½ Jahr, kühl aufbewahrt*

ZUTATEN

- **8 Bio-Zitronen**
- **2 Limetten**
- **Je 3 Zweige Zitronenmelisse und Zitronenverbene**
- **1 Blatt Zitronenlimette (Kaffir-Limette)**
- **350 ml Wasser**
- **150 g Birkenzucker**
- **200 g Rohrohrzucker**

ZUBEREITUNG

Früchte heiß waschen | Zitronen- und Limetten vierteln | Limettenblatt: Strunk in der Mitte entfernen | Kräuter hacken | Kräuter, Zitronen, Limetten mit Wasser pürieren, aufkochen und über Nacht ziehen lassen. Abseihen | Sud mit Zucker aufkochen, achten, dass sich der Zucker vollständig aufgelöst hat | 20 Minuten leicht köcheln lassen | Abfüllen und etikettieren

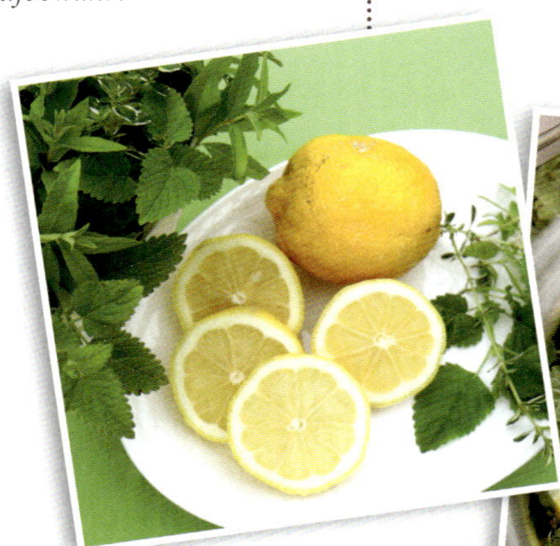

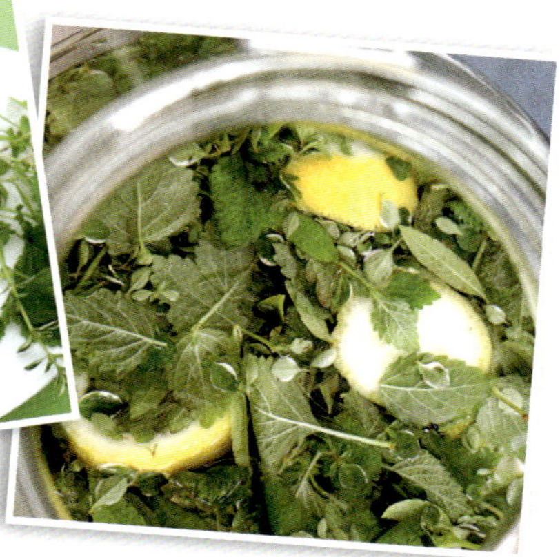

Cranberry-Likör

Rezept

Cranberry – Vaccinium macrocarpon – Heidekrautgewächse

ZUTATEN

- **150 g Cranberrys**
- **1 Vanillestange oder ½ Tonkabohne**
- **1 Zimtstange**
- **75 g Honig**
- **¾ l Korn**

ZUBEREITUNG

Cranberrys und Vanillestange oder Tonkabohne hacken | Zimtstange brechen | Mit dem Honig in dem Korn ansetzen | Kühl und dunkel 2 Monate durchziehen lassen | Abseihen und in kleine Flaschen abfüllen

Cranberry

Winterharte Staude, ab 20 cm hoch, wachsen auch bei uns gut, wenn man sie in saure Erde setzt, anspruchslos; die 2 cm großen roten Früchte der Cranberry sind ab Oktober zu ernten (vielleicht nach dem 1. Frost, um die Bitterstoffe etwas zu reduzieren, oder kurz ins Gefrierfach geben)

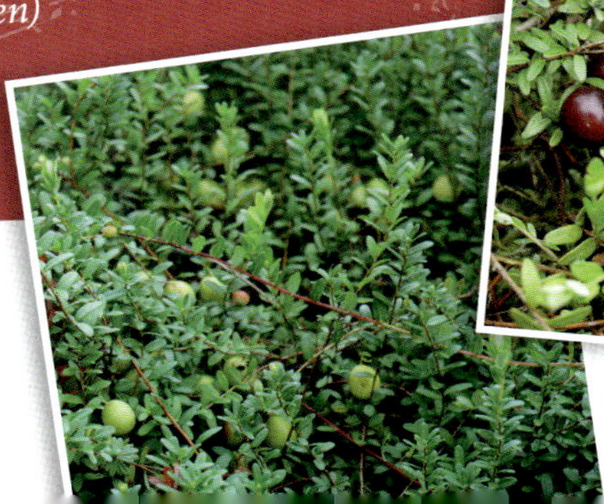

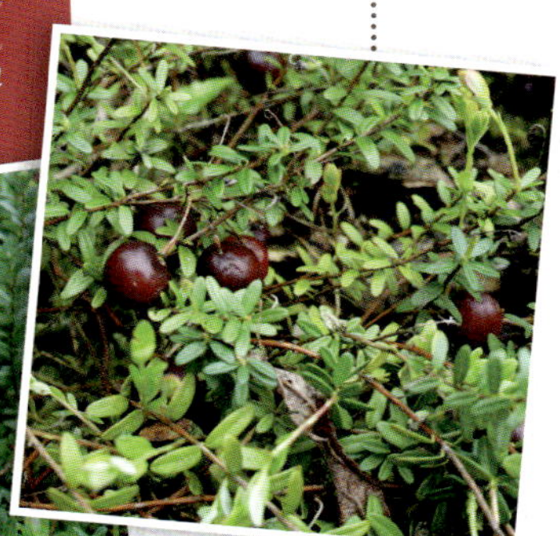

Geschmack der Beere

» Sauer, etwas bitter, zusammenziehend

Verwendung

» Als Frischpresssaft, die Beeren frisch verzehren oder trocknen
» getrocknet in Kompott, Strudel, Auflauf oder Müsli statt Rosinen
» Soße einkochen für Wild statt Preiselbeeren, aber auch zu Topfenknödeln

Empfohlene Menge

» unbedenklich

Gesundheit

» enthält Antioxidantien, entzündungshemmend, Vitamin C, A, K, Natrium, Kalium, zur Mundhygiene (gegen Zahnbelag, zur Stärkung des Zahnfleisches), vorbeugend auch bei Rheuma, Gicht, Arteriosklerose, Hautalterung, Krebs, Diabetes etc.

Rezept

Dahlia-Likör

Dahlien – Dahlia – Korbblütler

Geschmack

» Tolles Aroma, Sie können auch einige Duftrosen beimengen

Verwendung

» zum Aromatisieren von Desserts, Cocktails, Eis, als Aperitif (1 Eiswürfel, Zitronenverbeneblätter, 2 Teile Likör, 1 Teil Mineralwasser)

Haltbarkeit

» 2 Jahre

Empfohlene Menge

» mäßig

Gesundheit

» keine besonderen Inhaltsstoffe

Tipp

» mit Granatapfelkernen lässt sich dieser Likör durch eine fruchtige Note verfeinern

ZUTATEN

- **5 Dahlienblüten im gleichen Farbton**
- **250 g Birkenzucker, zu Puderzucker feinst gemahlen**
- **5 Steviablätter**
- **¾ l 40 Vol.-% Ansatzkorn oder Wodka**
- **¼ l Weißer Rum**
- **2 Zitronen**
- **4 Limettenblätter**
- **½ Tonkabohne, frisch gemahlen**

ZUBEREITUNG

Dahlienblütenblätter abzupfen und alles Grün entfernen | Mit Zucker, Limettenblättern, Stevia, Tonkabohne und geviertelten Zitronen mischen und pürieren | In ein Rexglas füllen | Mit Rum und Ansatzkorn aufgießen | Bei Zimmertemperatur 5 Wochen im Dunkeln ziehen lassen, regelmäßig schütteln, damit sich der Zucker auflöst | Filtern, abfüllen, weitere 5 Wochen in der Flasche reifen lassen und erst dann genießen

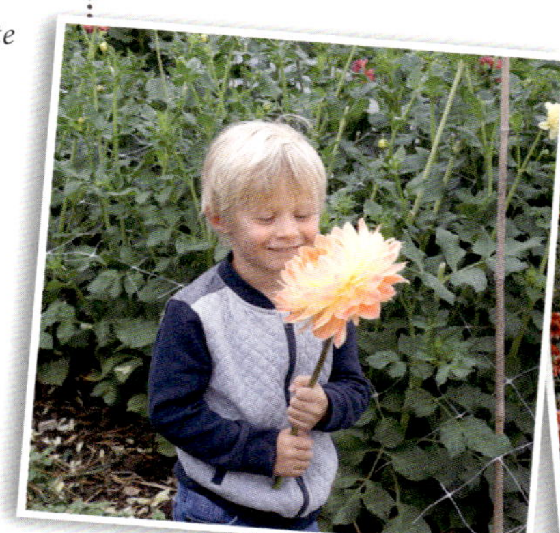

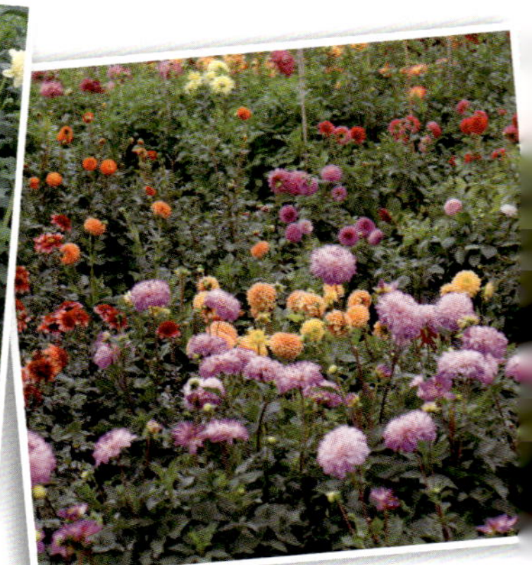

Dahlia

Nach essbaren Blüten fragen oder im eigenen Garten ohne Pestizide ziehen. Nicht zu dunkle, da diese die Zähne verfärben, aber gleiche Farbe wählen.
Auch die Knollen von bestimmten Sorten (Kaiserdahlien) sind essbar und enthalten Fruktose, eine pflanzliche Zuckerart, deren Süßkraft mindestens doppelt so hoch als Rüben- und Rohrzucker ist – ähnlich wie bei Topinambur. Der Einsatz als Gemüse ist umstritten, da Tiere diese Knollen nicht wirklich lieben. Die Knollen müssen im Winter aus der Erde in den Keller.

Wir haben Peter's Gärtnerei in unserem Ort, der sich auf Dahlien spezialisiert hat. Die Dahlienfelder bilden jedes Jahr immer wieder eine Farbenpracht. Es gibt einige Dutzend verschiedene Sorten aus der eigenen Züchtung.
Verwenden Sie die Blüten für Blütenzucker in Ihrer Lieblingsfarbe, einen leckeren Sirup, ein feines Blüten-Gelee oder einen besonderen Likör – Ihrer Fantasie sind keine Grenzen gesetzt für diese bunten Blütenköpfe im Herbst.

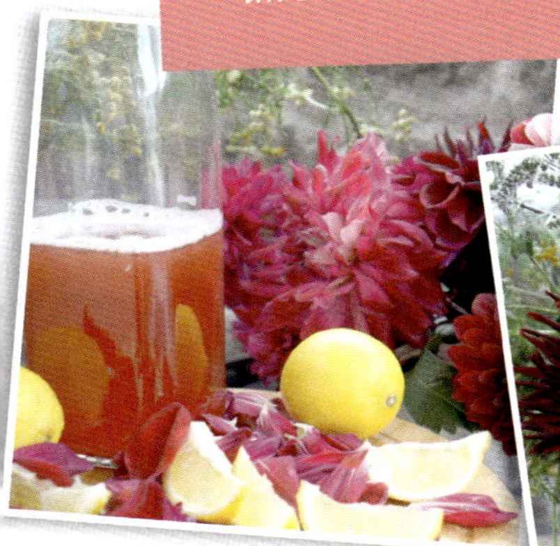

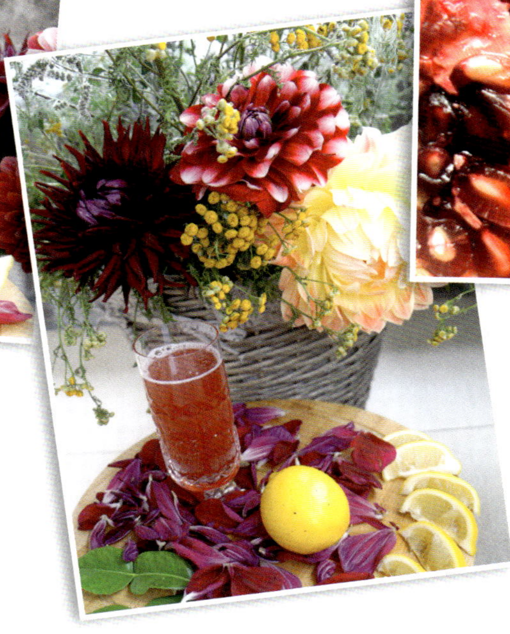

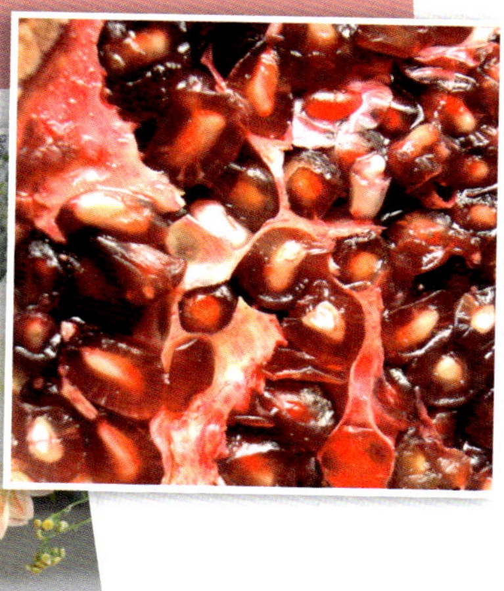

Rezept

Erdbeer-Sirup

Erdbeeren – Fragaria – Rosengewächse

Geschmack:

» *Beerig*

Verwendung

» *für Mixdrink mit Wasser, Wein oder Prosecco aufgießen, als Fruchtsoße zu Desserts, Topfenknödeln, Strudel, Eis*

» *Kann auch in Eiswürfelformen eingefroren werden, das super für Cocktails – Erdbeer-Caipirinha, Lillet – geeignet ist*

Haltbarkeit

» *mindestens ½ Jahr, nach dem Öffnen im Kühlschrank innerhalb weniger Tage verbrauchen*

Empfohlene Menge

» *mäßig*

Gesundheit

» *Erdbeeren aus dem eigenen Garten oder im Wald selbst gepflückt enthalten die Vitamine A, C, E, K, Jod, Magnesium, Eisen, Phosphor, Folsäure*

ZUTATEN

- **½ kg Wald- oder Gartenerdbeeren**
- **2 Stängel Erdbeerminze**
- **Ein paar Blüten Erdbeerpelargonien**
- **¼ l Wasser**
- **½ kg Birkenzucker**
- **3 Bio-Zitronen**
- **1 Vanillestange**

ZUBEREITUNG

Kräuter abrebeln und Blätter grob hacken | Zucker mit den geviertelten Zitronen und Kräutern pürieren | Mit Wasser aufgießen und ½ Stunde einkochen | Abseihen und Flüssigkeit wieder zum Kochen bringen | Saubere Erdbeeren pürieren und ins kochende Zuckerwasser geben | ½ Stunde bei max. 75° C simmern lassen | Masse über Nacht ziehen lassen | Nochmals durch ein feines Sieb streichen, aufkochen, Vanillemark zugeben und 10 Minuten leicht köcheln lassen | Heiß in sterilisierte, vorgewärmte Flaschen abfüllen und etikettieren

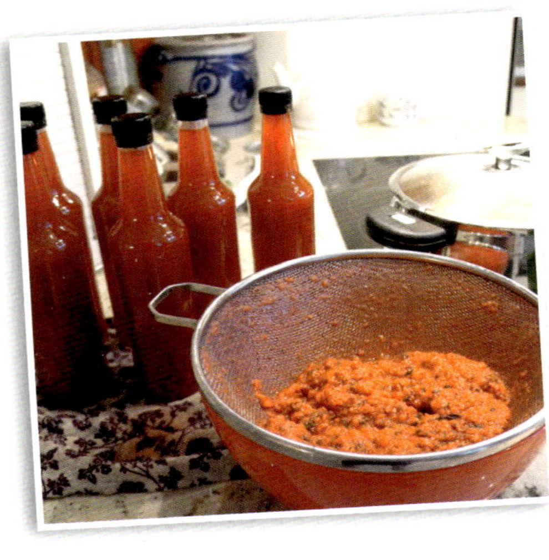

Erdbeer-Zucker

Rezept

ZUTATEN

› **1 Handvoll frische Wald-, kleine Gartenerdbeeren oder gefriergetrocknete**
› **5 Triebspitzen frischer oder getrockneter Erdbeerminze**
› **100 g Birkenzucker**

ZUBEREITUNG

Minze abrebeln und Blätter mit dem Keramikmesser in feine Streifen schneiden | Mit dem Zucker mischen, mahlen und im Schraubglas über Nacht ziehen lassen | In der Mühle mit den Erdbeeren pürieren | Auf ein mit Pergamentpapier belegtes Blech streichen und trocknen lassen, dabei Backofentür einen Spalt offen lassen, damit die Feuchtigkeit entweichen kann | Klumpen mahlen, abfüllen und etikettieren

Geschmack

» Unvergleichbarer Erdbeergeschmack

Verwendung

» zum Süßen von Speisen, Desserts, Müsli, Schokolade, Topfensüßspeisen

Empfohlene Menge

» unbedenklich

Gesundheit

» Erdbeeren beleben die Fantasie
» regen die Verdauung an

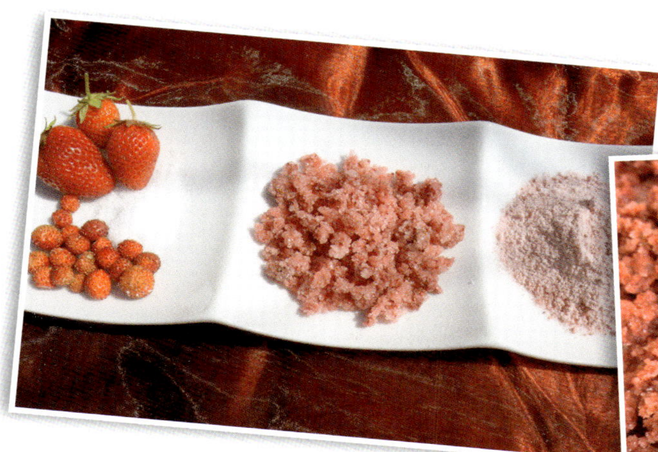

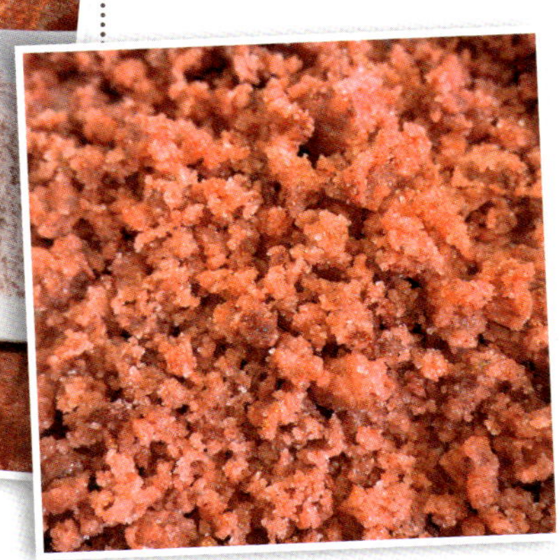

Rezept

Fruchtgummi

vegan

Haltbarkeit

» Mindestens 1 Woche haltbar, dann waren sie immer aus

Geschmack:

» fruchtig

Verwendung

» bei süßem Verlangen, zum Naschen

Empfohlene Menge

» mäßig

Gesundheit

» ohne Geschmacksverstärker, künstliche Farb- und Konservierungsstoffe

Tipp

» Eine andere Variante bieten Fruchtgelees ohne weitere Zugabe von Zucker

» Früchte pürieren, die Masse auf Pergamentpapier streichen und trocknen lassen. Anschließend mit einer Schere Streifen schneiden und schneckenförmig aufwickeln. So rette ich Bananen, Kiwi, Beeren, aber auch Äpfel vor dem Verderb. Je nach Belieben können Früchte auch kombiniert werden. Eine einfache Sache, die zwischendurch zum Knabberspaß wird.

ZUTATEN

- **100 g frische Erdbeeren, Himbeeren, Heidelbeeren, Brombeeren**
- **5 EL Kokosmilch natur**
- **5 g Birkenstaubzucker**
- **5 g Agar-Agar**
- **5 g Pektin**
- **Mark 1 Vanillestange**

ZUBEREITUNG

Beeren pürieren und durch ein Sieb drücken | Milch, Beeren, Zucker und Agar-Agar aufkochen und 5 Minuten leicht köcheln lassen | Vanille und Pektin mischen und gut unterrühren | Kurz aufkochen und eindicken lassen | In kleine Formen (Silikon) füllen oder einfach Kleckse auf Pergamentpapier machen | Auskühlen lassen | Im Kühlschrank über Nacht trocknen | Aus den Formen bzw. vom Papier lösen, in einem geschlossenen Glasbehälter im Kühlschrank aufbewahren, damit es keine Gerüche anzieht | Eventuell eine Tasse Kaffeesatz zur Neutralisation in den Kühlschrank stellen

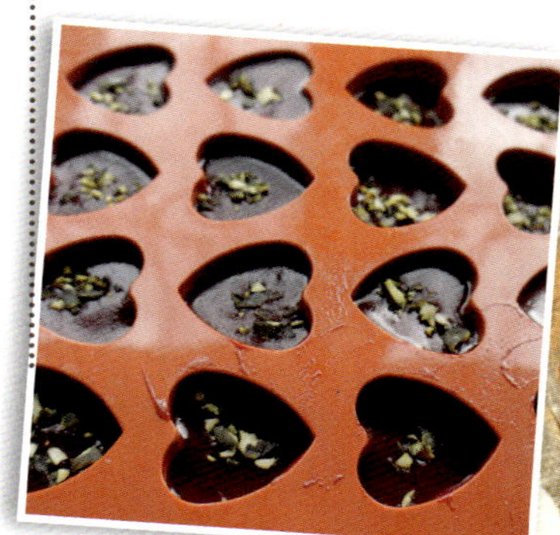

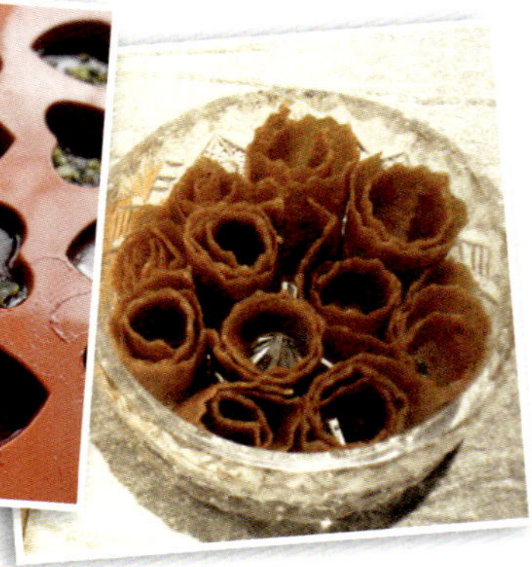

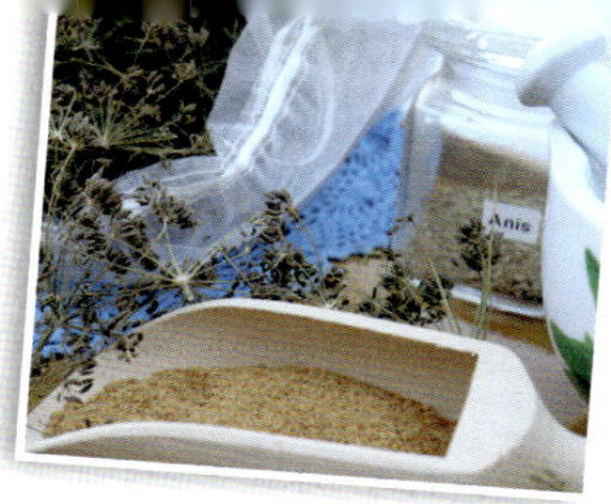

Fenchel-Tee

Gewürzfenchel – Foeniculum vulgare – Doldenblütler

ZUTATEN

- **5 EL Fenchelkraut getrocknet**
- **5 EL Fenchelsamen vom Gewürzfenchel, getrocknet**
- **5 EL Anissamen getrocknet**
- **50–100 g Kokosblütenzucker**

ZUBEREITUNG

Alle Zutaten mischen und fein mahlen | Abfüllen und etikettieren

Fenchel-Bonbons

ZUTATEN

- **siehe Fenchel-Tee**

ZUBEREITUNG

Statt Kokosblüten- einfach Rohrohrzucker verwenden | Frisches Kraut sammeln und mit dem Zucker pürieren | Gewürze mahlen und dazumengen | 100 g Fenchel-Zucker-Masse mit etwas Fenchel- oder Anisöl und einem Spritzer Zitronensaft karamellisieren lassen | In Bonbonformen füllen und etwa 2 Tage trocknen lassen

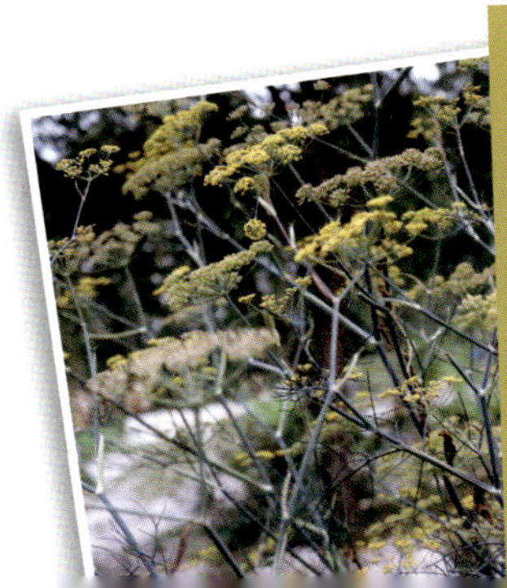

Fenchel

2-jährige Staude, auch in einen tiefen Topf pflanzen, filigrane Blätter

Geschmack

» Mild-aromatisch, Anisgeschmack

Verwendung

» Kinder-Tee: Mischung in einem Teesäckchen in eine Tasse geben und mit Wasser aufgießen, 10 Minuten ziehen lassen » für Babys nochmals durch ein Mulltuch filtern » Dessert, Gebäck, Kuchen, Brot, Liköre, Gewürzmischungen

Empfohlene Menge

» unbedenklich

Gesundheit

» beruhigt, fördert das Einschlafen, lindert Blähungen (bei Babys / Kleinkindern) aufgrund von äther. Öle, wirkt appetitanregend, lindert Halsschmerzen, stärkt Zahnfleisch, enthält auch Fenchon, Vitamine, Mineralstoffe

Rezept

Fichtenwipferl-Sirup

Fichten – Picea – Kieferngewächse

Haltbarkeit

» *6 Monate*

Geschmack

» *zitronig*

Verwendung

» *zum Tee, ins Müsli, für Desserts, zum Glacieren von Fisch*

» *Kristallisiert teilweise mit Birkenzucker und speziell mit Erythritol*

Empfohlene Menge

» *mäßig*

Gesundheit

» *vorbeugend bei Erkältung und Erkrankung der Atemwegsorgane*

ZUTATEN

- **1 l Fichtenwipfel frisch, wo noch die braune Schale zu sehen ist**
- **1 kg Rohrohrzucker (eventuell Kandiszucker)**
- **2 l Wasser**

ZUBEREITUNG

Wipfel mit Wasser 1 Stunde leicht köcheln lassen | Weitere 30 Minuten mit geschlossenem Deckel ziehen lassen | Abseihen | Flüssigkeit mit Zucker aufkochen und mehrere Stunden eindicken lassen | Ständig rühren | Heiß in kleine Flaschen abfüllen und etikettieren

Tipp

» *Die Wipferl können auch wie die Tannenwipferl nur in Rohrohrzucker angesetzt werden, bis die Masse flüssig wird, dann abseihen.*

» *Wie der Lärchengeist schmeckt auch ein Fichtenlikör gut. Einfach mit je 75 g Wipferl und Rohrohrzucker in ½ l Ansatzkorn 8 Wochen im Warmen ziehen lassen. Sternanis, Nelken & Piment verstärken den Geschmack und mildern das Harzige. Abseihen und abfüllen. Vor Verwendung noch 2 Wochen warten. Ein beliebtes Geschenk für die kalte Jahreszeit.*

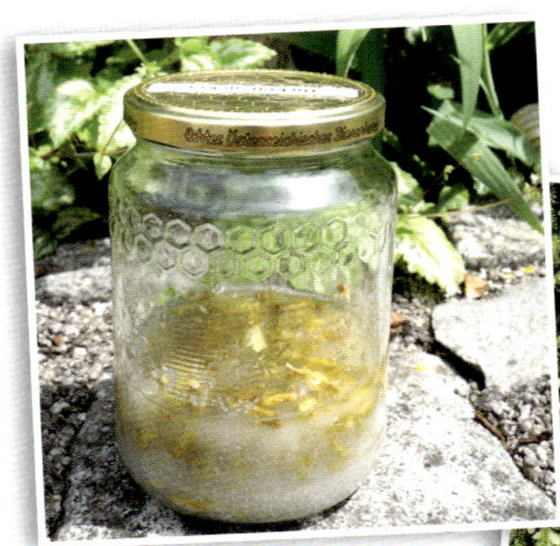

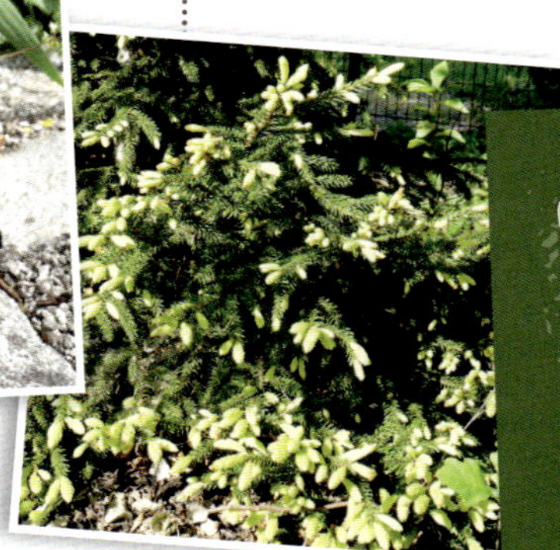

Fichten

Bäume, die auch in unseren Regionen bis zu 60 m hoch werden, mit immergrünen Nadeln. Die Austriebe im Mai sind dafür geeignet – Maiwipferl.

Flieder-Sirup

Rezept

Flieder | Gemeiner Flieder – Syringa josikaea (25 Arten) – Ölbaumgewächs, Blütezeit: Mai – Juni

ZUTATEN

- **1 l essbare Fliederblüten weiß oder violett (Achtung: nicht mit dem Sommerflieder verwechseln, denn der ist giftig)**
- **500 g Birkenzucker**
- **500 g Rohrohrzucker**
- **3 Zitronen mit unbehandelter Schale**
- **650 ml Wasser**
- **Etwas Tonkabohne**

ZUBEREITUNG

Fliederblüten vom Stängel und allem Grün abrebeln, da diese Giftstoffe beinhalten | Kurz abgedeckt übertrocknen lassen, sodass eventuelle Kriechtiere das Weite suchen | Blüten mit Wasser, geviertelten Zitronen und Zucker pürieren und im Topf 30 Minuten bei ca. 80° C köcheln lassen | Abkühlen lassen und geriebene Tonkabohne hinzufügen | Für 4 Tage kühl stellen und täglich umrühren | Abseihen und nochmals kurz aufkochen lassen | Abfüllen und etikettieren

Geschmack

» Lieblicher, betörender Duft

Verwendung

» Desserts, mit Sekt, Wein oder Mineralwasser aufgießen

Empfohlene Menge

» sparsam, Allergiker sollten ihn meiden

Gesundheit

» stärkt, vorbeugend bei Fieber, Gicht, Rheuma, Verdauungsstörungen, für Verliebte

» Die Blüten enthalten Stoffe, die bei empfindlichem Magen Störungen auslösen können, welche aber durch den Kochvorgang zerfallen

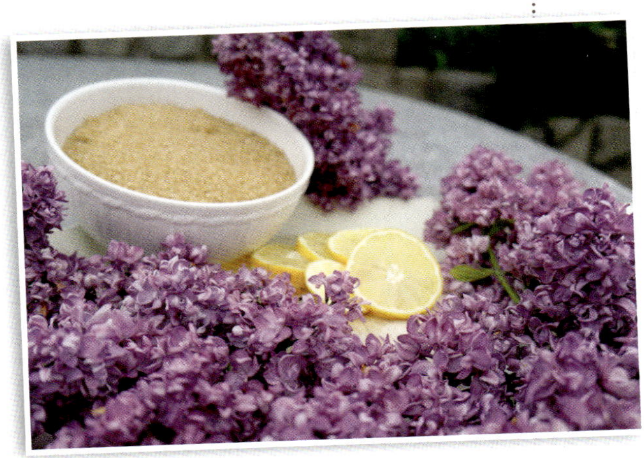

Rezept

5-Elemente-Beere oder Schisandra

Wu Wei Zi – Schisandra chinensis – Sternanisgewächse

Geschmack

» Am Gaumen leicht kauen, es kommen langsam alle Geschmacksrichtungen zutage, für manche gewöhnungsbedürftig

Haltbarkeit

» getrocknet bis zur nächsten Saison, in Schraubgläsern im Dunkeln gelagert

Verwendung

» in Müsli, Strudel, Auflauf, Tee, einfach zum Naschen zwischendurch

Empfohlene Menge

» max. 10 g täglich

Gesundheit

» stärkt das Immunsystem, steigert die Lebensenergie, verfügt über viele positive Inhaltsstoffe, wie Vitamine, Mineralien und Spurenelemente, Pektine, ätherische Öle, Fettsäuren

VERWENDUNG

In der Kräutersüße sind oft einige Elemente der 5-Elemente-Küche enthalten. Die Schisandrabeere verfügt jedoch über alle 5 Elemente in nur einer Beere. Sie ist winterhart bzw. wächst auch bei uns. Früchte ernten und trocknen oder frisch verzehren.

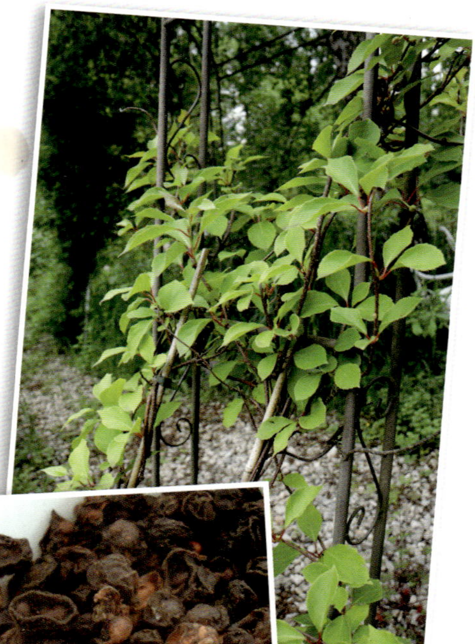

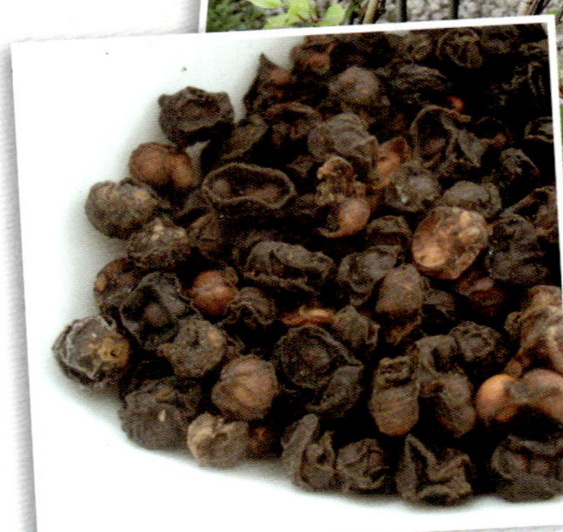

Alle Nahrungsmittel besitzen eine eigene Energie –
hier ein kleiner Auszug aus der 5-Elemente-Küche:

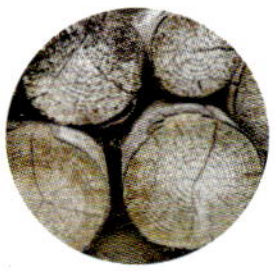

HOLZ

» Sauer – Leber und Gallenblase – Geschmacks-Richtung „Sauer“ steht für erfrischende Energie und bewahrt die Säfte. Die Nahrungsmittel dieses Elements sind u. a. Getreide (Dinkel und Weizen), Sprossen, frische Kräuter, Salat, grünes Gemüse, Petersilie, säuerliches Obst, Zitronen, Essig, Sauerkraut, Topfen.

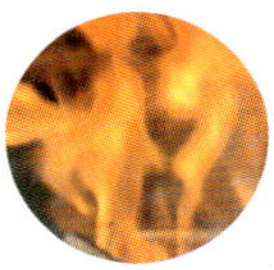

FEUER

» Bitter – Herz und Dünndarm – steht für Wärme und Licht – die zugehörigen Nahrungsmittel sind bitter im Geschmack und helfen beim Verdauungsprozess. Zu den Feuer-Nahrungsmitteln zählen u.a. Chicorée, Ruccola, Grapefruit, Getreide (Roggen, Hirse), Paprika, Bockshornklee, Kurkuma, Oregano, Basilikum, Kardamom, Paprika edelsüß, Kakao, aber auch Bitterliköre.

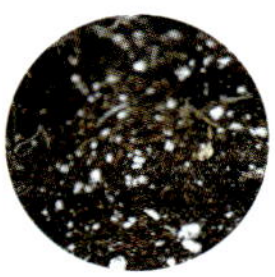

ERDE

» Süß – Milz und Magen – Das Erdelement steht für die Geschmacksrichtung süß (baut Qi auf), für das Milde und Sättigende. Es macht somit den größten Teil der Nahrung aus. Nahrungsmittel des Erdelements sind u. a. fast alle Getreide-, Fleisch- und Gemüsesorten, Eier, Fette und Nüsse, Rohrzucker, Fenchel.

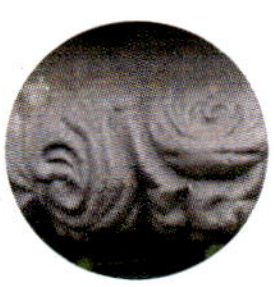

METALL

» Scharf – Lunge und Dickdarm – Das Metallelement steht für den scharfen Geschmack, der sowohl bei Eindringen von äußerer Kälte als auch bei innerer Kälte hilfreich ist (zerstreut Qi). Zu den Metall-Nahrungsmitteln gehören u.a. Getränke wie Ingwertee oder Glühwein, warme Gewürze, diverse Gemüsesorten wie Kohlrabi, Rettich, Lauch, Zwiebel, Dill, Thymian, Majoran, Schnittlauch, Kümmel, Pfeffer, Lorbeer, Senf, Muskat und Kren.

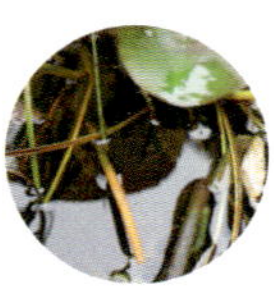

WASSER

» Salzig – Niere und Blase – Das Wasserelement weicht auf und hat einen salzigen Geschmack. Nahrungsmittel des Wasserelements sind u. a. neben Meeresfrüchten auch Mineralwasser, Süßwasserfische, Hülsenfrüchte. Zubereitet im Winter eignen sie sich hervorragend für Eintöpfe, Suppen, Aufläufe, Kompotte und gekochte Getreidegerichte.

Rezept

Gänseblümchen-Honig

Gänseblümchen – Bellis perennis – Korbblütler, blüht von März – November

Geschmack

» Gänseblümchen haben eine ganz feine Note

Verwendung

» Brotbelag, Tee, über Milchspeisen, Desserts, Eis, Früchte

Empfohlene Menge

» mäßig

Gesundheit

» vorbeugend bei Hauterkrankungen, Kopfschmerzen, Schlaflosigkeit, Schwindel, Husten, Menstruationsproblemen, zur Stärkung des Selbstwertgefühls, für Kinder bei Mobbing

Alternative

» getrocknete Blüten sehr fein mahlen und in den Honig mischen, vor dem Verzehr einige Tage ziehen lassen

ZUTATEN

- **1 Handvoll Gänseblümchenköpfe**
- **1 Glas Blütenhonig**

ZUBEREITUNG

Alles Grün von den Blütenköpfen entfernen und die Blütenblätter grob hacken | In ein Schraubglas füllen und leicht erwärmten Honig darübergießen | Auskühlen lassen und verschließen | Dunkel aufbewahren | Vor der Verwendung 2 Wochen ziehen lassen | Ich belasse die Blüten im Honig, da Honig konserviert und mich die Blüten zum Essen einladen

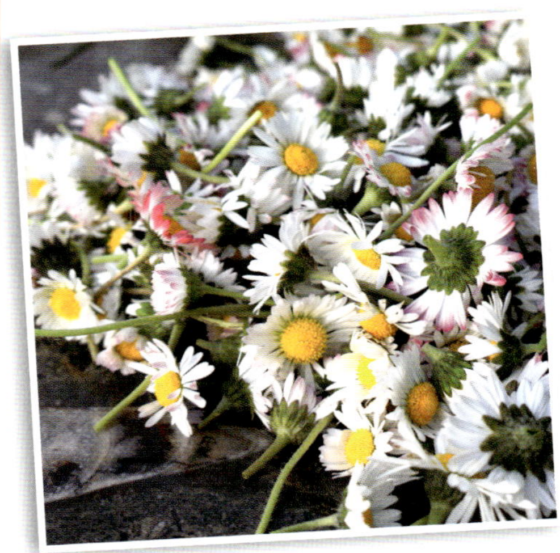

Gänseblümchen-Gelee

ZUTATEN

- **2 Handvoll junge Gänseblümchenblätter und -blüten**
- **250 g Rohrohrzucker**
- **1 EL Apfelpektin oder Flohsamenschalenpulver**
- **200 ml Apfelsaft natur**
- **1 Zitrone**
- **5 frische Steviablätter**
- **1 Vanillestange**

ZUBEREITUNG

Zitronenschale abziehen, Saft auspressen | Saft und Schale der Zitrone mit Apfelsaft, Stevia und Vanille aufkochen | Gänseblümchen hacken und in den Topf geben | Alles kurz aufkochen | Auskühlen und über Nacht darin ziehen lassen | Abseihen und Zucker in die Flüssigkeit rühren | 4 Minuten sprudelnd kochen lassen | Je nach gewünschter Festigkeit etwas Flohsamenschalenpulver in wenig Wasser anrühren, gut untermischen und quellen lassen oder Pektin mit etwas Zucker mischen und einrühren | Abschäumen | Heiß in Schraubgläser füllen und gut verschließen | Auf den Kopf stellen, auskühlen und etikettieren

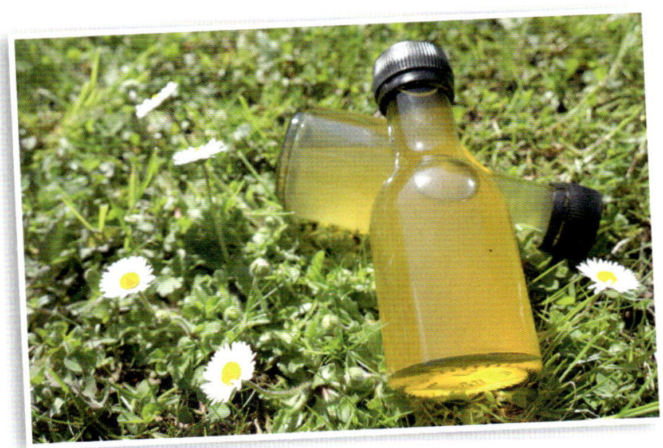

Geschmack

» Feine Note

Verwendung

» Saft, Süßspeisen, Eis, Omeletts

Empfohlene Menge

» unbedenklich

Haltbarkeit

» im Kühlschrank 1–2 Monate, nach Anbruch rasch verbrauchen

Gesundheit

» kalorienreduziert durch Stevia

Tipp

» Sollten Sie mal keine Gänseblümchen finden, probieren Sie für dieses Rezept im Juni / Juli Mädesüß-Blüten

» Verwenden Sie ½ Birkenzucker und ½ Rohrohrzucker und kochen Sie einen Sirup ohne Geliermittel ein

Rezept

Gewürz-Zucker

Geschmack

» Aromatisch würzig

Verwendung

» Für Tee, Punsch u. a. Heißgetränke in ein Teesäckchen füllen oder abseihen

» auch für Apfelstrudel, Kompott, Soßen, Gebäck wie Lebkuchen

Empfohlene Menge

» mäßig

Gesundheit

» Gewürze wärmen unseren Körper, fördern die Verdauung, stärken das Immunsystem

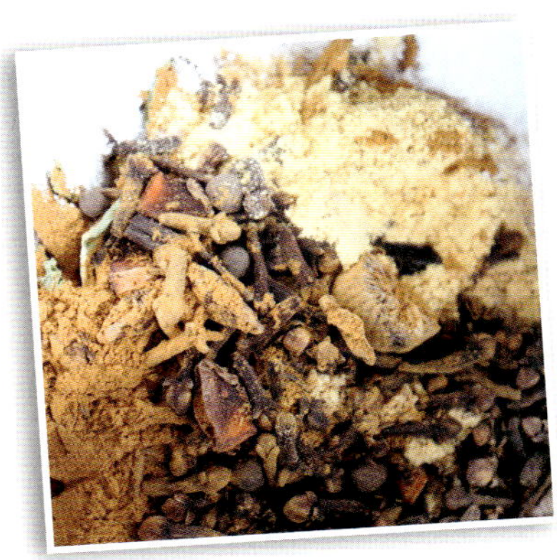

ZUTATEN

Je 1 EL:

- **Pimentkörner**
- **Lakritzkraut**
- **Anis**
- **Koriandersamen**
- **Schale einer Orange**
- **rosa Pfefferbeeren**

- **1 Vanilleschote – Mark auskratzen**
- **1 Kardamomkapsel – mit Löffel drücken und Samen herausholen**
- **1 kleines Stück Ingwer – geschält und durch die Knoblauchpresse gedrückt**
- **Etwas Muskat**
- **1 Zimtstange**
- **5 Gewürznelken**
- **250 g grober Rohrohr- oder Birkenzucker**

ZUBEREITUNG

Alle Gewürze, Kräuter, Ingwer und Orangenschale mit Zucker mahlen | Trocknen lassen und nochmals fein mahlen | In Schraubgläser abfüllen und etikettieren | Trocken lagern

Tipp

» Die Gewürzmischung ohne Zucker kann auch in Honig angesetzt werden: Einen Tee mit 1–2 EL Gewürzhonig mit heißem Wasser aufgießen und genießen.

Gojibeeren-Marmelade

Rezept

Gemeiner Bocksdorn (Hexenzwirn, Chin. Wolfsbeere) – Lycium barbarum – Nachtschattengewächs

ZUTATEN

- **300 g frische süße Gojibeeren (einfach vorher kosten, es sollten keine zu sauren & bitteren Früchte genommen werden)**
- **150 g Rohrohrzucker**
- **150 g Birkenzucker**
- **5 kleine Blätter Engelwurz**
- **½ TL Gewürze wie gemahlener Zimt, Nelken, Piment, Kardamom, Tonkabohne**
- **Agar-Agar oder Apfelpektin, falls die Konsistenz zu flüssig ist, wenn der Wassergehalt der Beeren hoch ist**

ZUBEREITUNG

Früchte mit gehackten Kräutern und Zucker pürieren | Zum Kochen bringen | Auf kleiner Stufe 30 Minuten köcheln lassen | Regelmäßig rühren, bis die Masse eindickt | Mit Gewürzen abschmecken | Heiß in Gläser füllen und auf den Kopf stellen

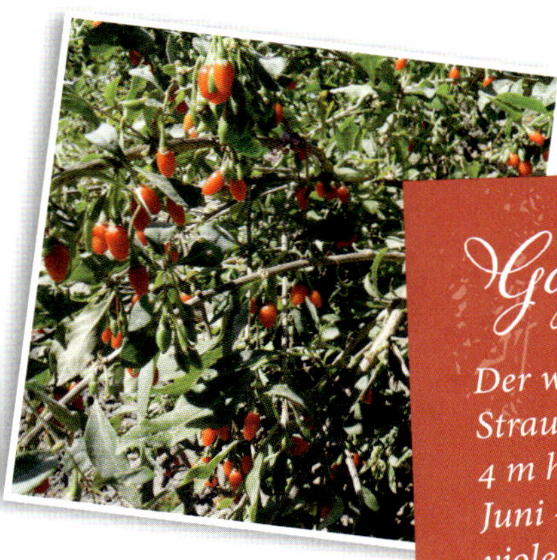

Goji

Der winterharte Strauch wird bis zu 4 m hoch, hat im Juni – September violette Blüten, welche ab September zu roten saftigen Früchten reifen.

Geschmack

» Sauer, bitter bis leicht süßlich

Verwendung

» Marmelade für den Brotaufstrich, als Ersatz für Preiselbeeren, Dressing, Soßen einsetzen
» Ab und zu ein paar reife Früchte vom Strauch naschen,
» mit anderen Früchten wie Hagebutte, Preiselbeeren, Dirndln, Schlehen, Granatäpfeln, Kürbis einkochen
» zum Entsaften wird eine große Menge benötigt
» trocknen und gelegentlich ein paar Stück mit in einen Hagebuttentee, Müsli, Reis, Soße, Ragout, Salat mischen
» in Wasser, Rum oder Cognac tränken und in Kuchen & Gebäck statt Rosinen geben

Empfohlene Menge

» mäßig, nicht bei Kreuzblütler-Allergie

Gesundheit

» stärken das Immunsystem, finden in der TCM Verwendung
» Aufgrund der vielen wertvollen Inhaltsstoffe, Aminosäuren, Vitamine, Mineralstoffe, Spurenelemente, Antioxidantien etc. finden wir sie in vielen Gesundheitsprodukten und Kosmetikartikeln

Rezept

Grapefruit-Zucker

Grapefruit – Citrus paradisi – Rautengewächse, 2 Hauptgruppen (gelbes / rotes Fruchtfleisch)

Geschmack

» Zitronig

Verwendung

» als Ersatz für Zitronen als Säuerungsmittel, z. B. im Kompott, Gebäck, Heißgetränken (ist geschmacklich absolut nicht unterscheidbar)

Empfohlene Menge

» mäßig

Gesundheit

» fördert den Stoffwechsel aufgrund der Bitterstoffe, unterstützt das Abnehmen, enthält viele Vitamine, jedoch nicht für Allergiker geeignet

» kann die Wirkung von Medikamenten, Potenzmitteln, Anti-Baby-Pillen beeinflussen

ZUTATEN

› **Schalen von 2 unbehandelten Grapefruits**

› **200 g Birkenzucker**

ZUBEREITUNG

Schale abziehen (ohne weiße Haut) und hacken | Mit Zucker mischen und mahlen | Eventuell auch den Saft auspressen und hinzufügen, wobei der Trocknungsvorgang um vieles länger dauert und die Mischung stark klumpt, dafür eine Rosafärbung annimmt | Trocknen und nochmals mahlen | Abfüllen und etikettieren | Trocken lagern

Tipp

» Kräuter, Gewürze, Gemüse & Früchte mit Bitterstoffen dienen als Fatburner. Setzen Sie diese vermehrt in Ihrem Speiseplan ein, so sind Sie rascher satt. Sie vermeiden eine Übersäuerung, die eventuell Beschwerden im Magen- & Darmbereich, Herz- & Kreislaufsystem, bei Übergewicht, Rheuma & Gicht, Müdigkeit, Allergien, etc. verursachen kann. Greifen Sie auch gelegentlich zu Wildpflanzen, denn in Kulturpflanzen werden Bitterstoffe immer mehr weggezüchtet.

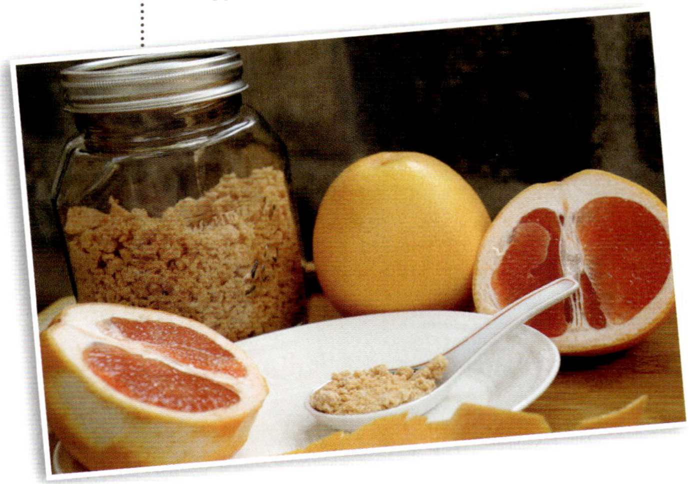

Grüner Tee

Echte Teepflanze – Camellia sinensis – Kameliengewächse

Rezept

ZUTATEN

› **6 Blätter des Grünen Tees**
› **1 TL Rohrohrzucker**
› **Schale 1 Zitrone**

ZUBEREITUNG

Zitronenschale abziehen | Mittelstrunk der Teeblätter entfernen und klein hacken | Alles mit Rohrohr- oder Birkenzucker in der Mühle mahlen | trocknen

Geschmack

» Leicht bitter

Verwendung

» in einer Kanne für 3 Tassen mit heißem, nicht mehr kochendem Wasser aufgießen und je nach gewünschter Wirkung ziehen lassen
» Anregend: 4 Minuten
» Beruhigend: 7 Minuten

Empfohlene Menge

» mäßig

Gesundheit

» enthält Koffein, Flavonoide, Aminosäuren, Vitamine und Mineralien
» stimuliert, wirkt harntreibend

Tipp

» mit Hagebutten mischen

Teepflanze

Der Teestrauch wächst auch bei uns, benötigt allerdings im Winter einen Schutz. Es wird daraus der Grüne und der Schwarztee gewonnen. Beim Schwarztee werden die Blätter fermentiert. Für den Grünen Tee müssen die Blätter (Triebspitzen) lediglich in der Sonne getrocknet werden.

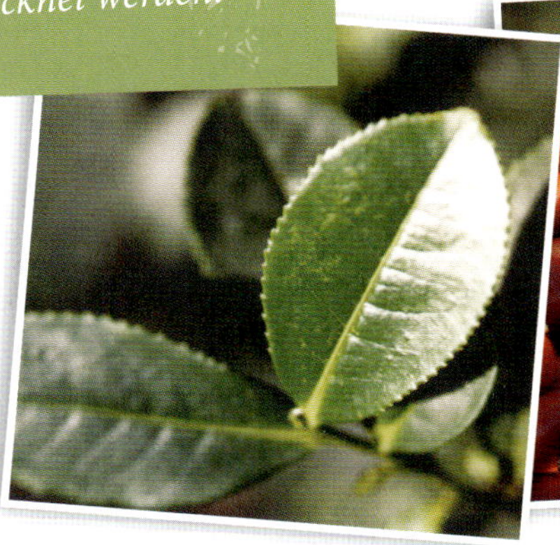

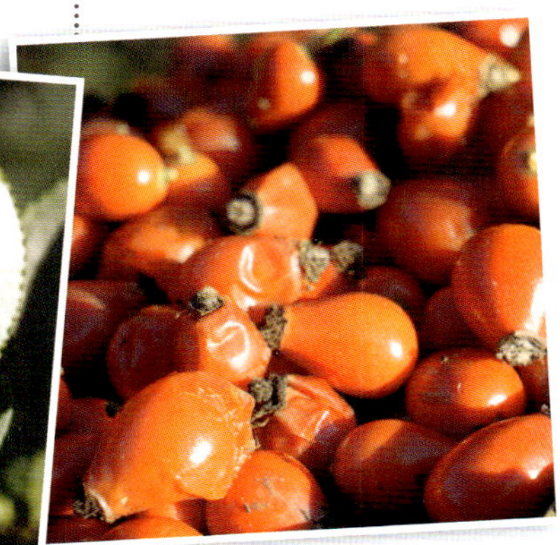

Rezept

Hagebutten-Gelee mit Chili

Hundsrose – Rosa canina – Rosengewächse

Geschmack:

» *Leicht säuerlich*

Verwendung

» *Brotaufstrich, Gebäck, für Wild-Soßen, Rinderbraten, Putengerichte, Ente, einfach mal statt Preiselbeeren*

» *die Kerne trocknen und mit Vanillemark mahlen, ergibt eine Art Vanillezucker*

Empfohlene Menge

» *mäßig*

Gesundheit

» *Die Hagebutten (Früchte der Wildrose) enthalten Vitamin B, C, stärken das Immunsystem und wirken gegen die Frühjahrsmüdigkeit. Dienen den Gelenken und unterstützen die weiblichen Hormone. Ich verwende die Früchte auch getrocknet als Ersatz für Schwarztee*

ZUTATEN

- **1 kg reife Hagebutten (da pflückt man schon fleißig)**
- **½ kg Rohrohrzucker**
- **½ Bio-Zitrone**
- **½ l Wasser oder Apfel-/Orangen- bzw. Granatapfelsaft**
- **Ein paar hauchdünne Chilistreifen**
- **3 Gewürznelken gemahlen**
- **Blüten und Blätter der Goldmelisse**

ZUBEREITUNG

Alles rund um die Hagebutten entfernen | Mit ½ l Wasser / Apfelsaft und Nelken circa 20 Minuten weich kochen | Hagebutten, Chilistreifen, gehackte Melisse und Zitrone gemeinsam grob pürieren | Über Nacht abgedeckt kühl ziehen lassen | Kurz aufkochen und durch die Flotte Lotte oder ein Sieb streichen | Masse mit Zucker nochmals aufkochen, abschäumen | Falls es zu wenig geliert, obwohl es von Natur aus Pektin enthält, einfach noch etwas Apfelpektin auflösen | Kochend heiß abfüllen und etikettieren | Auf den Kopf stellen und auskühlen lassen

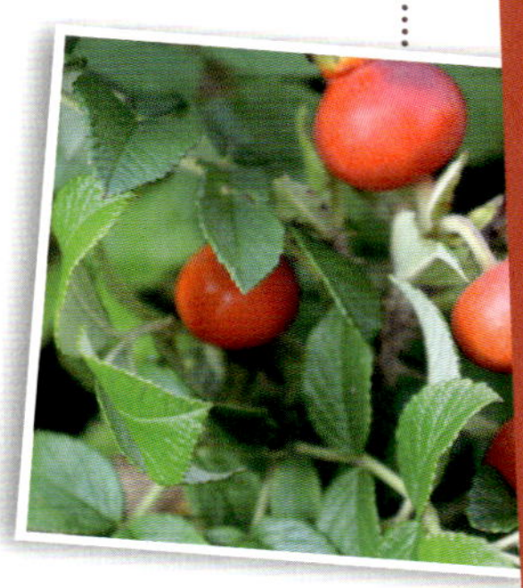

Hagebutte

Als Hagebutten werden die Früchte der verschiedenen Rosen bezeichnet, u. a. auch die der Hundsrose (Rosa canina).

Die Ernte erfolgt nach dem ersten Frost bzw. einfach über Nacht ins Gefrierfach geben, da der Vitamin-C-Gehalt am höchsten ist und sich das Fruchtmark gut von den Kernen löst.

Heidel-Himbeer-Jam

Rezept

ZUTATEN

- Gut 1 kg frische, saubere Himbeeren & Heidelbeeren gemischt
- 1 kg Birkenzucker
- 1 TL Rosmarin
- 1 TL Lavendelblüten
- 1 Bio-Zitrone
- 1 Sternanis
- ½ Stange Zimt
- ½ Stange Vanille
- 1 EL Rum

ZUBEREITUNG

Vanillestange aufschneiden und Mark herauskratzen | Zimt und Sternanis in der Gewürzmühle fein mahlen | Rosmarinnadeln vom Stängel entfernen und hacken | Lavendelblüten abzupfen | Zitrone vierteln | Heidelbeeren mit Zitronen, Kräutern, Vanillemark & Gewürzen pürieren und einkochen, bis ein Mus entsteht | Nun die pürierten Himbeeren hinzufügen und einige Minuten mitköcheln lassen | Durch ein Sieb streichen, außer die Kerne sind gewünscht | Wieder aufsetzen, Zucker einrühren und noch einige Minuten (7) sprudelnd kochen lassen | Schaum abschöpfen und Rum hinzufügen | Kochend heiß in sterile Schraubgläser füllen und gut verschließen | Auf den Kopf gestellt, erkalten lassen & etikettieren

Geschmack

» Beerige Mischung, mit Gewürzen verfeinert

Verwendung

» für Kaltschalen, Desserts, Joghurt, als Brotbelag, lecker auf Milchbrot

Empfohlene Menge

» im Winter ein unbeschreiblicher Fruchtgenuss

Gesundheit

» Gewürze wärmen
» Himbeeren verfügen über Vitamine (C) mit wenig Kalorien (32 g bei 100 g)
» stärken unser Immunsystem, weiters enthalten sie Eisen, Kalium & Magnesium, Kalzium, Salicylsäure
» Heidelbeeren beugen Arteriosklerose vor, enthalten Antioxidantien, Vitamine & Mineralstoffe, wirken leicht abführend

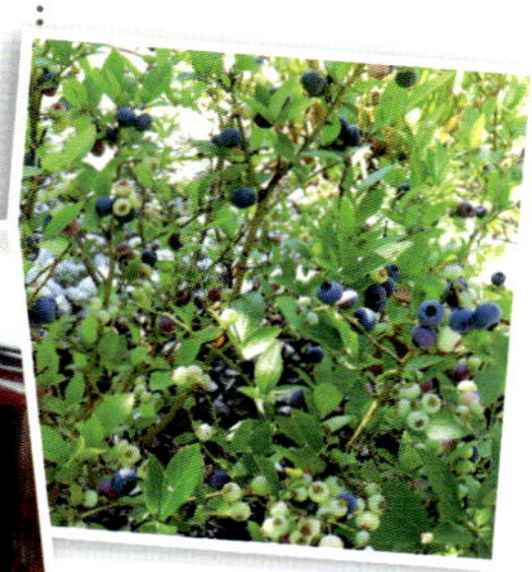

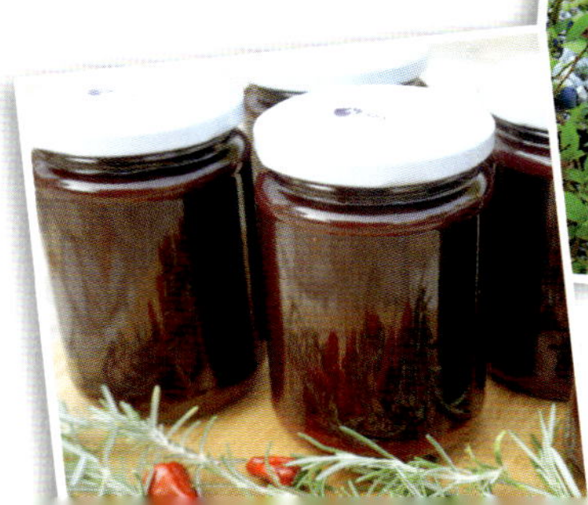

Rezept

Heidelbeer-Süße

Heidelbeeren – Vaccinium – Heidekrautgewächse

Geschmack

» Beerig

Verwendung

» Desserts, Eis, Omelette, Joghurt, als Deko, aber auch als Geschmacksverstärker und Farbtouch für Milchspeisen

Empfohlene Menge

» unbedenklich

Gesundheit

» Frische Heidelbeeren regen die Verdauung an
» getrocknete regulieren sie

ZUTATEN

- **1 Teil Heidelbeeren**
- **2 Teile Birkenzucker (bei Rohrohrzucker kommt der Farbton weniger gut hervor)**
- **1 Teil Vanillezucker oder Tonkabohnen-Zucker**

ZUBEREITUNG

Heidelbeeren verlesen, alles Grün sauber entfernen, Beeren pürieren | Zucker in einer beschichteten Pfanne schmelzen lassen | Püree langsam untermischen | Auf ein mit Backpapier belegtes Blech streichen und trocknen lassen | Papier zusammenlegen, sodass die Platte bricht und die Stücke nochmals mahlen | Zucker muss luftdicht verschlossen sein, damit er nicht wieder klumpt | Abfüllen und etikettieren

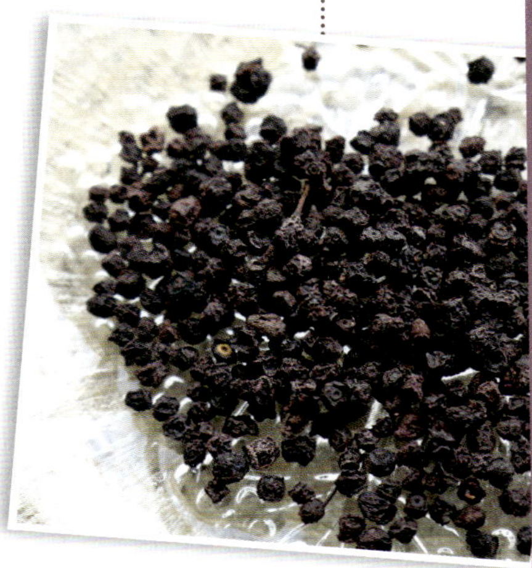

Heidelbeeren

Wachsen wild in der Natur. Diese verfügen natürlich über die meisten Inhaltsstoffe und besitzen eine intensivere Farbkraft, sind dafür aber auch wesentlich kleiner. Ich habe sie auch in meinem Garten und sie wachsen gut in Rindenmulch bzw. saurer Erde. So verfüge ich in meinem Pflückgarten von Juni – Ende Oktober immer über frische Beeren für das Müsli, zum Naschen etc. Kulturpflanzen sind größer und bestehen aus viel Wasser, sodass sie beim Trocknen mehr Zeit benötigen.

Himbeer-Zucker

Himbeere – Rubus idaeus – Rosengewächse

Rezept

ZUTATEN

- **50 g Himbeeren gefriergetrocknet**
- **100 g Birkenzucker**
- **½ Vanillestange**

ZUBEREITUNG

Vanillestange aufschneiden und Vanillemark herauskratzen | Alle Zutaten in der Mühle fein mahlen | Abfüllen und etikettieren

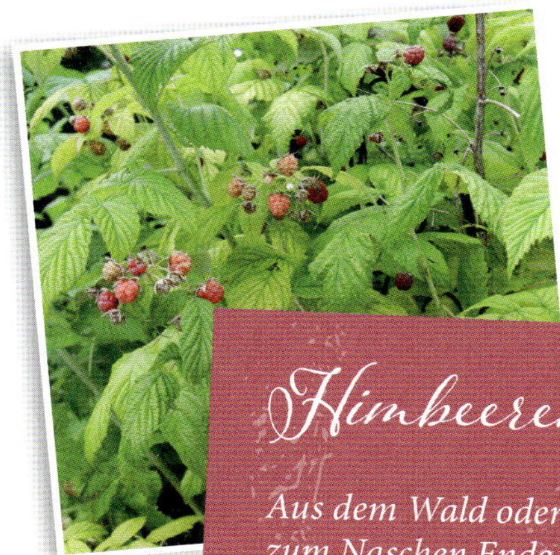

Himbeeren

Aus dem Wald oder dem Garten zum Naschen Ende Juni – Oktober schmecken sie frisch, je nach Sorte, einfach himmlisch. Für den Wintervorrat lässt sich gut Marmelade, ein Sirup, ein Chutney und vieles mehr einkochen. Bin ich unter Zeitdruck, kann ich sie vorab einfrieren. Von Juni – Ende Oktober habe ich frische Beeren für das Müsli, zum Naschen …
Kulturpflanzen sind größer und bestehen aus viel Wasser, sodass das Trocknen länger dauert.

Geschmack

» Unverkennbar dieses Himbeeraroma!

Verwendung

» auf Früchte, Eis, Mehlspeisen, in Joghurt, Milchspeisen, Desserts

Empfohlene Menge

» unbedenklich

Gesundheit

» aphrodisierend, enthält Vitamin C, Kalium, stärkt das Immunsystem und fördern die Wundheilung
» Getrocknete Blätter und Beeren eignen sich auch gut für einen Tee, welcher den Hormonhaushalt reguliert

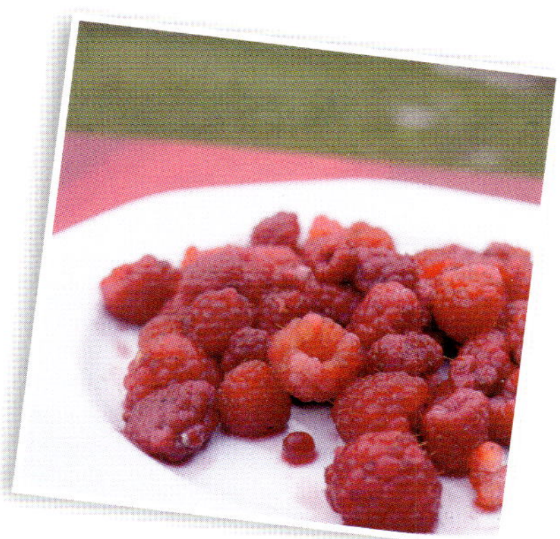

Rezept

Himbeer-Mus mit Chili

Himbeeren – Rubus idaeus – Rosengewächse

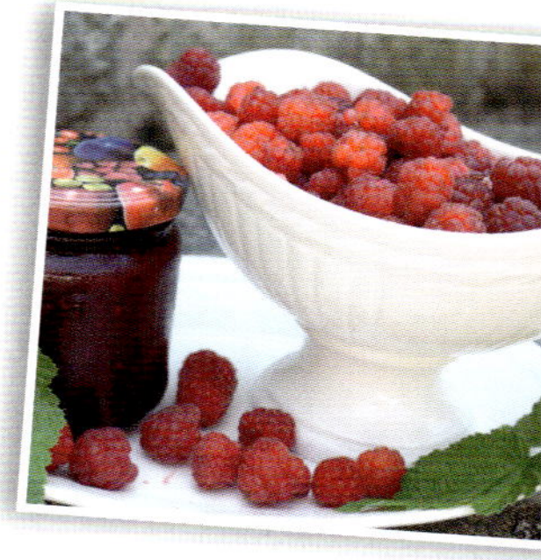

Geschmack

» Feine scharfe Note

Verwendung

» Süßspeisen, Eis, Käse, Fisch

Empfohlene Menge

» unbedenklich

Haltbarkeit

» kühl, mindestens 6 Monate

» nach Anbruch im Kühlschrank aufbewahren und rasch verbrauchen

Gesundheit

» Die Himbeeren enthalten Vitamin C und Kalium, stärken das Immunsystem und fördern die Wundheilung, unterstützen die Verdauung

» Der Sirup gilt als Durstlöscher bei Fieber. Für einen Tee werden Blüten, Blätter und Wurzeln aufgrund der Gerbstoffe und Flavonoide verwendet. Fermentierte Blätter ähneln Schwarzem Tee

ZUTATEN

- **250 g Himbeeren**
- **125 g Birkenzucker**
- **1 gehäufter EL Apfelpektin (100 %)**
- **1 Zitrone**
- **5 frische Steviablätter**
- **1 kleine Chilischote ohne Kerne**
- **5 Tamarindenhülsen**

ZUBEREITUNG

Pektin mit 1 EL Zucker mischen | Tamarindenhülse öffnen und Fruchtmark ohne Kerne, mit Himbeeren, mit geviertelter Zitrone, Birkenzucker und Stevia pürieren und in den Topf geben | Chili in hauchdünne Streifen schneiden und hinzufügen | Alles 15–20 Minuten leicht köcheln lassen | Durch ein Sieb streichen, wenn es kernlos bevorzugt wird | Masse wieder zum Kochen bringen, dann Topf vom Herd ziehen | Pektin langsam in die Flüssigkeit einrühren | Nochmals ein paar Minuten sprudelnd kochen lassen | Bei Bedarf abschäumen | Heiß in Schraubgläser füllen und gut verschließen | Auf den Kopf stellen, auskühlen lassen und etikettieren

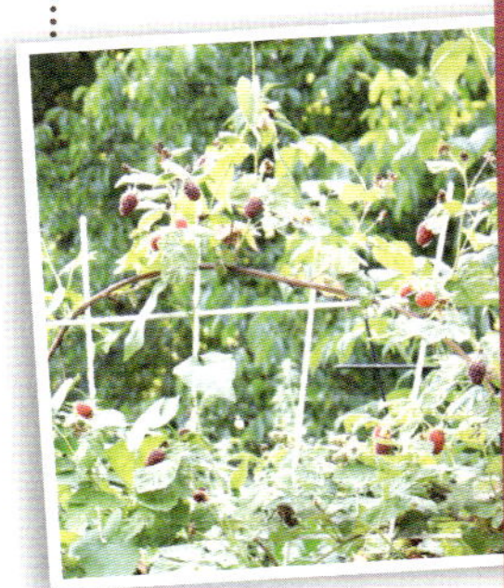

Himbeeren

Ein bis zu 2 m hoher Strauch, der von Juni bis zum Frost Früchte trägt. Danach sterben sie ab, bilden aber Rhizome, welche im Frühjahr wieder neu austreiben.

Holunderbeeren-Sirup

Holunder – Sambucus – Moschuskrautgewächse

Rezept

ZUTATEN

- **1 kg reife Holunderbeerendolden vom August bis Oktober, je nach Sonneneinstrahlung (grüne Beeren und Stängel entfernen)**
- **500 g Birkenzucker**
- **500 g Rohrohrzucker**
- **2 Bio-Zitronen**
- **1 Vanillestange, 2 Zimtstangen, 2 Sternanis, 5 Nelken, frisch gemahlen**

***oder* 1 gehäufter EL Lebkuchengewürz**

ZUBEREITUNG

Saubere Holunderbeeren abrebeln, dabei grüne Beeren und Stängel gründlich aussortieren | pürieren | Vanilleschote aufschneiden und Mark herauskratzen | Zitronen vierteln und mit Gewürzen, Zucker und Vanille pürieren | Beeren hinzufügen und alles aufkochen lassen | 24 Stunden im Kühlen gut abgedeckt ziehen lassen | In einen großen Topf füllen und alles eine ¾ Stunde köcheln lassen | Abseihen und Saft nochmals kurz aufkochen | Noch heiß in vorgewärmte sterilisierte Flaschen füllen und sofort verschließen | Umlegen und abkühlen lassen, etikettieren

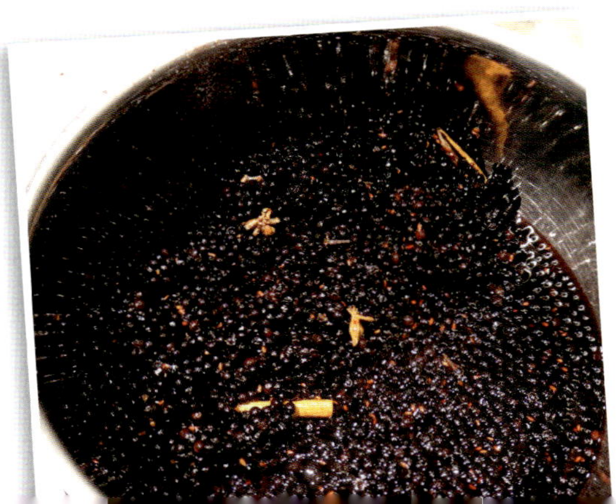

Haltbarkeit

» Zumindest ein halbes Jahr

Geschmack

» fruchtig und doch weihnachtlich

Verwendung

» 2 EL Holunderbeeren-Sirup in ein Glas geben und mit Sekt oder Prosecco auffüllen

» In den Beerenpunsch, als Aperitif in der kalten Jahreszeit

» Über Eis, zu Strudel, Topfengerichten u. a. Desserts

» Für Kinder wie Himbeersirup verwenden – mit Leitungs- oder Mineralwasser aufgießen

» Lässt sich gut mit Zwetschken kombinieren

Empfohlene Menge

» mäßig

Gesundheit

» Holunder ist reich an Vitamin C und B2, immunstärkend, beugt Erkältungen vor, reguliert den Darm

Rezept

Holunderbeeren-Likör

Gesundheit

» Ein Genuss-Stamperl kann niemals schaden

ZUTATEN

- **1 l Holundersirup oder**
- **Masse von gekochten Beeren, welche vom Sirup-Zubereiten als Rest übrig bleibt**
- **Reste der Vanilleschote**
- **1 l Ansatzkorn 40 Vol.-%**
- **2 Stangen Zimt, 5 Gewürznelken, 2 Sternanis, 1 TL Fenchel**

oder 2 EL Lebkuchengewürz

ZUBEREITUNG

Beerenmasse bzw. Holunderbeerensirup und Alkohol mischen | Gewürze hinzufügen | Rest der Vanilleschote klein schneiden und dazugeben | 14 Tage im Warmen ziehen lassen | Abseihen und abfüllen

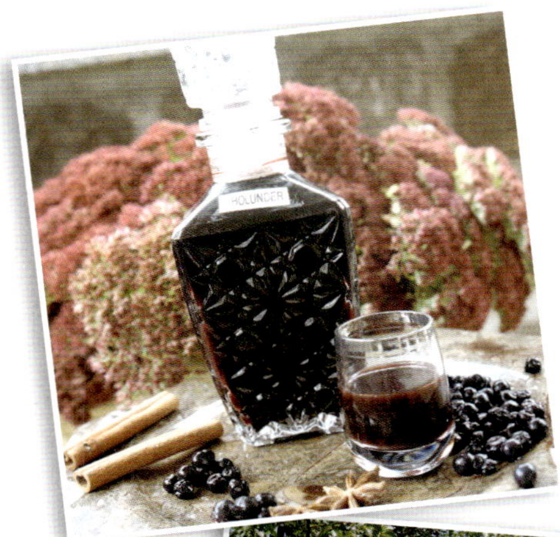

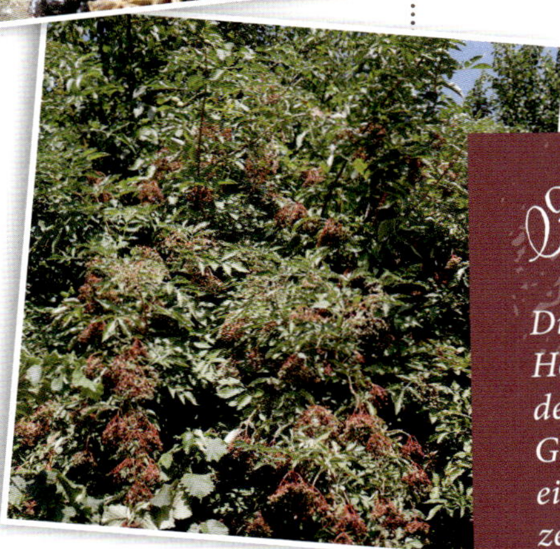

Holunder

Die Holunderblüten und die Holunderbeeren werden verwendet. Blätter und Rinde enthalten Giftstoffe und sollten nur gezielt eingesetzt werden. Kulturpflanzen sind größer und bestehen aus viel Wasser, sodass sie zum Trocknen mehr Zeit benötigen.

Holunderblüten-Süße

Holunder – Sambucus – Moschuskrautgewächse

ZUTATEN

› **50 g frisch gepflückte Holunderblüten**
› **100 g Birkenzucker oder Honig**

ZUBEREITUNG

Die weißen Blüten abzupfen, gesamtes Grün entfernen | Abwechselnd mit dem Zucker in ein Rexglas schichten und mehrere Tage ziehen lassen | Trocknen und mahlen, abfüllen und etikettieren | Wird Honig verwendet, bleiben die Blüten drin

Geschmack

» Im Tee wie Holunderblütensirup

Verwendung

» 2 EL Zucker in ein Teesäckchen füllen bzw. 2 EL Honig in ¼ l Wasser 10 Minuten leicht köcheln lassen, für Tee oder heiße Limonade

Empfohlene Menge

» mäßig

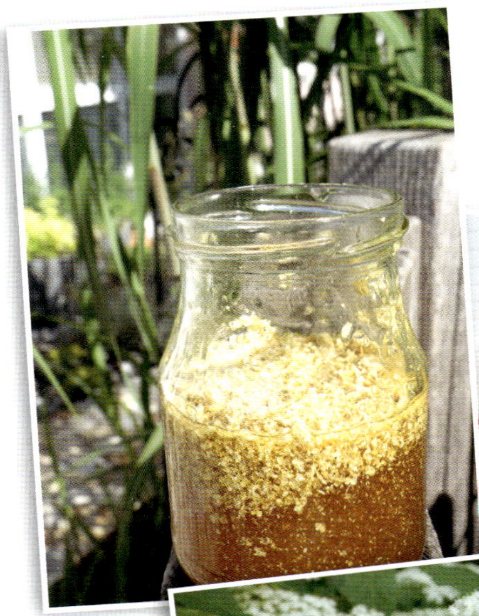

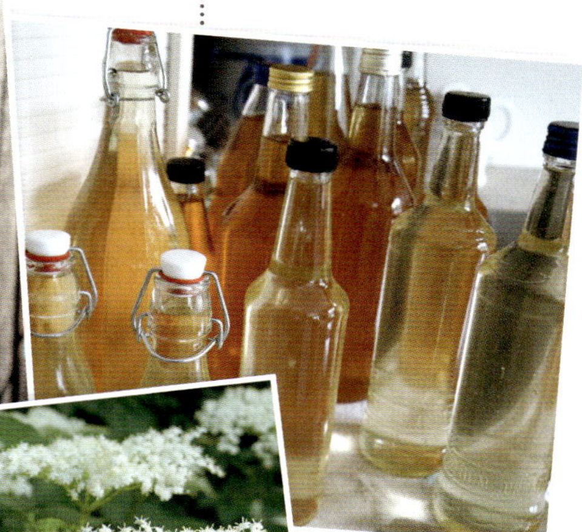

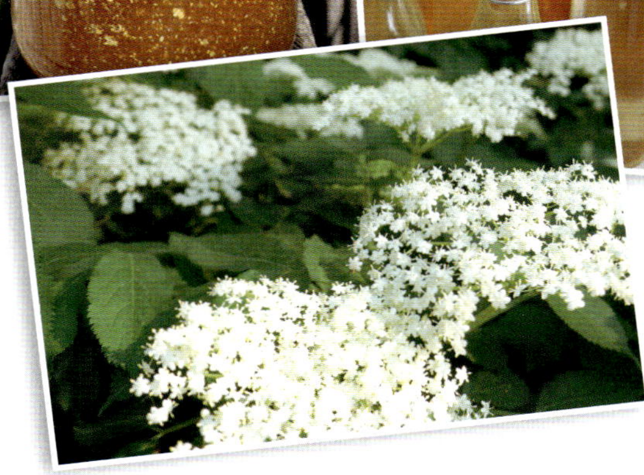

Rezept

Holunderblüten-Sirup

Holunder – Sambucus – Moschuskrautgewächse

Geschmack

» Duftig

Haltbarkeit

» 4–6 Monate

Verwendung

» zum Aufspritzen mit Wasser, Mineral oder Prosecco

» Probieren Sie diesen Sirup auch mit Mädesüß-Blüten mit feinem mandelartigem Geschmack

ZUTATEN

- **1 kg Rohrohrzucker (eventuell zur Hälfte durch Birkenzucker ersetzen)**
- **1 l Wasser**
- **20 Holunderblütendolden**
- **4 Bio-Zitronen**

ZUBEREITUNG

Holunderblüten von allem Grün entfernen | In ein grobes Sieb geben und rütteln, um Insekten zu entfernen | Zitronen in dünne Scheiben schneiden | Zucker im warmen Wasser auflösen und erkalten lassen | Alles mit den Blüten in ein Rexglas füllen (ohne Gummi oder nur mit einem Mulltuch bedecken) und 48 Stunden zum Durchziehen kühl stellen | Regelmäßig umrühren, abgießen und 10 Minuten aufkochen | Flaschen bei 100° C im Backrohr sterilisieren Heiß in kleine Flaschen abfüllen und etikettieren

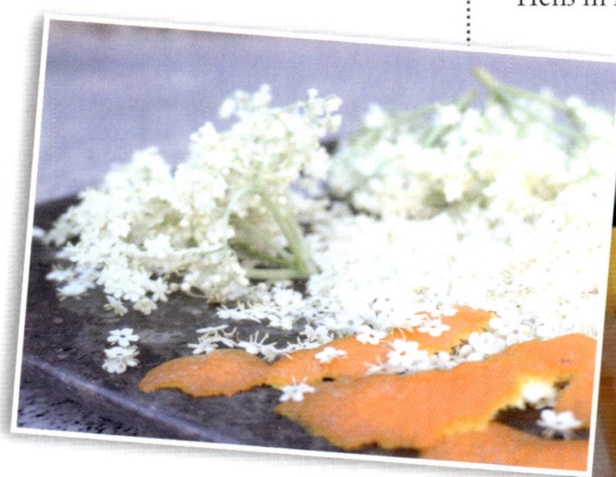

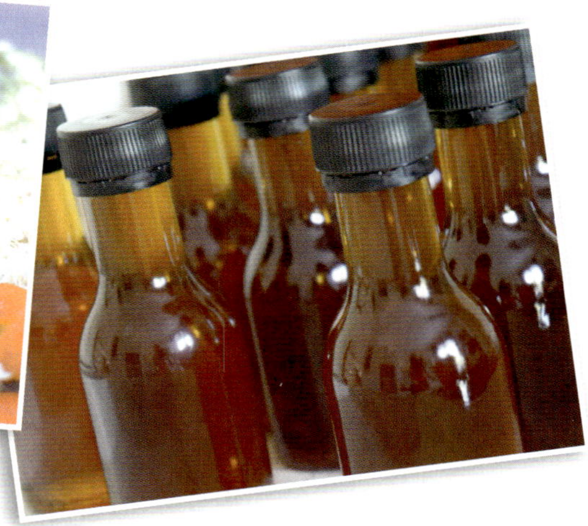

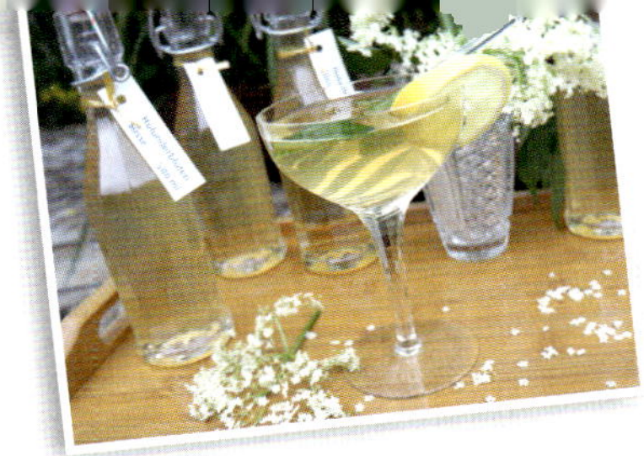

Kaiserspritzer

ZUTATEN

- **¼ l Weißwein, Sekt oder Prosecco**
- **¼ l Mineral- oder Sodawasser**
- **4 cl Holunderblütensirup**

ZUBEREITUNG

Alle Zutaten durchmischen und in ein Glas geben | Eventuell mit 1 Scheibe Zitrone & 1 Melissen- oder Minzeblatt nett garnieren | Eiswürfeln dazu, wer mag

Verwendung

» Für einen netten Sommerabend im Freien

Empfohlene Menge

» mäßig aufgrund des Alkoholgehalts

Gesundheit

» Ab und zu darf und soll man sich sogar ein Gläschen gönnen bzw. sich selbst belohnen, mit Freunden den Kontakt pflegen, abschalten und neue Energie tanken

Hugo Hot

Hugo-Minze – Mentha spicata – Lippenblütler

ZUTATEN

- **¼ l trockenen Weißwein**
- **4 cl Holunderblütensirup**
- **Mineralwasser**
- **1 Bund Hugo-Minze**
- **1 Bio-Limette**

ZUBEREITUNG

Limettenscheiben und einige Blätter Minze in Punschgläser geben | Mineralwasser, Holunderblütensirup und Weißwein kurz erhitzen und darübergießen

Geschmack

» minziges Aroma

Verwendung

» Cocktails für die heiße & kalte Jahreszeit

» Im Sommer wird statt Weißwein Prosecco verwendet und auch nicht erwärmt, sondern mit Eiswürfeln serviert

Empfohlene Menge

» mäßig

Gesundheit

» „Genuss" trägt einen wesentlichen Teil zur Gesundheit bei

Hugo-Minze

breitet sich im Halbschatten bald über das ganze Beet aus.

Rezept

Huflattich-Honig

Huflattich – Tussilago farfara – Korbblütler

Geschmack:
» *Blumig süß*

Verwendung
» *auf's Butterbrot oder in den Tee, in ein Glas warme Milch*

Empfohlene Menge:
» *mäßig aufgrund des Pyrrolizidinalkaloid-Gehalts im Huflattich*

Gesundheit
» *als Vorbeugung gegen Husten rechtzeitig in der kalten Jahreszeit nehmen, wirkt schleimlösend, zusammenziehend, entzündungshemmend*

ZUTATEN

› **1 EL Huflattichblüten**
› **1 Handvoll Schlüsselblumenblüten**
› **1 Handvoll Veilchenblüten**
› **1 Handvoll Lungenkrautblüten (Hänsel & Gretel)**
› **1 Glas Blütenhonig**

ZUBEREITUNG

Saubere Blüten vom Grün trennen | Achten, dass sich keine Kriechtiere versteckt halten | Blütenblätter sehr fein schneiden oder hacken | Schichtweise mit dem Honig in ein Glas geben und für 2 Wochen ins Warme stellen | In ein Sieb gießen – dauert etwas | Abfüllen und etikettieren

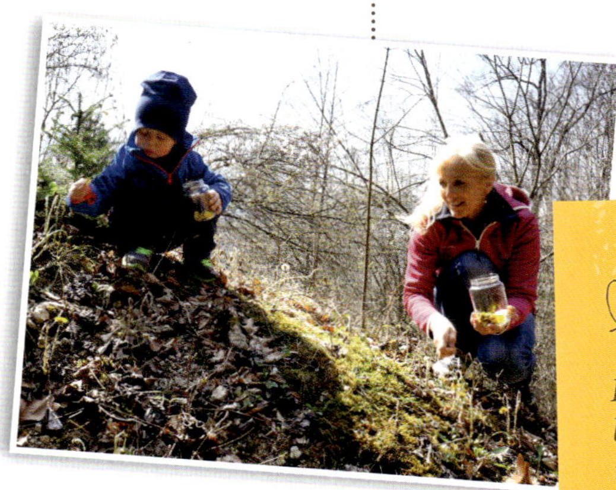

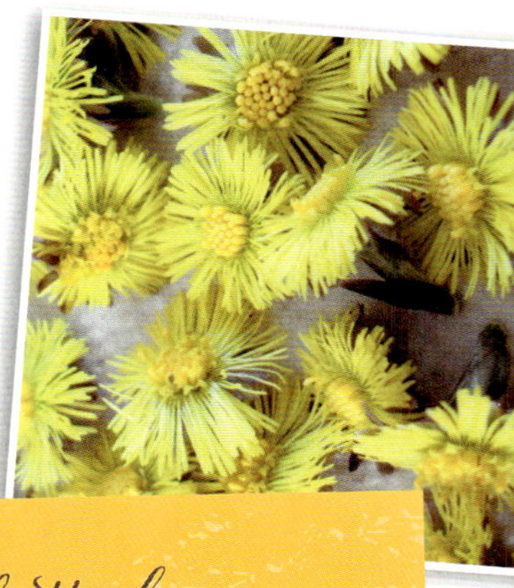

Huflattich

Es werden die Blüten im Februar bis April, anschließend die Blätter und im Herbst die Wurzeln verwendet. Wächst am Straßenrand, aber auch auf neu angeschütteten Flächen.

Ingwer-Limetten-Sirup

ZUTATEN

- › 1 Stück frische Ingwerwurzel (Daumenlänge)
- › 3 Limettenblätter
- › 6 Bio-Limetten
- › 400 g Rohrohrzucker oder Ingwerzucker
- › ¼ l Wasser
- › 1 Bund frische Minze

ZUBEREITUNG

Ingwer schälen und in kleine Stücke schneiden | Von den Limettenblättern mittleren Strunk entfernen und Rest hacken | Minzeblätter abrebeln und harte Teile entfernen | Limettenblätter, Minze, Ingwer, Zucker und geviertelte Limetten pürieren | mit Wasser im Topf 25 Minuten einkochen | 30 Minuten ziehen lassen, filtrieren | Flüssigkeit nochmals kurz aufkochen lassen und noch heiß abfüllen und etikettieren

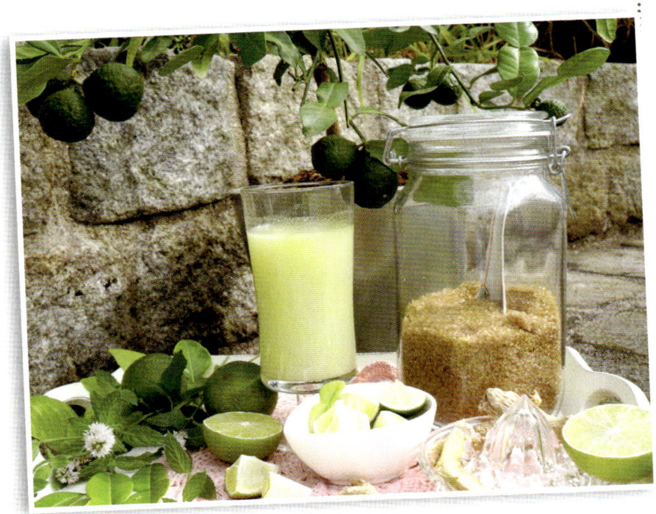

Geschmack

» Zitronig

Verwendung

» für Tee, mit Mineralwasser oder Sekt aufgießen, für Desserts, Kuchen, Cocktails
» Mit Orangen, Zitronen und Grapefruit „unbehandelt“ variieren

Haltbarkeit

» bis zur nächsten Saison, angebrochen im Kühlschrank lagern und rasch verbrauchen

Empfohlene Menge

» unbedenklich

Gesundheit

» wärmt und erfrischt gleichzeitig, sodass er das ganze Jahr über gerne getrunken wird

Rezept

Ingwer-Zucker

Ingwer – Zingiber officinale – Ingwergewächse

Geschmack

» *Süß-scharf*

Verwendung

» *Tee, Kaffee, Kompott, Süßspeisen, Gebäck*

Empfohlene Menge

» *mäßig*

Gesundheit

» *wärmend, regt die Verdauung an, belebend, gegen Übelkeit, bei Muskelschmerzen & Erkältungen*

ZUTATEN

- **1 frische Ingwerwurzel (ca. 75 g) ungebleicht**
- **225 g Birkenzucker**
- **1 Vanillestange**

ZUBEREITUNG

Ingwerwurzel über Nacht in kaltes Wasser legen, um den Erdgeschmack zu lindern | Haut abschaben und in grobe Stücke schneiden | Mark der Vanillestange auskratzen | alles mit dem Zucker in der Mühle mahlen, trocknen | nochmals fein mahlen

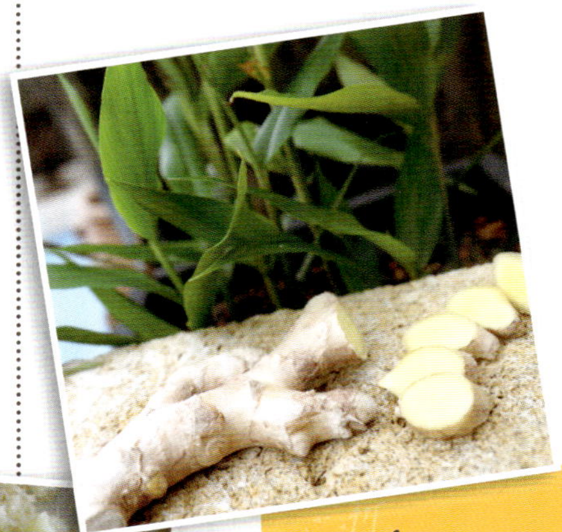

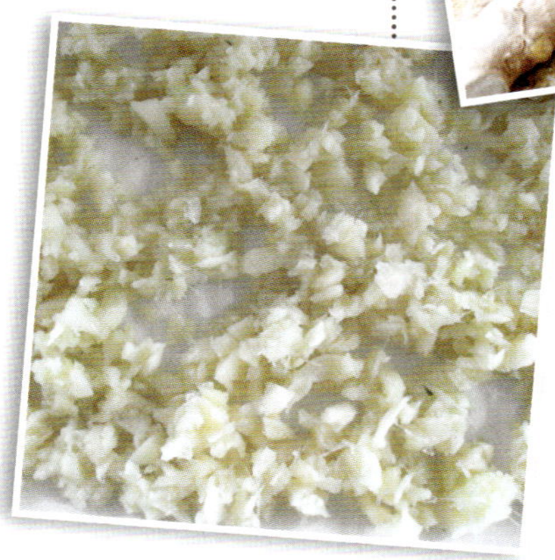

Ingwer

Ingwer wächst bei uns im Topf sehr gut. Einfach aus dem Bioladen eine größere Wurzel mitnehmen, in der Küche 1–2 Wochen lagern, sodass sie austreibt. In einen Topf pflanzen, in sandig feuchte Erde und nicht sofort in die pralle Sonne stellen. Bildet rasch Rhizome.

vegan

Erdnussbutter

Erdnüsse – Arachis hypogaea – Hülsenfrüchtler

ZUTATEN

- **150 g Erdnüsse ungesalzen naturrein**
- **2 EL Erdnussöl oder Sonnenblumenöl**
- **Etwas Vanillesalz (S. 166)**
- **Honig oder Agavendicksaft, je nach gewünschter Süße**

ZUBEREITUNG

Erdnüsse in einer beschichteten Pfanne rösten Auskühlen lassen | Die Erdnüsse bis zur gewünschten Konsistenz fein pürieren | Öl, Honig und Salz hinzufügen und gut durchmixen | Am Schluss können Sie noch grob gehackte Erdnüsse unterheben | In ein Schraubglas abfüllen und im Kühlschrank lagern

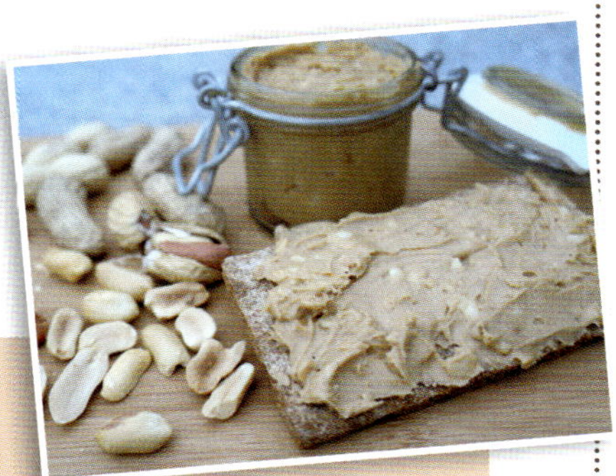

Erdnüsse

Wer hat schon Erdnüsse selbst gezogen? Wachsen super, wenn's warm ist. Eine der wenigen Hülsenfrüchte, welche auch roh essbar ist. Leider nur einjährig.
Nach der Ernte die Nüsse trocknen bei 120° C im Backrohr für etwa 25 Minuten. Schale entfernen und weitere 10 Minuten bei 160° C rösten. Nun sind sie zum Verzehr geeignet, entweder salzen zum Knabbern oder zu Süßem verarbeiten.

Geschmack

» Nussig

Haltbarkeit

» Fest verschlossen 5 Wochen haltbar

Verwendung

» Brotbelag, ins Gebäck

Empfohlene Menge

» mäßig

Gesundheit

» ohne Geschmacksverstärker, Farb- und Konservierungsstoffe, wichtiger Eiweiß- und Magnesiumlieferant, nicht für Allergiker

Tipp

» Eine Alternative wären die erbsengroßen Erdmandeln – Cyperus esculentus – Sauergrasgewächs. Wachsen ebenso im Garten oder im Topf und sind die Wurzeln des Zypergrases. Bestehen aus ca. 25 % Fett, Eiweiß und Stärke und enthalten Vitamine, Mineralstoffe, Ballaststoffe
» Etwas mühsam zu ernten, aber außerordentlich im Geschmack. Je trockener sie werden, desto süßer schmecken sie. Ein Knabberspaß für zwischendurch.

Rezept

Jostabeeren-Würze

Jostabeere – Ribes x nidigrolaria – Stachelbeergewächse

Geschmack

» Weniger intensiv als die Schwarze Ribisel, dennoch muss man den Eigen-Geschmack mögen

Verwendung

» Salatdressing, Abschmecken von Soßen, Wildgerichten, ab und zu 1 TL

Haltbarkeit

» 1 Jahr

Empfohlene Menge

» mäßig

Gesundheit

» soll entzündungshemmend wirken, sowie Allergien, chronischen Erkrankungen und Gelenksbeschwerden vorbeugen.

Tipp

» Die Knospen können auch in feinem Sonnenblumenöl ausgezogen werden, das mit etwas Honig gemischt wird und als Basis für ein Salatdressing dient

» Ein Mazerat, wo die Knospen nur in Honig gelegt werden, kann zum Süßen von Speisen eingesetzt werden

ZUTATEN

- **2 Handvoll Knospen der Jostabeere (eventuell mit Knospen der Schwarzen und/ oder Roten Ribisel mischen)**
- **1 l Apfelessig naturrein**
- **1 kleines Glas Creme-Honig**

ZUBEREITUNG

Knospen in ein Glas geben und mit Essig auffüllen, alles muss gut bedeckt sein | Bei Zimmertemperatur 3–4 Wochen ausziehen lassen | Regelmäßig schütteln | Abseihen und mit dem Honig verrühren | In kleine Gläser füllen

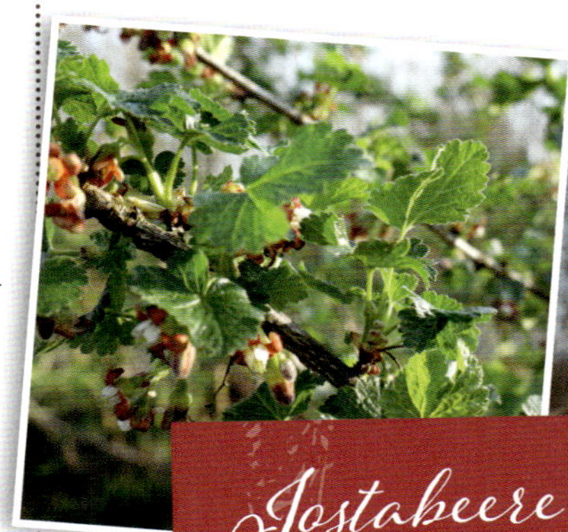

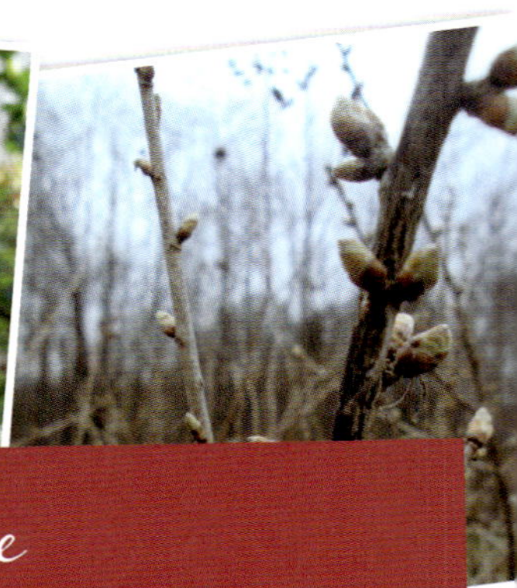

Jostabeere

Eine Kreuzung zwischen Stachelbeere und Schwarzer Ribisel. In den Blüten, den Knospen und Trieben sind wohl die Inhaltsstoffe einer Frucht noch konzentriert enthalten. Die Gemmotherapie legt vielen Pflanzenknospen wertvolle Heilwirkungen zugrunde. Ich setze mir aus den Knospen der Jostabeere im Frühjahr Mazerate an und die Früchte verarbeite ich zu Gelee.

Kaffee-Extrakt

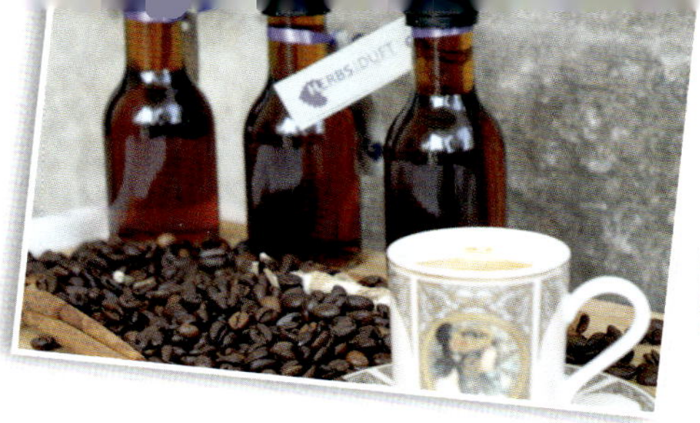

ZUTATEN

- **200 g Kaffeebohnen**
- **50 g Wurzeln der Wegwarte, frisch oder getrocknet**
- **Ein paar Kerne der Kornelkirsche**
- **¼ l Wasser**
- **250 g Rohrohrzucker**
- **1 Msp. Zimt fein gemahlen**
- **1 Prise Meersalz naturfein**

ZUBEREITUNG

Kaffeebohnen, Dirndl-Kerne und gehackte Wegwarten-Wurzel in der beschichteten Pfanne ohne Fett leicht rösten und auskühlen lassen | Mit Salz und Zimt mischen | Sehr fein mahlen – pulverisieren | Mischung in einem Rexglas mit kaltem Wasser ansetzen und geschlossen mindestens 24 Stunden stehen lassen | in einen Topf füllen und aufkochen lassen | 30 Minuten ziehen lassen und durch ein Tuch sieben | Flüssigkeit mit dem Zucker bis auf ein Drittel einkochen | In kleine Fläschchen abfüllen und kühl lagern

Geschmack

» Kaffee mit leichtem Bitteraroma

Verwendung

» 1 TL Extrakt für eine Tasse mit heißem Wasser einfach aufgießen

» Für Eis, Eiskaffee, Cremes und allerlei Desserts

Empfohlene Menge

» mäßig

Gesundheit

» muntert auf, stillt den Durst

» Die Wegwarte enthält Bitterstoffe, die unsere Galle anregen, die Leber beim Entgiften stärken, Kopfschmerzen, Rheuma und Blähungen vorbeugen

Tipp

» Im Herbst Eicheln sammeln und mitrösten, oder auch Löwenzahnwurzeln

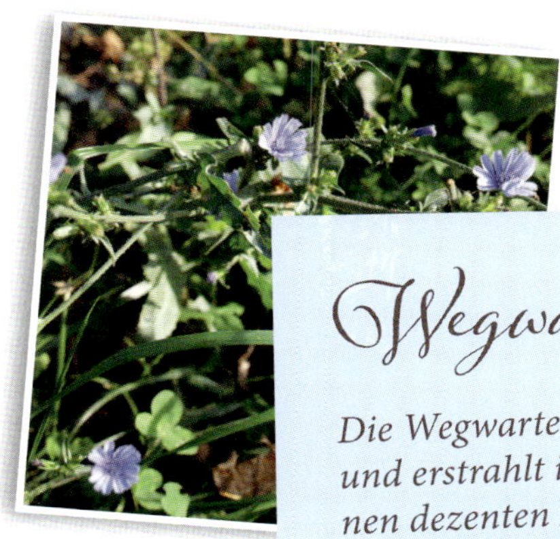

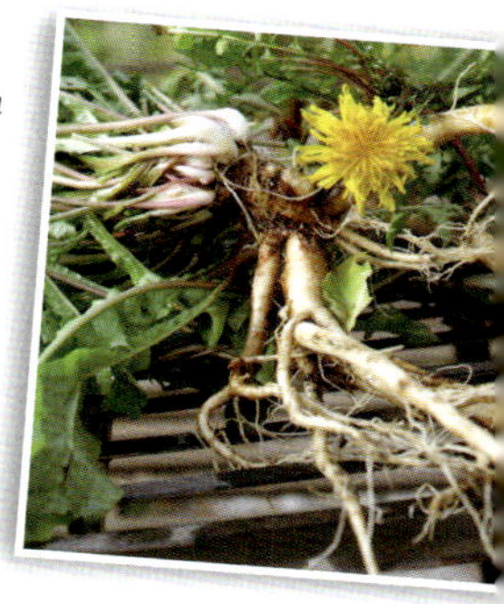

Wegwarte

Die Wegwarte wächst oft am Straßenrand und erstrahlt im Sommer bis Mittag im schönen dezenten Blau. Ihre Wurzeln liegen tief und werden im Spätherbst geerntet.

Rezept

Kaffee-Pfefferbeeren-Zucker

Echter Kaffee – Coffea – Rötegewächse

Geschmack

» Kaffee

Verwendung

» 1 EL mit heißem Wasser aufbrühen, abseihen und genießen, auch in Tiramisu, Eiskaffee, Eis, Cocktail, Dessert verwendbar

» als Ansatz für einen Kaffeelikör: einfach noch etwas Zimt hinzufügen, mit 250 ml Wodka (40 %) auffüllen und 2 Wochen ziehen lassen, abseihen und abfüllen

Empfohlene Menge

» mäßig

Gesundheit

» Kaffeegeschmack mal anders, regt die Verdauung an, muntert auf

ZUTATEN

- **5 EL Kaffeebohnen**
- **½ TL rosa Pfefferbeeren**
- **1 Msp. Chili fein gemahlen**
- **100 g Birkenzucker**
- **2 EL Vanillezucker oder das Mark ⅓ Vanilleschote**
- **Etwas Orangenschalen fein gemahlen**

ZUBEREITUNG

Kaffee in der beschichteten Pfanne ohne Fett leicht rösten und auskühlen lassen | Mit Zucker sehr fein mahlen – pulverisieren | Pfefferbeeren und Chili hinzufügen und nochmals kurz mahlen, sodass noch etwas Schale für das Auge sichtbar ist | Orangenschalen und Vanille hinzufügen | In ein Schraubglas abfüllen und etikettieren

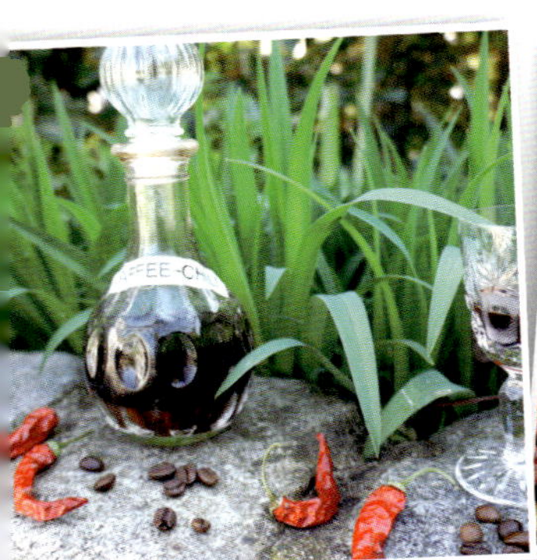

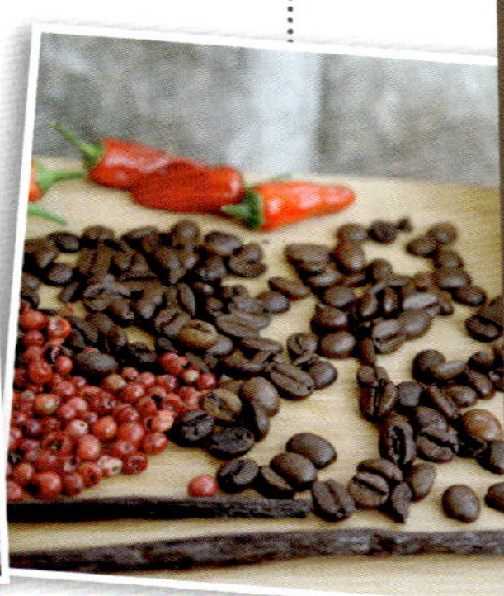

Kaffeepflanze

Die Pflanze kann auch bei uns gut kultiviert werden, ist allerdings nicht winterfest. Nach ca. 3–5 Jahren beginnt sie zu blühen und trägt Früchte, welche anfangs grün sind und sich anschließend rot färben. Es dauert von der Blüte bis zur Reife wieder 1 Jahr, wie bei Orangen. In einer Beere stecken 2 Kaffeebohnen. Der weiche Teil / die Hülle wird entfernt und der Rest getrocknet. Anschließend kann man sie in einer Pfanne oder in einer kleinen Röstmaschine für den Eigenbedarf (auch steuerfrei) rösten.

vegan & lactosefrei

Kakao

Früchte des Kakaobaumes – Theobroma cacao – Malvengewächs

ZUTATEN

- **100 g Kakaopulver**
- **200 g Birkenzucker und 2 Vanillestangen *oder* Vanillezucker**
- **Etwas Chilischote**
- **Etwas Tonkabohne**
- **1 EL Lebkuchengewürz (oder Zimt, Nelken, Cayenne-Pfeffer, Fenchel & Anis gemahlen)**
- **1 Prise Vanillesalz (S. 166) oder Meersalz naturrein, um die Bitterstoffe etwas zu reduzieren**

ZUBEREITUNG

Vanillestangen aufschneiden & Mark herauskratzen | Reste in das Zuckerglas stecken | Tonkabohnen reiben | Nur ein paar Chilistreifen hauchdünn schneiden & fein mahlen | Alle Zutaten zusammenmischen & kurz in der Mühle mahlen, eventuell aussieben | Abfüllen & etikettieren

Gesundheit

» Gewürze wärmen, Kakao belebt; vorausgesetzt wird natürlich reines Kakaopulver

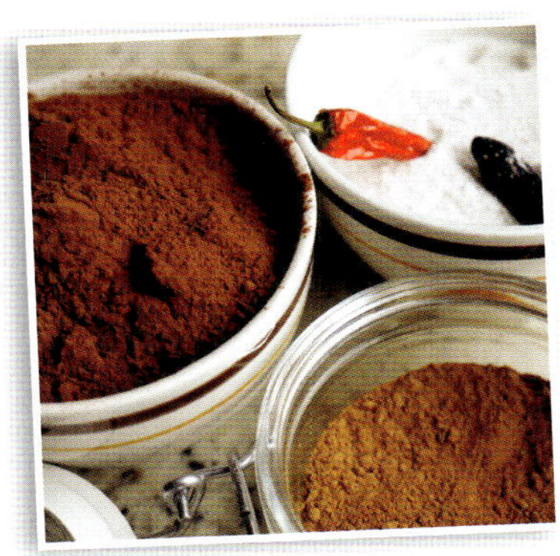

Aufgrund einer Lactoseintoleranz in der Familie suchte ich eine Alternative und wollte natürlich auch sichergehen, was tatsächlich drinnen ist. So kam es zu meiner eigenen Kakao-Mischung mit reduziertem Zuckergehalt durch den Einsatz von Birkenzucker.

Geschmack

» Kakao mit einem Hauch Advent, der u. a. auch wärmt

Verwendung

» Als Deko & Geschmacksverstärker über den Kaffee, Reis- oder Grießauflauf, Palatschinken, Eis

Als Drink

» 2 EL Kakao in eine Tasse geben & mit 2 EL kalter Milch anrühren

» Mit 200 ml heißer Milch aufgießen & umrühren & genießen

Empfohlene Menge

» mäßig, wegen Fett-, Zucker- & eventuell Cadmiumgehalt (verhält sich negativ auf Nieren & Knochen)

Wirkstoffe

» Stimmungsaufheller & gegen Liebeskummer wegen des Dopamins & des Serotonins; nur 1 % Zucker im Kakaopulver enthalten, 2,6 % Mineralstoffe (Kalium & Magnesium), Ballaststoffe (Vitamin E), allerdings 54 % Fett, jedoch pflanzlich; 11,5 % Eiweiß, 9 % Zellulose & 5 % Wasser; Koffein, Histamin, Antioxidantien

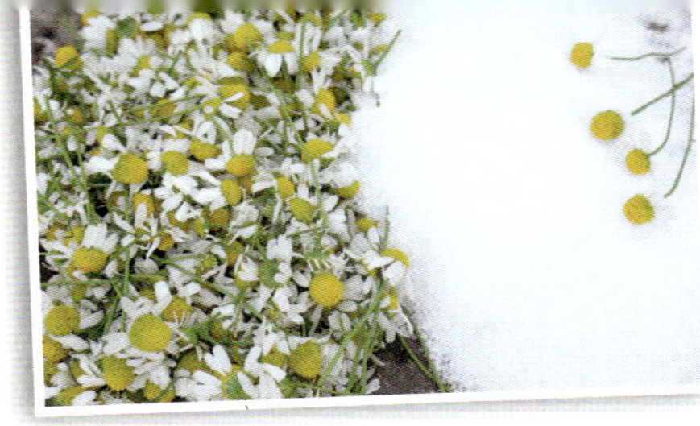

Rezept

Kamillentee

Kamille – Matricaria chamomilla – Korbblütler

Geschmack

» Erfrischend, da in Kombination mit dem Birkenzucker dieser wie Traubenzucker schmeckt

Verwendung

» 1 EL in eine Tasse geben, mit Wasser aufgießen & 12 Minuten abgedeckt ziehen lassen
» abseihen (eventuell in einen Teebeutel füllen); schluckweise trinken
» Löslicher Tee für Kleinkinder, aber auch für Erwachsene

Empfohlene Menge

» mäßig

Wirkstoffe

» Ätherische Öle, Flavone, Bitter- & Gerbstoffe, Cumarin, Schwefel, Thujon, Chamazulen, Salicylsäure

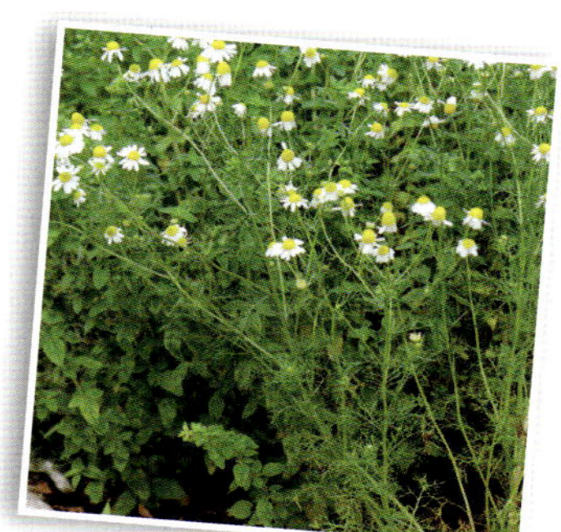

ZUTATEN

- **1 Handvoll oder mehr frisch gepflückte Kamillenblüten, sobald sie geöffnet sind**
- **50 g Birkenzucker fein gemahlen**
- **1 TL Anissamen**
- **1 TL Fenchelsamen**

ZUBEREITUNG

Fenchel & Anis fein mahlen | Saubere Blütenköpfe & Gewürze in ein Schraubglas geben | Zucker darüberstreuen, schließen und schütteln | Einige Tage ziehen lassen & anschließend trocknen | Je nach Verwendung mahlen, z. B. Kinder-Tee | Abfüllen und etikettieren | Das Aroma & die umfassenden Wirkstoffe der Kamille verduften weniger rasch, wenn sie sofort mit dem Zucker gemischt werden

Gesundheit

» Vorbeugung bei Erkältungskrankheiten, Schlafstörungen, Nervosität, Magen- & Darmproblemen, reguliert die Verdauung, entkrampfend (Blähungen bei Kleinkindern), antibakteriell, entzündungshemmend & harntreibend, lindert Rheuma & Gicht, Menstruationsbeschwerden (Frauenkraut)

Tipps

» Säen Sie Kamille in Ihrem Garten aus; sobald sie mal wächst, kommt sie jedes Jahr wieder. Unbedingt bei Sonnenschein pflücken.
» Ein Blütenmeer, das für viele Insekten wichtige Nahrung bietet.

Kardamom-Zucker

Rezept

ZUTATEN

- 100 g Birkenzucker (Xylit)
- 3 Kardamomkapseln
- Samen der weißen/ grünen/ braunen Kardamomkapsel
- 3 Blätter (falls vorhanden)

ZUBEREITUNG

Blätter grob hacken, mit Zucker mischen und trocknen lassen | Kardamomkapseln mit einem Löffel flach drücken und Samen herausnehmen | In einer beschichteten Pfanne ohne Fett kurz rösten | Auskühlen lassen | Samen mit Birkenzuckergemisch mahlen | Abfüllen und etikettieren | Kühl und dunkel lagern

Geschmack

» *würzig, leicht scharf*

Verwendung

» *Für Kaffee, Desserts, Eis, Lebkuchen, Obstsalat, Punsch, Glühwein*

» *indische/ orientalische Küche, süßen Reisauflauf, Liköre*

» *entfaltet Geschmack erst durch Hitze*

» *kann auch mit anderen Zuckeralternativen gemischt oder ersetzt werden*

Gesundheit

» *verdauungsfördernd, gegen Blähungen, krampflösend, Samen kauen erfrischt den Atem*

Tipp

» *siehe dazu auch Zimtaroma S. 215*

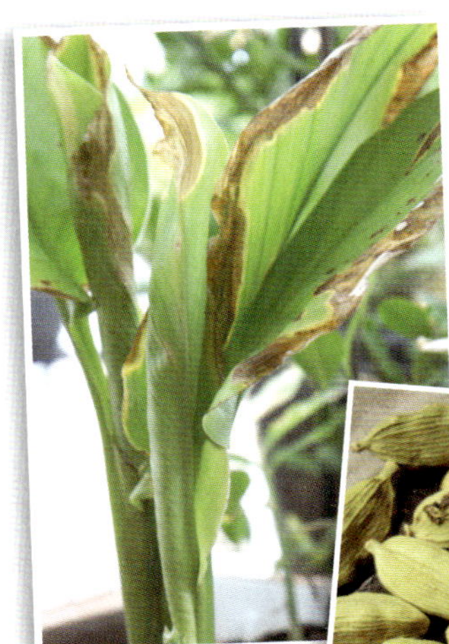

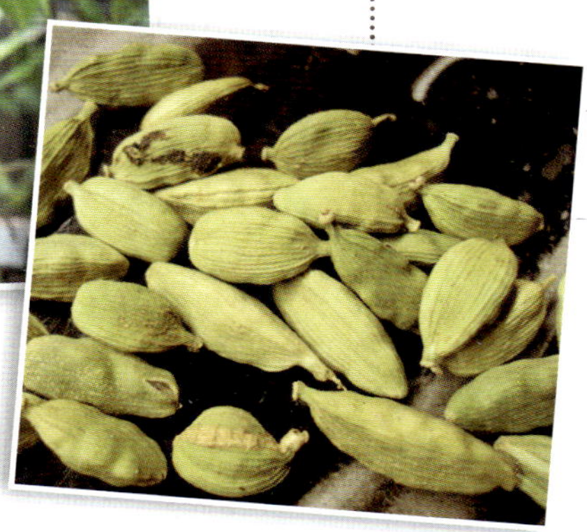

Rezept

Kaugummi-Bonbons

Kaugummi-Strauch (Argentinischer Minzstrauch) – Lippia polystacha – Eisenkrautgewächse

Geschmack

» Minzig

Lagerung

» Bonbons halten sich einige Wochen,
» Kraut lässt sich gut trocknen, Bonbons können jederzeit rasch zubereitet werden

Verwendung

» auch als Tee, einfach mit heißem Wasser aufgießen, 10 Minuten ziehen lassen, abseihen und lauwarm trinken oder mit anderen Kräutern mischen

Gesundheit

» Frischer Atem, fördert die Verdauung, stärkt und motiviert
» Kinder lieben es, die Blätter einfach nur so zu kauen

ZUTATEN

› **1 Triebspitze des Kaugummi-Strauchs mit ca. 15 cm**
› **2 EL Rohrohrzucker**

ZUBEREITUNG

Triebe abschneiden | Blätter gegen die Wuchsrichtung abstreifen | Mit Zucker in der Mühle fein vermahlen | Einige Tage ziehen lassen | Erwärmen, sodass der Zucker karamellisiert | Tropfen auf ein Backpapier laufen lassen | Trocknen

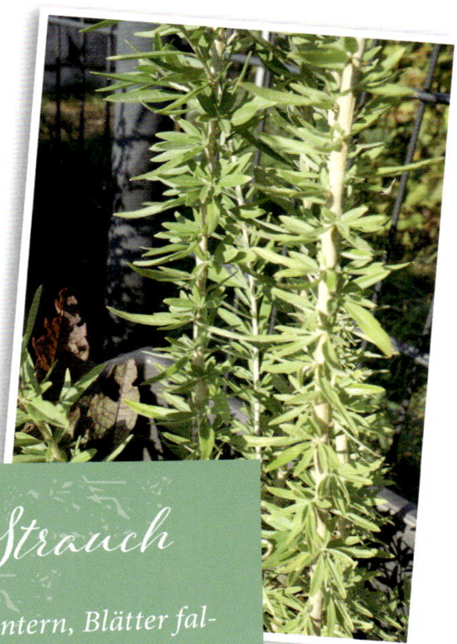

Kaugummi-Strauch

Pflanze frostfrei kühl überwintern, Blätter fallen ab und kommen im Frühjahr wieder

Amarena-Kirschen

Rezept

Frühe Herzkirsche (Süßkirsche) – Prunus „Kassins" – Steinobst – Rosengewächse

ZUTATEN

- **1 kg süße Kirschen**
- **800 g Rohrohrzucker**
- **1 TL Zitronensaft**
- **2 TL Mandel-Extrakt**
- **Einige Kirschkerne**

ZUBEREITUNG

Kirschen entsteinen | Kirschkerne aufschlagen und Kerne zu den Kirschen geben, zur Geschmacksverstärkung | Mit dem Zucker erwärmen, langsam köcheln lassen und eindicken | Mandel-Extrakt und Zitronensaft hinzufügen und weitere 15 Minuten köcheln lassen | Heiß in Gläser abfüllen und auf den Kopf stellen | Auskühlen lassen und etikettieren

ZUBEREITUNG MANDELEXTRAKT

Mandeln ungeschält pürieren, in ein Rexglas geben, mit Wodka auffüllen, sodass sie gut bedeckt sind | 2 Monate kühl und dunkel lagern, wobei der Extrakt 2 x/ Woche geschüttelt werden muss. Nicht öffnen | Danach abseihen und in kleinen Flaschen kühl und dunkel lagern

Geschmack

» *Marzipan*

Verwendung

» *Kirschenernte: Juni–August*
» *zu Grießschmarren, Topfennockerln, zu Eis und anderen Desserts*
» *Kirschen werden generell zu Saft, Marmelade, Schnaps, Mehlspeisen, Kompott und Kirschenzucker veredelt.*

Empfohlene Menge

» *unbedenklich*

Gesundheit

» *Süßes heitert auf*
» *Frische Kirschen sind Vitaminbomben.*

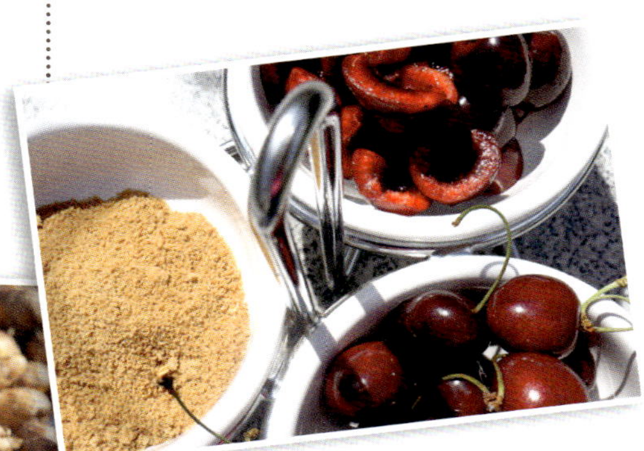

Tipp

» *Als Alternative statt Mandeln Erdmandeln einsetzen (siehe Seite 131).*

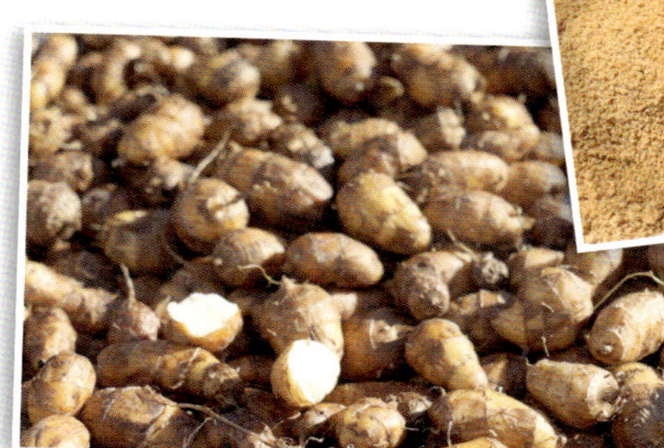

Rezept

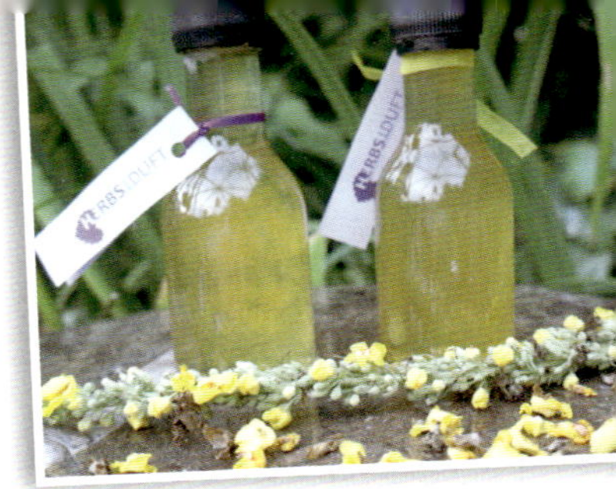

Königskerzen-Sirup

Königskerze – Verbascum densiflorum – Rachenblütler

Geschmack

» *Honigartig süßlich*

Verwendung

» *zum Verdünnen mit Wasser, zum Süßen in den Tee, in die Milch*

Empfohlene Menge

» *mäßig*

Gesundheit

» *unterstützt die Wundheilung & Schleimhäute im ganzen Körper, daher vorbeugend bei Husten, Erkältung, harntreibend*

Tipp

» *Auf diese Art können auch Sirupe mit Malve und Eibisch, Melisse, Minze, Holunderblüten etc. angesetzt werden. Bei Holunderblüten kann es, falls nicht täglich umgerührt wird, dennoch rasch zur Gärung kommen.*

» *Ein Kaltansatz mit Weinsteinsäure ist auch eine Option. Siehe Anleitung Weinsteinsäure S. 72*

ZUTATEN

- **2 Blütenstiele der Königskerze**
- **1 mittleres Stück Ingwer**
- **1 Limettenblatt**
- **1 Limette oder 2 EL Apfelessig**
- **250 g Rohrohrzucker**
- **300 ml Wasser**

ZUBEREITUNG

Blüten der Königskerze abzupfen | Schale der Limette abziehen, Saft auspressen | Vom Limettenblatt Mittelstrunk entfernen und grob hacken | Ingwer schälen und grob hacken | Aus Wasser und Zucker einen Sirup einkochen | Limettensaft, Schale, Blatt und Ingwer hinzufügen und 10 Minuten leicht simmern lassen | Die Blüten hinzufügen und über Nacht ziehen lassen | Gut durchsieben, da die Härchen Reizungen hervorrufen können | Flüssigkeit nochmals zum Sieden bringen und sofort wegstellen | Heiß abfüllen und verschließen

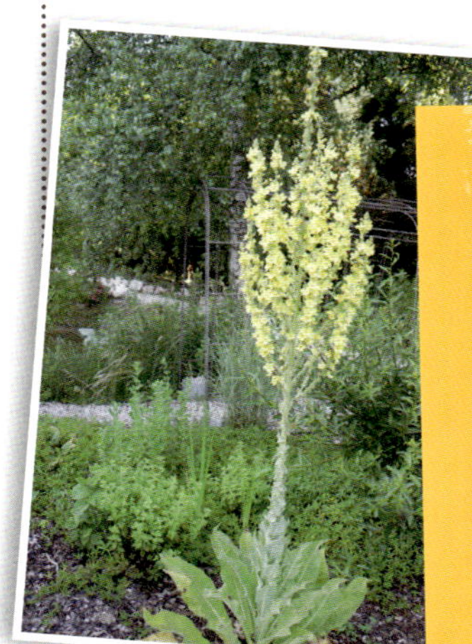

Königskerze

Wenn die Kerze gerade emporwächst, ist die Bodenbeschaffenheit optimal. Bildet sie jedoch einen krummen Stamm, so ist das Erdreich eventuell chemisch belastet. Die Blüten werden in den Sommermonaten Juni – August gesammelt.

Dirndl-Mus

Kornelkirsche – Cornus mas – Hartriegelgewächse

Rezept

ZUTATEN

- **250 g Dirndlfrüchte**
- **¼ l Wasser oder Apfelsaft**
- **1 EL Zimt gemahlen oder Lebkuchengewürz**
- **Mark 1 Vanilleschote**
- **200 g Rohrohrzucker**

ZUBEREITUNG

Kornelkirschen im Wasser weich kochen, abgießen | Durch die Flotte Lotte oder das Sieb passieren | Kerne trocknen und anderwertig verwenden | Masse mit Zucker, Vanille und Zimt oder Lebkuchengewürz fein pürieren | Aufkochen und 15 Minuten köcheln lassen | Falls die Masse zu flüssig ist, etwas Apfelpektin anrühren und untermischen | In kleine Gläser füllen und gut verschließen

Geschmack

» Fruchtig säuerlich, etwas herb

Verwendung

» für Wildgerichte, Soßen, statt Preiselbeeren, zu Keksen

Empfohlene Menge

» mäßig

Gesundheit

» wirkt entzündungshemmend, stopfend, antibakteriell, schützt Magen & Darm, Blase

Dirndl

Der gelbe Hartriegel trägt bereits Anfang September die Kornelkirschen, „Dirndlfrüchte“, im leuchtenden Rot, die bis zu 2 cm groß werden. Er ist auf Kalkböden oft am Waldesrand zu finden.

Geerntet wird durch Baumschütteln, so fallen lediglich die reifen Früchte herunter. Man kann die Früchte aber auch an der Sonne einige Stunden nachreifen lassen. Eignen sich optimal für Marmelade, da sie Pektin enthalten, oder zum Ansetzen von Likör und Schnäpsen. Die Kerne sind enorm hart, enthalten Vanillearoma und schmecken geröstet auch in der Kaffeemischung (ähnlich den Marillenkernen). Ich trockne sie, schlage sie auf und füge die kleinen Kerne in Ansätzen mit hinzu.

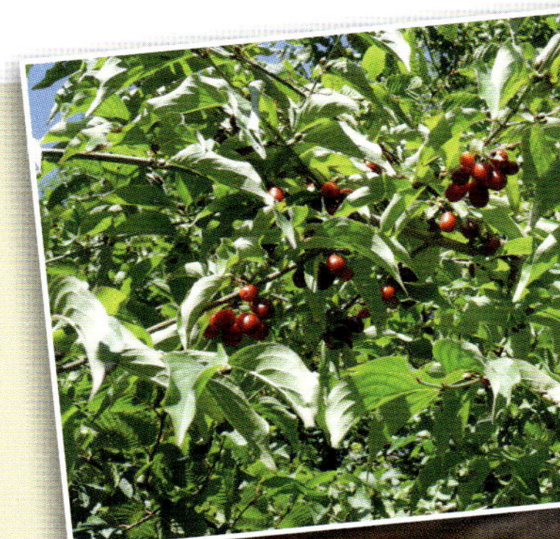

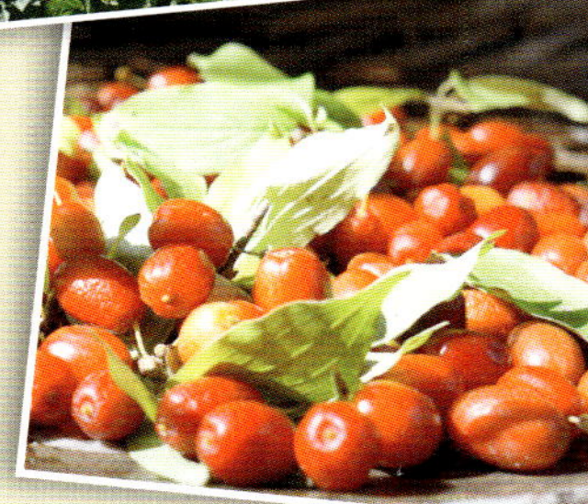

Rezept

Kräuter-Honig

Geschmack

» Von mediterran bis minzig

Verwendung

» als Aufstrich, zum Süßen von Heiß-Getränken, Müsli, Desserts

Empfohlene Menge

» mäßig

Gesundheit

» die Vielfalt der Kräuter bestimmt es; zur Vorbeugung von Erkältungen, stärkt das Immunsystem

Haltbarkeit

» gekühlt mindestens 4 Monate haltbar

Alternative

» je nach Jahreszeit mit Kräutern variieren

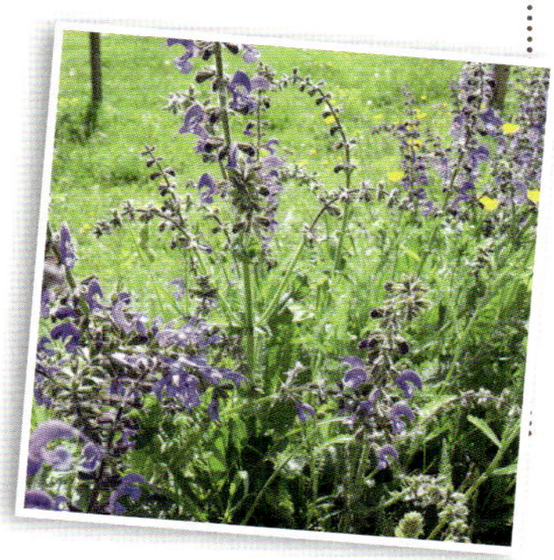

ZUTATEN

- **1 Handvoll Zitronenmelisse, Zitronenverbene, Gundelrebe**
- **1 Handvoll Wiesensalbei, Hirtentäschelblüten- und -blättchen, Quendel, Minze**
- **1 Handvoll Waldmeister**
- **1 Handvoll Gänseblümchenköpfe, Gold- und Taubnesselblüten, Vogelmierenblüten, gelbes Labkraut mit Blüte**
- **500 g Rohrohrzucker**
- **500 g Birkenzucker**
- **1 Bio-Zitrone**
- **1,5 l Wasser**

ZUBEREITUNG

Waldmeister einige Stunden anwelken lassen | Blätter und Blüten der restlichen Kräuter vom Stängel entfernen und grob hacken | Von der gewaschenen Zitrone mit Gurkenschäler Schale entfernen und weiße Haut entsorgen | Saft auspressen | Kräuter, Zitronenschale und -fruchtfleisch mit kochendem Wasser aufgießen | 10 Minuten köcheln lassen | Auskühlen lassen | Waldmeister reinhängen (nur die Spitzen) und alles 48 Stunden gekühlt ziehen lassen. | Abseihen | Saft mit Zucker aufkochen und mehrere Stunden zur gewünschten Konsistenz einkochen | In saubere Gläser abfüllen und auf den Deckel stellen | Abkühlen lassen und etikettieren

(Wild)Kräuterzucker

Rezept

ZUTATEN

- 100 g Birkenzucker
- 1 Handvoll gehackte Kräuter (Blüten & Blätter)

ZUBEREITUNG

Blätter und Blüten der Kräuter von den Stängeln abrebeln und klein hacken | Mit Zucker mischen und einige Tage im Kühlen ziehen lassen | Trocknen | In eine Mühle geben oder je nach gewünschtem Feinheitsgrad mahlen (Farbe der Blütenvielfalt geht dabei verloren) | Abfüllen und etikettieren | Kühl und dunkel lagern

Geschmack

» *Würziges Aroma*

Verwendung

» *Kaffee, Tee (nach Auflösen des Zuckers eventuell sieben)*
» *Kompott (mit anderen Gewürzen in ein Teesäckchen geben)*
» *Auflauf, Strudel, zum Überzuckern von Gebäck, Schokokuchen (helle Teige erhalten eine weniger appetitliche Farbe), Muffins*

Empfohlene Menge

» *unbedenklich*

Wirkstoffe

» *ätherische Öle*
» *je nach Kraut Mineralstoffe & Spurenelemente*

Gesundheit

» *stärkt das Immunsystem*

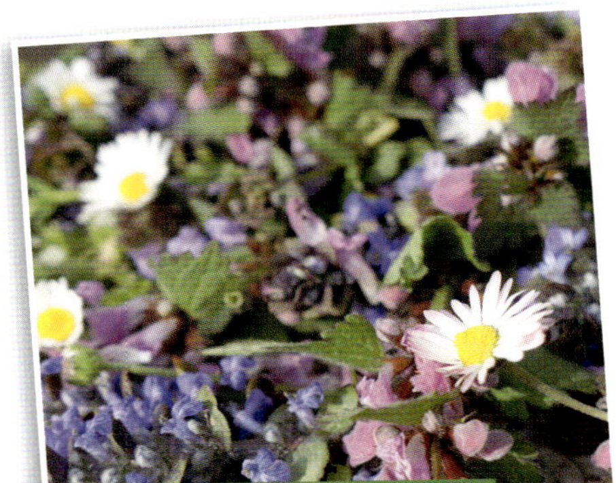

Kräutermischungen

Gartenkräuter: eine Mischung aus Lavendel, Thymian, Ysop, Salbei, etwas Bohnenkraut

Wildkräuter: Quendel, Dost, Wiesensalbei, Gänseblümchen, Heilziest, Mädesüßblüten, Blutweiderich, Schafgarbe, Spitzwegerich

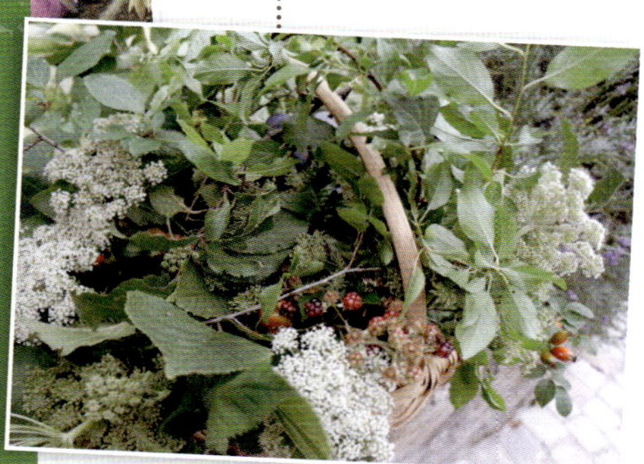

Rezept

Kräuter-Sirup

Geschmack

» *Erfrischend*

Verwendung

» *mit Wasser oder Weißwein aufgießen, ein erfrischender Durstlöscher*

» *Ergibt mit Mineral aufgegossen eine spritzige Kräuterlimonade*

Empfohlene Menge

» *mäßig*

Gesundheit

» *die Vielfalt der Kräuter bestimmt die Wirkung*

Haltbarkeit

» *in etwa 6 Monate*

Alternative

» *mit Wildkräutern und -blüten mischen, je nach Verfügbarkeit*

» *auch die Farbe kann beeinflusst werden, z. B.*

- » *rot mit Rosen, Mohn und Indianernessel, Minzearten*
- » *blau mit Veilchen, Stiefmütterchen, Ysop, Malven, Dahlien*
- » *gelb mit Stiefmütterchen, Löwenzahn, Tagetes, Ringelblumen, Nachtkerze*

ZUTATEN

- › **Je 1 Handvoll abgerebelte Zitronenmelisse, Zitronenverbene, Limonadenpflanze, Ysop**
- › **Je 1 Handvoll verschiedene abgerebelte Sorten von Salbei, Thymian, Minze**
- › **1 Zweig Rosmarin**
- › **1 kg Rohrohrzucker oder Birkenzucker oder auch zur Hälfte gemischt**
- › **2 Bio-Zitronen**
- › **Ein paar Scheiben geschälter Ingwer**

ZUBEREITUNG

Kräuter und Ingwer grob hacken | Zitronen waschen und vierteln, Kerne entfernen | Zitronen, Ingwer und Kräuter mit Zucker in der Mühle vermahlen | Mit 1 l kochendem Wasser aufgießen | Über Nacht abgedeckt ziehen lassen | Alles ein paar Minuten aufkochen und abseihen | Sud 35 Minuten bei leichter Hitze um ⅓ einreduzieren | Ständig rühren, bis der Sirup eindickt | In saubere heiße Flaschen (lege sie aufs Backblech bei 100° C) abfüllen und verkehrt in einen Kübel stellen | Abkühlen lassen und etikettieren

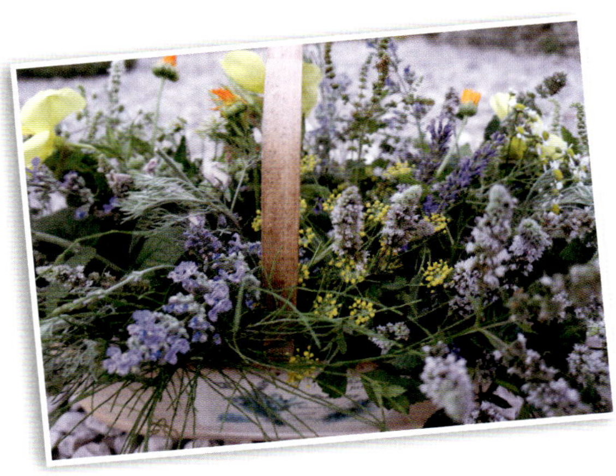

Kräuterlimo

Rezept

ZUTATEN

- 1 l Apfelsaft naturtrüb
- 2 l Sodawasser oder kohlensäurehaltiges Mineralwasser
- 1 l Kräuter (Minze, Gundelrebe, Melisse, Verbene, Limette, Giersch, Salbei, Schafgarbe, Ringelblume, Gänseblümchen)
- 2 EL Birkenzucker

ZUBEREITUNG

Kräuter mit Zucker und etwas Wasser kurz mixen | In eine Karaffe leeren und mit Apfelsaft aufgießen | Einige Stunden (am besten über Nacht) stehen lassen | Abseihen, mit Soda- oder Mineralwasser aufgießen und genießen

Geschmack

» *Erfrischend*

Verwendung

» *Drink auch für Kinder*

Haltbarkeit

» *1 Tag im Kühlschrank, in Eiswürfelbehältern*

Empfohlene Menge

» *unbedenklich*

Gesundheit

» *je nach Kraut – Vitamine, Mineralstoffe und Spurenelemente*

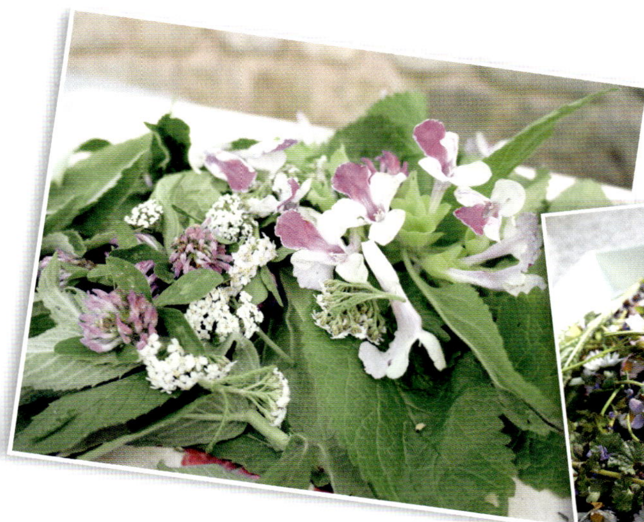

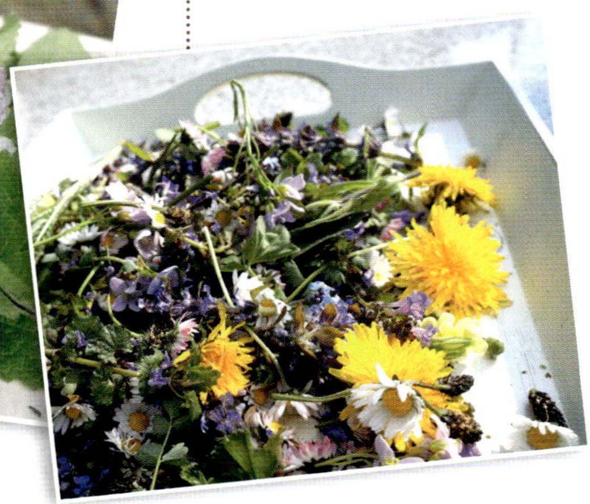

Rezept

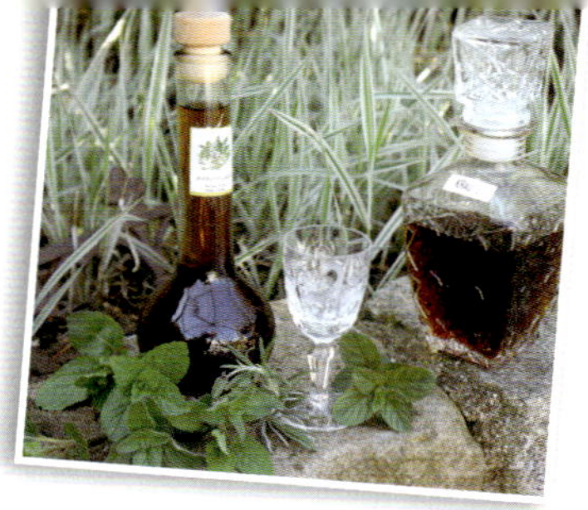

Kräuterlikör

Geschmack

» Nach Beigabe einer Vielzahl von gesunden Kräutern, eine Art Hustensaft

Verwendung

» eiskalt als Aperitif, für Mixgetränke, Desserts, Eisvariationen

Haltbarkeit

» Alkohol konserviert, daher 2–3 Jahre haltbar

Empfohlene Menge

» gelegentlich ein Stamperl nach einem üppigen Essen gibt uns zumindest den Anschein der Erleichterung

Gesundheit

» stärkt und unterstützt die Verdauung

» Sollte Zucker ein Thema sein, einfach weglassen. Diese Tinktur hilft vorbeugend bei Erkältung und Schlappheit.

ZUTATEN

Unbedingt frische Kräuter verwenden. Eine beliebige Mischung oder einzeln wie z. B. mit Minze. Alle mediterranen Kräuter finden Verwendung, wie:

- **Je 2 Zweige Salbei, Rosmarin, Ysop, Thymian, Oregano, Zitronenmelisse, Minze**
- **je 1 Zweig Bohnenkraut und Majoran**
- **1 TL Anis**
- **1 TL Fenchel**
- **1 EL Nelken**
- **2 Zimtstangen**
- **1 Lorbeerblatt**
- **225 g Rohrohrzucker**
- **1 l 40 %iger Kornansatz oder Doppelkorn**
- **1/8 l Wasser für Läuterzucker**

ZUBEREITUNG

Kräuter bzw. abgezupfte Blätter/ Nadeln grob hacken und in ein sauberes großes Rexglas geben | Gewürze und restliche Zutaten, außer Zucker, beimengen | Unbedingt darauf achten, dass alle Zutaten gut mit Alkohol bedeckt sind. Luftdicht verschließen! | 3 Wochen ins Warme stellen, ziehen lassen, sodass das Kräuteraroma in den Alkohol übergeht; regelmäßig schütteln. | Läuterzucker (Rezept S. 81) einkochen, erkalten lassen, mit Ansatz vermengen und eine weitere Woche ziehen lassen | Nach dem Reifeprozess abseihen (Kaffeefilter) und in kleinere (dunkle) Flaschen füllen, gut luftdicht verschließen

Kren-Honig

Kren (Meerrettich) – Amoracia rusticana – Kreuzblütler

Rezept

ZUTATEN

- **1 kleine frische Krenwurzel (Kren im Glas gekauft, enthält meistens Trennmittel!)**
- **1 Glas Honig vom Imker in Ihrer Gegend**

ZUBEREITUNG

Kren waschen, schälen und fein reiben | Sofort in den Honig mischen, damit die ätherischen Öle nicht verduften | Gut verschließen und im Kühlschrank lagern | Hält bis zu 3 Wochen

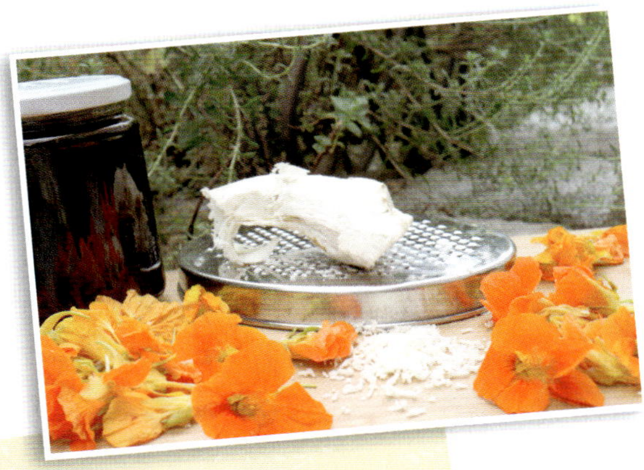

Geschmack

» Süß und leicht scharf

Verwendung

» für Käse, Fleisch- und Wurstplatten, als Dip, für Salatdressings, zu Kurzgebratenem, zu Semmel- und Apfelkren, Aufstrich, Chutneys

Empfohlene Menge

» mäßig

Gesundheit

» zur Stärkung des Immunsystems, nicht bei empfindlichem Magen

Tipp

» Im Sommer füge ich gerne noch 1 Handvoll fein geschnittene Kapuzinerkresse hinzu. Das intensiviert den Geschmack, die Farbe und die Inhaltsstoffe an natürlichen Antibiotika

Kren

Wächst bestens in jedem Garten, wuchert, daher eine Ecke reservieren; ganzjährige Ernte.

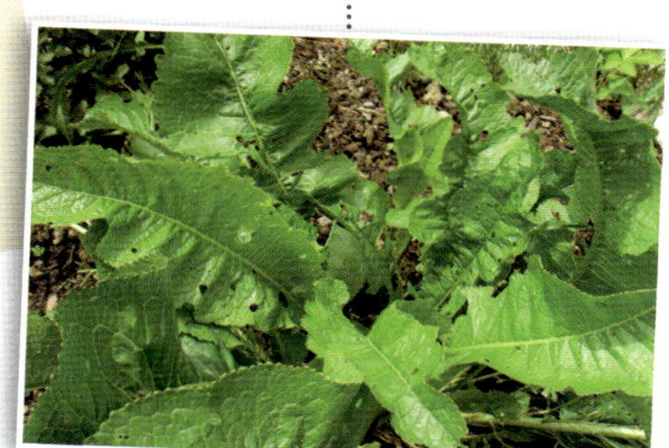

Rezept

Lakritzkraut-Zucker

Yauhtli – Tagetes lucida – Würztagetes – Korbblütler

Geschmack

» Leicht nach Lakritze, Anis & Waldmeister, süßlich, Estragonersatz

» Damit sich der Geschmack entfalten kann, muss das Kraut angewelkt werden oder trocken sein.

Verwendung

» Zur Verfeinerung von Kakao, für Tee, Kompott, Kuchen & Desserts, Bananenshake

» Essig

Empfohlene Menge

» mäßig

Gesundheit

» schützt vor Erkältung bzw. zur Vorbeugung gegen Husten und Heiserkeit, entspannt bei Magenproblemen

» Ohne Kraut nimmt der Zucker eine leuchtend gelbe Farbe an.

ZUTATEN

- **Zwei Handvoll getrocknete zarte Triebspitzen Lakritzkraut und leuchtende Blüten in Gelb**
- **1 Stück Süßholzwurzel, getrocknet**
- **100 g Kokosblütenzucker (siehe S. 43)**

ZUBEREITUNG

Kraut, Wurzel und Zucker fein mahlen | Abfüllen und etikettieren

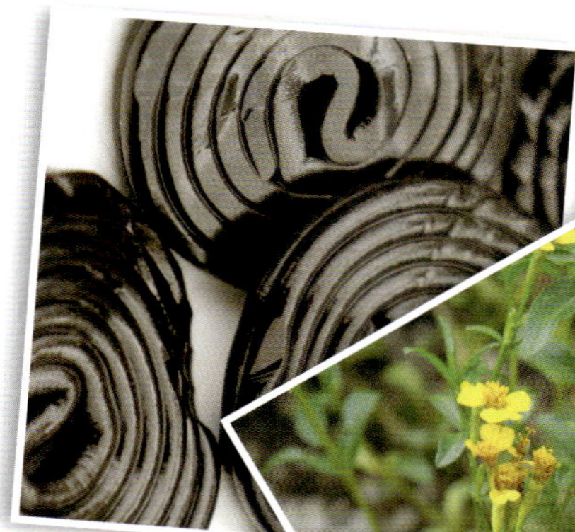

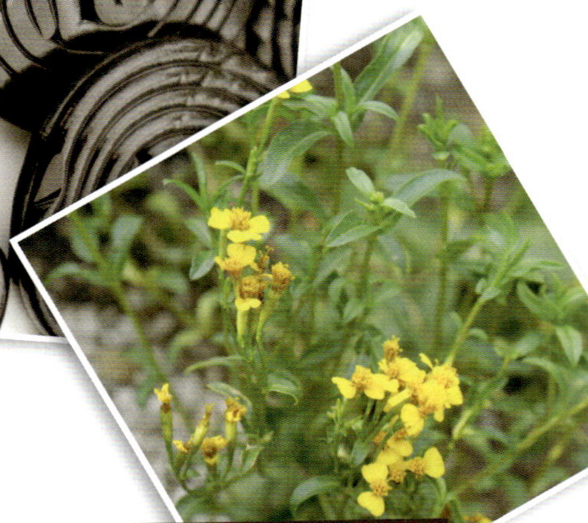

Lakritzkraut

Bedingt winterharte Pflanze, gut mit Vlies & Laub abdecken, treibt wieder aus, ca. 1 m hoch

Lärchengeist

Lärche – Larix decidua – Kieferngewächse

Rezept

ZUTATEN

- **2 Handvoll Lärchenzapfen (sobald sie rot sind)**
- **1 l Korn 18 Vol.-%**
- **200 g Rohrohrzucker**
- **1 Stange Zimt**

ZUBEREITUNG

Zapfen klein hacken und mit Zucker mahlen/ pürieren | In ein Rexglas füllen und mit Alkohol übergießen | Zimt in Stücke brechen und dazugeben | Verschließen und 8 Wochen in der Sonne abgedeckt ziehen lassen | Regelmäßig schütteln, damit sich der Zucker auflöst | Es muss alles immer gut mit Korn bedeckt sein | Danach absieben und in kleine Flaschen füllen | Vor Gebrauch noch 2 Wochen ziehen lassen

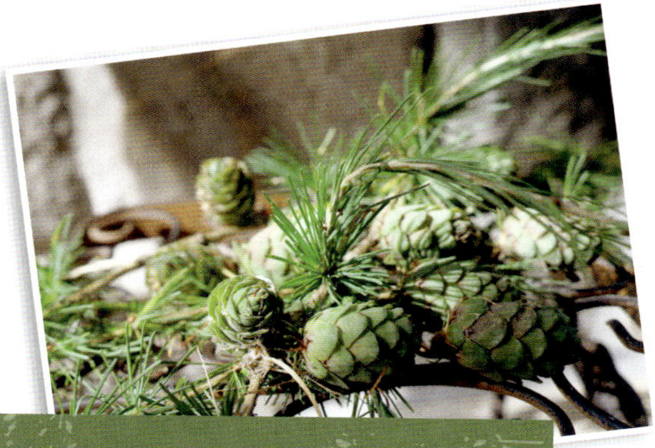

Lärche

Die Bäume werfen vor dem Winter die nadelförmigen Blätter ab. Im Frühjahr treiben sie wieder aus und danach bilden sich die weiblichen Zapfen, welche im Likör ausgezeichnet schmecken.

Geschmack

» Fein harzig

Verwendung

» Tee, Heiß-Getränke, Gebäck, Käse, Wild, Soßen

Empfohlene Menge

» mäßig

Gesundheit

» vorbeugend ab und zu ein Gläschen

Haltbarkeit

» mindestens bis zur nächsten Saison

Tipp

» Ich verwende auch die grünen Zapfen, solange sie noch schön weich sind. Der Likör wird zwar dann nicht mehr so schön rot, aber er schmeckt gut und etwas harziger.

Rezept

Lavendel-Honig

Echter Lavendel – Lavandula angustifolia – Lippenblütler

Geschmack

» *Unendlicher Lavendelgeschmack*

Verwendung

» *zu Käse, als Brotaufstrich, in Desserts, Müsli, Joghurt, warmer Milch, Kaffee, Tee, in Gebäck, Eis, Wildsoßen, Dressings*

Empfohlene Menge

» *mäßig*

Gesundheit

» *beruhigt, stärkt, wirkt vorbeugend bei Schlaflosigkeit, Migräne, Husten, Rheuma, Gicht, Hals- und Ohrenschmerzen, reinigt von innen*

ZUTATEN

› **1 Handvoll getrocknete Lavendelblüten oder auch frische Blüten**
› **1 Glas Blütenhonig**
› **1 Stück einer Vanilleschote**

ZUBEREITUNG

Lavendelblüten abrebeln | Sehr fein mahlen | Mark der Vanille auskratzen | Mit dem Lavendel in ein Schraubglas füllen und mit Honig übergießen | Durchrühren | vor Verwendung 1 Woche ziehen lassen

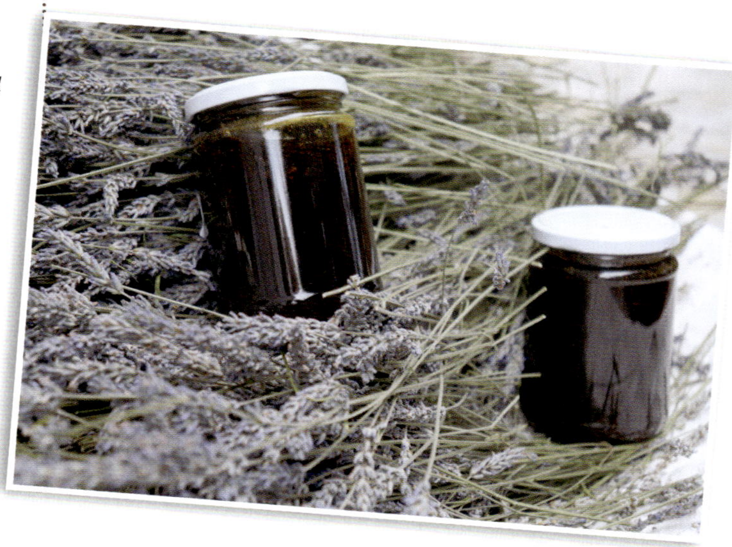

Lavendel-Sirup

Rezept

ZUTATEN

- **2 Handvoll Lavendelblüten frisch gepflückt und aufgeblüht**
- **2 Tassen Birkenzucker oder Rohrohrzucker (schöne pinke Farbe schwindet bei Rohrohrzucker)**
- **1 l Wasser**
- **4 Bio-Zitronen**

ZUBEREITUNG

Zuckerwasser aufkochen und so lange rühren, bis sich der Zucker aufgelöst hat und die Masse leicht eindickt | Lavendelblüten grob hacken und untermischen | Zitronen pürieren und hinzufügen | Mindestens 24 Stunden leicht abgedeckt ziehen lassen, regelmäßig durchrühren | Flüssigkeit nimmt schöne Farbe an | Abseihen | Nochmals kurz aufkochen lassen und sofort in kleine Flaschen abfüllen und etikettieren.

Geschmack

» Unverkennbarer Lavendelgeschmack

» Es können auch etwas Ingwer, Melisse- oder Minzeblätter hinzugefügt werden.

Verwendung

» Obstsalat, Müsli, Salatdressing, Joghurt, Desserts, Sirup mit Mineralwasser oder Sekt aufgießen

Empfohlene Menge

» unbedenklich

Gesundheit

» beruhigt

» Werden die Blüten vor dem Aufblühen verwendet, so sind Geschmack und die Menge der Inhaltsstoffe intensiver. Der pinke Farbton für Mixgetränke fehlt allerdings, denn dafür muss die Lavendelblüte schön offen sein.

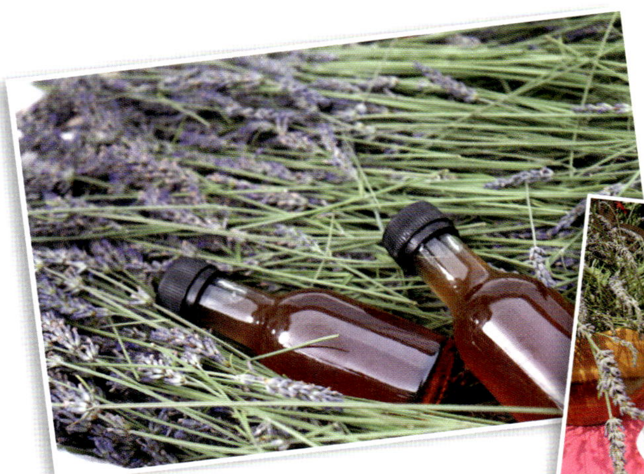

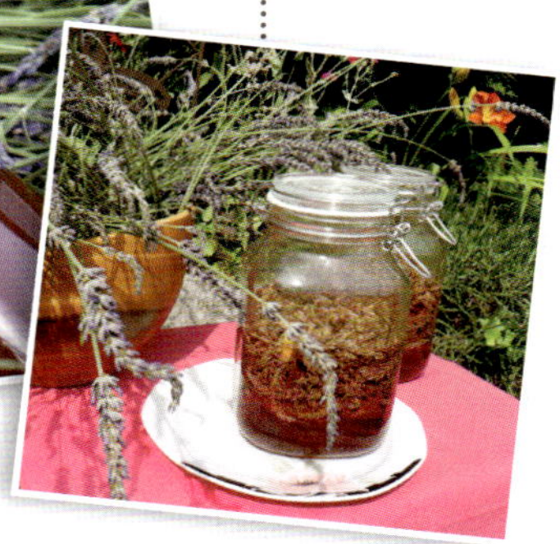

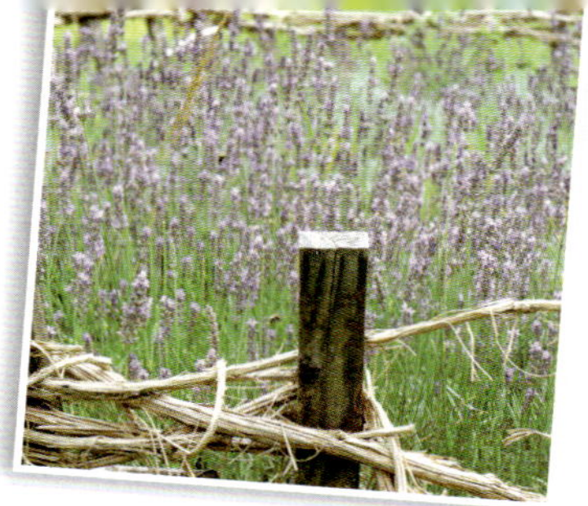

Rezept

Lavendel-Spritz

Geschmack

» Blumiges Parfum, dominant

» Verwendung: Tee, Kaffee, Heiß-Getränke, Gebäck, Kuchen, Obst, Beeren, Obers, Puddings, Desserts, zum Bestreuen, Lavendel-Eis mit Beeren

» Zum Glacieren von Früchten für Wildgerichte

Empfohlene Menge

» Mäßig dosieren, je nach Geschmack; nicht alle lieben diese Note

Gesundheit

» Lavendel beugt Erkältungen vor, sorgt für gesunden Schlaf, beruhigt die Nerven, stärkt den Kreislauf, wirkt antiseptisch und krampflösend

Tipp

» Der Lavendel besitzt auch im getrockneten Zustand enormen Geschmack. Mit Zucker mischen, leicht mörsern und vor Verwendung ziehen lassen. Zu viel kann jedoch bitter schmecken.

ZUTATEN

› **½ l Weißwein oder Prosecco**
› **½ l Sodawasser**
› **2 cl Lavendelsirup**
› **1 Zitronenscheibe**
› **Eiswürfel nach Belieben**

ZUBEREITUNG

Eiswürfel ins Glas geben und Sirup eingießen | Mit Wasser und Wein aufgießen (für Kinder Sirup mit Leitungswasser) | Mit 1 Zitronenscheibe und 1 Stängel blühendem Lavendel dekorieren

Sweet Lave

ZUTATEN

› **100 g Birkenzucker**
› **2–3 EL frische oder getrocknete Lavendelblüten vom Echten Lavendel** *(Lavandula Angustifolia)*

ZUBEREITUNG

Lavendelblüten abrebeln und mit dem Zucker mischen | Je nachdem, wie er bereits aufgeblüht ist, verleiht er dem Zucker Farbe | Ins Schraubglas füllen und 3 Wochen im Dunkeln ziehen lassen | Trocknen und Lavendel eventuell aussieben, abfüllen und etikettieren | Beim Mahlen erhält er eine gräuliche Farbe

Lebkuchengewürz

Rezept

ZUTATEN

- ½ TL Fenchelsamen
- ½ TL Pimentkörner
- ½ TL Anis
- 2 Zimtstangen
- ½ Muskatnuss
- 1 Macisblüte
- ½ TL Korianderkörner
- 1 kl. Stück Ingwer in Scheiben getrocknet
- 1 TL Gewürznelken
- Ein paar Blätter Zitronenverbene getrocknet
- Schale 1 Zitrone oder Orange getrocknet
- Ein paar weiße Pfefferkörner
- 1 Stück Kurkuma getrocknet
- 1 Messerspitze Galgant
- ½ Bourbon-Vanillestange
- ½ TL Kardamomsaat
- 1 Lorbeerblatt
- 1 Msp. feines (Vanille)Salz naturrein

ZUBEREITUNG

Vanillestange aufschneiden und Mark herausschaben | Mit Kräutern & Gewürzen mischen und alles fein mahlen | Eventuell harte Gewürzteile aussieben

Küche

» Lebkuchen, Parfaits, Desserts, Linzer Torte, Gewürzkuchen, Muffins, Kompott, Punsch, Glühwein, Weihnachtskekse, Spekulatiuskekse, Stollen, Plätzchen, Müsli, Topfen- und Apfelstrudel, Holler- und Zwetschkenröster, Wildgerichte, Blaukraut, auf Apfel- und Orangenspalten, Likör, Marmelade, Mus, Sirup

Gesundheit/Wellness

» enthält eine Menge an wärmenden Gewürzen, welche gerade in der kalten Jahreszeit wertvoll sind; stärkt unser Immunsystem; Energielieferant für Wintersportler

» bringt Duft in die Küche und vermittelt Weihnachtsstimmung

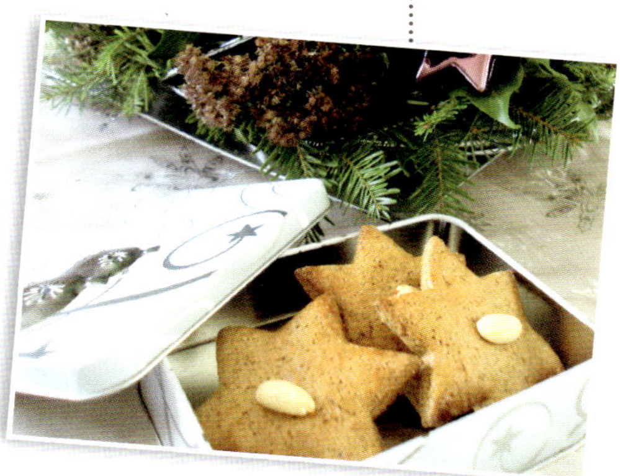

Rezept

Bratäpfel

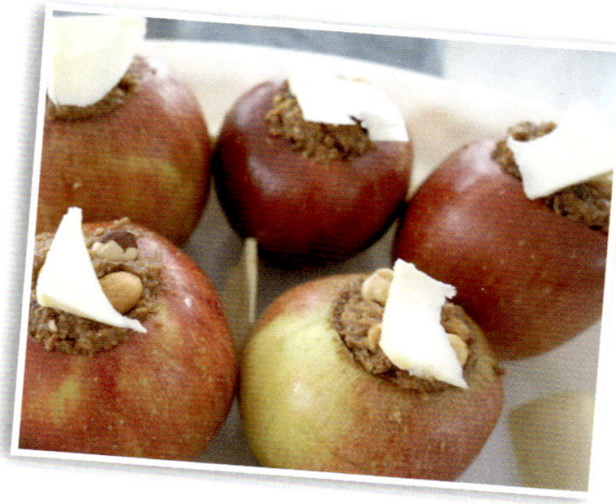

ZUTATEN

Zutaten für 4 Personen:

- **4 Äpfel**
- **4 EL Marmelade (am besten Apfel-, Orangenmarmelade)**
- **2 EL Birken- oder Rohrohrzucker**
- **½ TL Lebkuchengewürz**
- **100 g Butter**
- **1–2 EL Rosinen**
- **Walnüsse, Pistazien oder Haselnüsse grob gemahlen oder gehackt**
- **Zimtstange (zur Dekoration)**
- **Marzipan**
- **Rum**
- **weiße oder dunkle Schokostückchen (vielleicht steht noch wo ein Nikolaus)**

ZUBEREITUNG

Für den Bratapfel den Backofen auf 200° C vorheizen | Die Äpfel waschen und die Kerne vorsichtig, am besten mit einem Apfelausstecher, herausholen | Für die Bratapfel-Füllung Marmelade, Rosinen, Schokolade, Lebkuchengewürz, Rum und Zucker miteinander vermengen und jeweils 2 TL der Masse in die Mitte des Bratapfels füllen | Gehackte Nüsse können auch mit hineingepackt werden | Ein Backblech mit Backpapier belegen und die Bratäpfel daraufgeben | Jeden Bratapfel mit je einem Stück Butter und etwas Marzipan belegen und für ca. 30 Minuten im Backrohr backen | Den fertig gebackenen Bratapfel mit einer Zimtstange und Nüssen garnieren | Dazu reiche ich Vanillesoße und für Erwachsene einen Schuss Rum darin | Ein Kugerl Vanilleeis schmeckt auch ganz lecker

Tipp

» Mal eine Abwechslung als Dessert in der kalten Jahreszeit. Schmecken köstlich und lassen sich gut vorbereiten.

Limo-Dudler

Limonadenpflanze (Lemonysop) – Agastache mexicana – Lippenblütler

ZUTATEN

- **5 Stängel Limonadenpflanze mit Blüte**
- **1 Handvoll Minzeblätter**
- **100 g Birkenzucker**
- **1 l Mineralwasser**
- **2 Zitronen unbehandelt**

ZUBEREITUNG

Blüten (Juni – November) und Blätter abrebeln, klein hacken | Zitronen vierteln | Blätter, Blüten, Zitronen und Zucker pürieren | Mit heißem Wasser übergießen und 20 Minuten ziehen lassen | Kräuter absieben und Saft auskühlen lassen | Sud in eine Karaffe füllen und mit Mineralwasser aufgießen | Ein paar Minzeblätter und Zitronenscheiben sehen in der Karaffe nett aus | eventuell Eiswürfel in die Gläser geben, so ist es auch ein wunderbarer Eistee

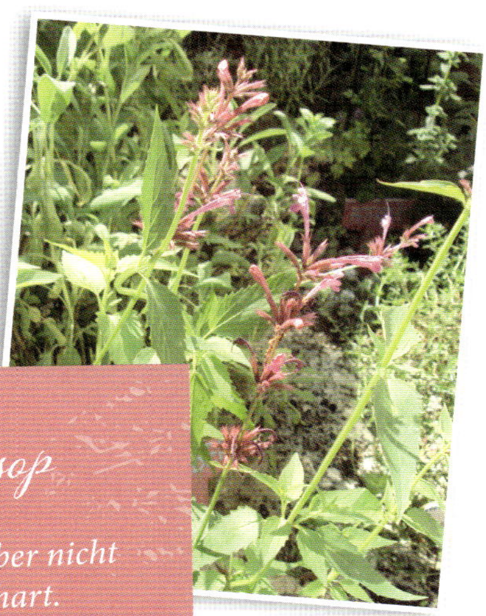

Lemonysop

Mehrjährig, aber nicht immer winterhart.

Geschmack

» Süßlich nach Zitronen, Anis und Minze

Verwendung

» als Sommerdrink auch für Kinder, Teemischungen, Salatgarnitur, Desserts

Inhaltsstoffe

» ätherische Öle wie Kampfer, Limone, Estragon

Empfohlene Menge

» unbedenklich

Haltbarkeit

» die Blätter lassen sich gut trocknen

Gesundheit

» stärkt das Herz, stillt den Husten, hellt das Gemüt auf

Tipp

» Kraut & Blüten eignen sich auch für ein Potpourri.

Rezept

Lindenblüten-Honig

Linde – Tilia – Malvengewächse

Geschmack
» *Mild*

Verwendung
» *als Brotbelag, in den Tee, ins Müsli*

Haltbarkeit
» *6 Monate*

Empfohlene Menge
» *mäßig, Zuckergehalt beachten*

Gesundheit
» *vorbeugend bei Erkältung wie Lindenblütentee*

ZUTATEN

- **150 g frisch gepflückte Lindenblüten**
- **2 Zitronen**
- **1 kg Rohrohrzucker**
- **¾ l Wasser**

ZUBEREITUNG

Zitronen in Scheiben schneiden | Blüten mit Wasser und Zitronenscheiben aufkochen und 10 Minuten köcheln lassen | 24 Stunden im Kühlen ziehen lassen und mehrmals umrühren | Abseihen | Flüssigkeit mit Zucker einkochen, bis eine zähflüssige Masse entsteht | Kann mehrere Stunden dauern | Abfüllen und etikettieren | Dunkel und kühl lagern

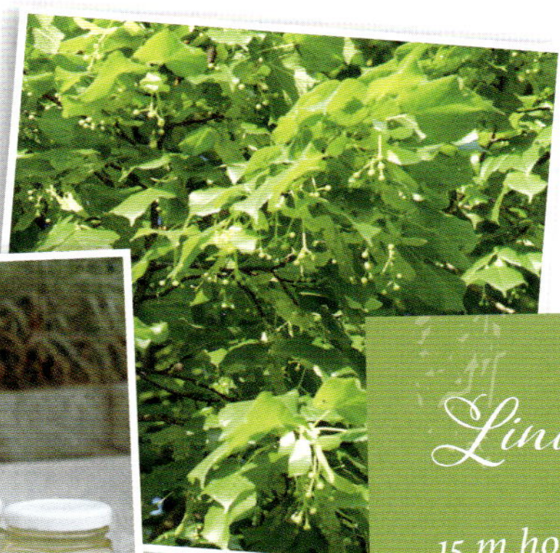

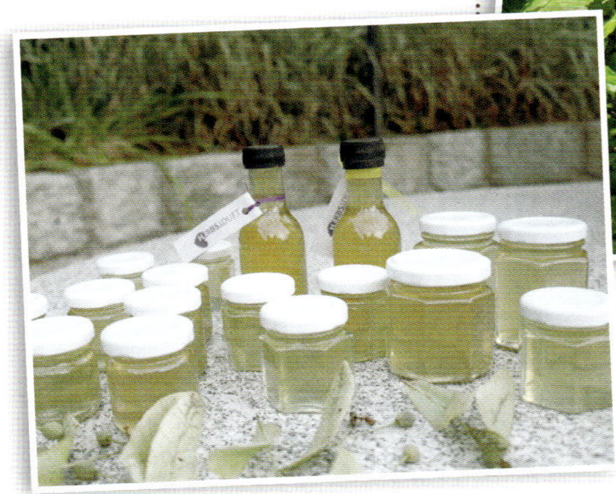

Linde

15 m hohe Bäume, die im Herbst das Laub abwerfen. Wir unterscheiden zwischen einer Sommer- und Winterlinde. Linden sind auch für den Imker interessant, da Bienen ausreichend Nektar finden und der Echte Lindenblütenhonig der Bienen eine Spezialität ist.

Löwenzahn-Aufstrich

Rezept

Löwenzahn – Taraxum officinale – Korbblütler

ZUTATEN

› **1 große Schüssel Löwenzahnblüten (April – Juni)**
› **1 l Wasser**
› **1 kg Rohrohrzucker**
› **1 Vanillestange**
› **1 Bio-Zitrone**

ZUBEREITUNG

Löwenzahnköpfe vom Grün entfernen | Blüten in einen Kochtopf mit Wasser füllen und über Nacht ziehen lassen | Vanillestange aufschneiden und Mark herauskratzen | Zitrone auspressen | Zitronensaft, Mark und restliche Schote in den Topf geben und zum Kochen bringen | eine ¾ Stunde köcheln lassen | Wieder über Nacht durchziehen lassen und abseihen | Saft 2,5–3 Stunden mit dem Zucker einkochen, bis ein dunkler zäher Sirup entsteht | Heiß in kleine Schraubgläser füllen und auf den Kopf stellen

Bei Verwendung von Zitronenscheiben wird der Aufstrich trüb und etwas bitter.

Geschmack

» Leicht bitter

Verwendung

» schmeckt lecker ins Müsli, Tee, aufs Butterbrot, Brioche

Empfohlene Menge

» mäßig

Gesundheit

» beugt Erkältungen vor, enthält wichtige Bitterstoffe, Inulin, Flavonoide, Karotinoide, Mineralien wie Kalium um die 5 %, Schleimstoffe
» Möchten Sie einen Sirup zubereiten, einfach die Einkochzeit verkürzen

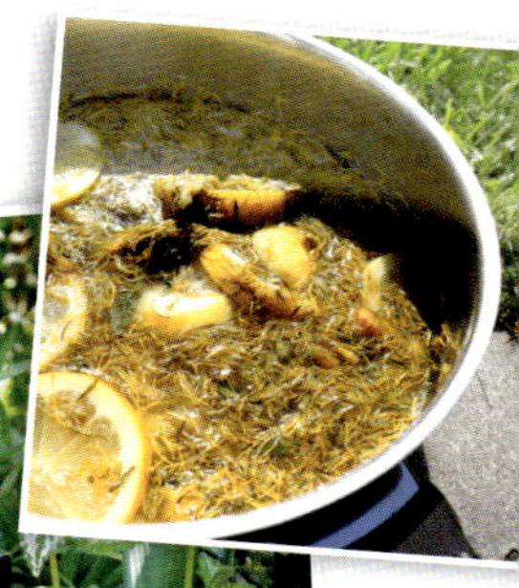

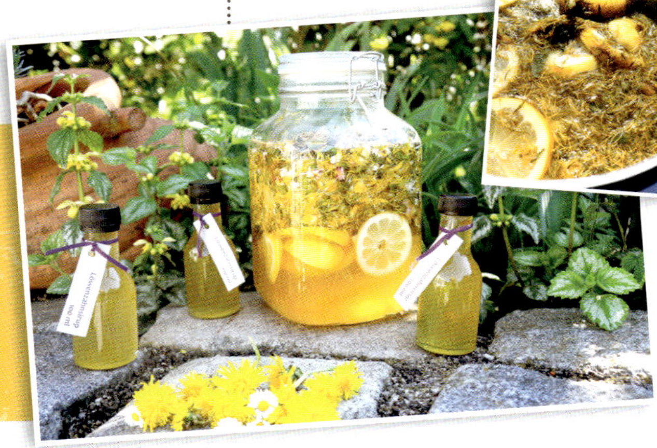

Löwenzahn

Die gelb leuchtenden Köpfe im Frühjahr sind nirgends zu übersehen.

Rezept

Lungenkraut-Sirup

Lungenkraut (Hänsel und Gretel) – Pulmonaria – Raublattgewächse

Geschmack
» Nach Hustenzuckerln

Verwendung
» zum Süßen von Getränken, wie Tee, für Müsli, Desserts, Soßen

Empfohlene Menge
» mäßig, da Rohkost

Gesundheit
» vorbeugend als Hustensaft
» Lungenkraut enthält Kieselsäure, Schleimstoffe, Saponine & Gerbstoffe, die Beschwerden der oberen Luftwege lindern.

ZUTATEN

- **1 Handvoll der Mischung aus:**
  Lungenkrautblüten und frische Triebspitzen
  Quendel
  Thymian
  Anissamen
  Lakritzkraut
  Ysop
  Bohnenkraut
  Spitzwegerich
- **1 großes Glas Waldhonig**

ZUBEREITUNG

Kräuter verlesen, entstielen und Blätter ganz fein mit dem Keramikmesser schneiden oder pürieren | Mit dem erwärmten Honig übergießen | Regelmäßig gut durchrühren, sodass keine Blätter frei liegen, denn nur der Honig konserviert | Vor Verwendung 3 Wochen ziehen lassen | Wird etwas dünnflüssiger und dann eventuell durch ein Sieb geben | In kleine Gläser abfüllen und etikettieren

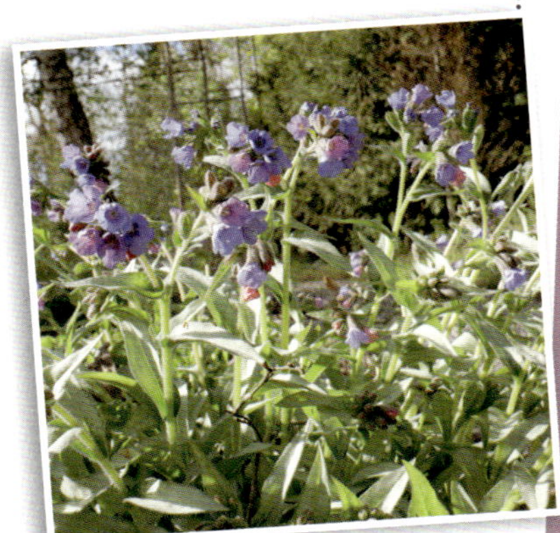

Lungenkraut

Holen Sie sich das Lungenkraut in Ihren Garten, es breitet sich gut aus. Gerade im Frühling ist es für die Bienen von Nutzen.

Mädesüße

Mädesüß – Filipendula ulmaria – Rosengewächs

Rezept

ZUTATEN

- **½ kg Rohrohrzucker**
- **½ kg Birkenzucker**
- **1 l Wasser**
- **20 Mädesüß-Blütendolden (unbedingt an Sonnentagen pflücken)**
- **4 Bio-Zitronen oder Grapefruits**

ZUBEREITUNG

Blüten von allem Grün entfernen | In ein grobes Sieb geben und rütteln, um Insekten zu entsorgen oder ein Tuch für einige Minuten darüberlegen, sodass sie das Weite suchen | Zitronen heiß waschen, trocknen, in dünne Scheiben schneiden | Zucker im Wasser einige Minuten aufkochen, bis sich vor allem der Birkenzucker vollständig aufgelöst hat, erkalten lassen | Blüten in ein Rexglas füllen und Zuckerwasser darübergießen | ohne Gummi oder nur mit einem Mulltuch bedecken und diesen Ansatz 48 Stunden zum Durchziehen kühl stellen | Regelmäßig umrühren | Sud abgießen und nochmals durch ein feines Sieb laufen lassen, da sich sonst später der Blütenstaub in der Flasche absetzt | Kurz bis 80° C aufkochen | Flaschen inzwischen bei 100° C im Backrohr sterilisieren | Heiß in kleine Flaschen abfüllen und etikettieren

Geschmack

» Süßlich mandelartig

Haltbarkeit

» kühl gelagert mindestens 6 Monate, nach Anbruch im Kühlschrank aufbewahren und rasch verbrauchen

Verwendung

» zum Aufspritzen mit Wasser, Mineral oder Prosecco, über Desserts, zum Süßen von Getränken
» in der kalten Jahreszeit mit heißem Wasser aufgegossen statt Tee eine wohlschmeckende Antikopfweh-Limonade

Tipps

» Alternativ kann statt Wasser Apfelsaft verwendet werden
» Der Sirup kann mit etwas Apfel-Pektin zu einem leckeren Gelee eingekocht werden, welches als Brotbelag dient oder zu Käse gereicht wird

Mädesüß

Weiße Blüten sind zu Sommerbeginn auf allen feuchten Wiesen zu finden. Wird bis zu 2 m hoch, wenn man sie im eigenen Garten etwas umsorgt. Die Blüten werden wie Holunderblüten verwendet.

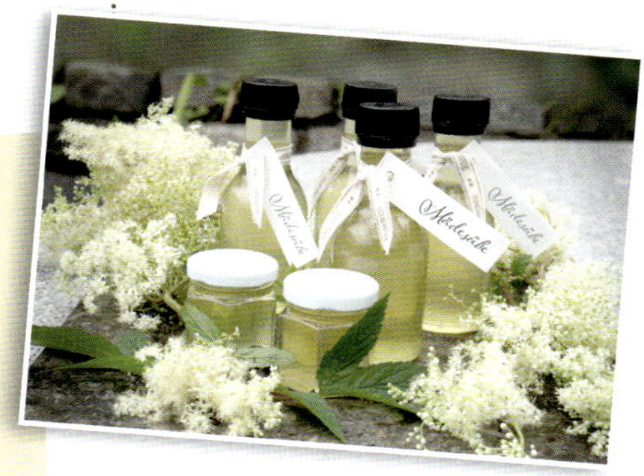

Rezept

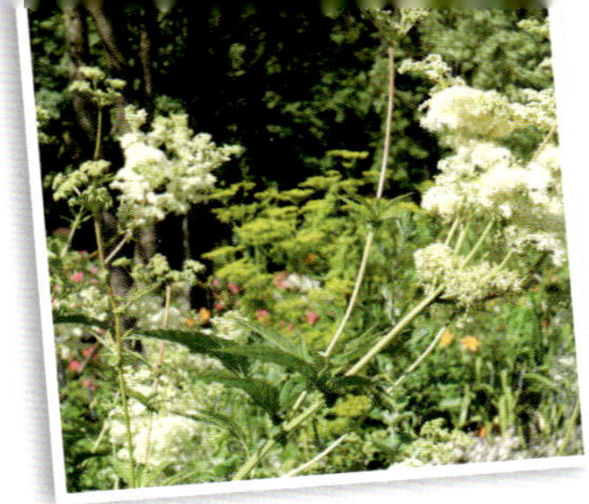

Mädesüß-Butter

Mädesüß – Filipendula ulmaria – Rosengewächs

Geschmack

» *Mandelartiger Geschmack*

Verwendung

» *Brotbelag, Brioche, Zwieback, Süßes, Überbackenes*

Empfohlene Menge

» *mäßig*

Tipp

» *Diese süße Butter kann mit allerlei Blüten von Garten- und Wildpflanzen zubereitet werden, z. B. Quendel- oder Taubnesselblüten, eventuell auch mit etwas Zimt verfeinern oder Beeren untermischen – ein fruchtiger Aufstrich*

ZUTATEN

- **1 Handvoll Mädesüß-Blüten**
- **¼ kg Sauerrahmbutter**
- **½ Vanillestange**
- **1–2 EL Blütenhonig**

ZUBEREITUNG

Blüten abzupfen, alles Grün entfernen (in einen Papiersack stecken und schütteln), auf einem Blech mit einem Tuch abdecken, falls Kriechtiere versteckt sind | Mark der Vanillestange auskratzen | Butter mit Zimmertemperatur in den Mixer geben und cremig schlagen | Honig und Vanillemark hinzufügen, Blüten zur Butter unterheben | In kleine Silikonformen oder in ein Schraubglas füllen und im Kühlschrank lagern | Kann auch portionsweise eingefroren werden

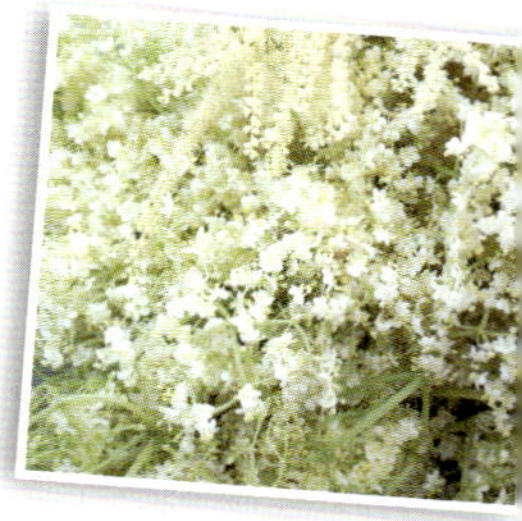

Mädesüß-Zucker

Geschmack

» *Mandelartiger frischer Geschmack*

Verwendung

» *Tee und überall, wo eine besondere Süße passt*

Empfohlene Menge

» *unbedenklich*

ZUTATEN

- **1 Handvoll Mädesüß-Blüten (ersatzweise Holunderblüten)**
- **100 g Birkenzucker**
- **Etwas Tonkabohne**

ZUBEREITUNG

Blüten abrebeln | Ein kleines Stück einer Tonkabohne fein reiben | Alles mit dem Zucker mahlen | In ein Schraubglas schichten und mehrere Tage ziehen lassen | Trocknen, nochmals mahlen

Mädesüß-Eiscreme

ZUTATEN

- **50 ml Milch**
- **½ Becher Schlagobers**
- **1 Becher Joghurt fettarm**
- **50 g Rohrohrzucker, Honig (mit Früchten pürieren) oder Mädesüß-Zucker**
- **½ kg frische Beeren (Himbeeren, Erdbeeren, Heidelbeeren)**
- **¼ l Mädesüßblüten ohne Grün**

ZUBEREITUNG

Beeren für mehrere Stunden einfrieren | Milch und Zucker aufkochen | Blüten hinzufügen und mehrere Stunden ziehen lassen | Abseihen und erkalten lassen | Joghurt mit den gefrorenen Beeren pürieren | Mädesüß-Milch-Auszug hinzufügen | Obers steif schlagen und unterziehen | Genießen

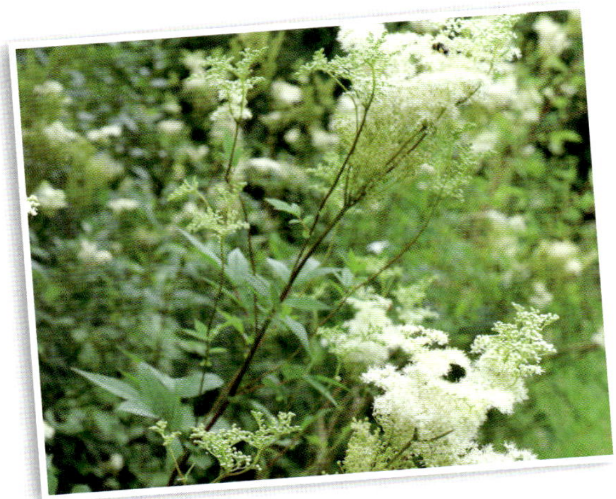

Geschmack

» Süßer Bittermandelgeschmack

Verwendung

» für Desserts, zum Garnieren von Süßspeisen
» Mädesüß dient auch als Teemischung (mit Thymian, Holunder- und Lindenblüten, etwas Salbei), vorbeugend bei Erkältungen, Sirup, Gelee, Kräuterlikör

Empfohlene Menge

» mäßig

Gesundheit

» Mädesüß enthält Salicylsäure (natürliches Aspirin), die Volkmedizin sagt ihr schmerzlindernde, blutreinigende, entzündungshemmende, entgiftende Wirkungen nach, lindert Probleme im Magen- und Darmtrakt

» Sind keine frischen Blüten vorhanden, verwenden Sie einen Sirup, der wie Holunderblüten angesetzt wird.
» Die Blüten können in Eiswürfeln eingefroren oder auch getrocknet werden.

Rezept

Malven-Süße

Malve – Malva – Malvengewächse

Geschmack

» *Süßlich*

Verwendung

» *als Brotbelag, zum Tee, Süßen von Desserts und allerlei Mehlspeisen*
» *für Käse, Fleisch- und Wurstplatten, als Dip, für Salatdressing, zu Kurzgebratenem, Aufstrich, Chutney*

Empfohlene Menge

» *mäßig*

Gesundheit

» *bei Erkältung, aber auch zur Stärkung des Immunsystems*
» *Als Tee wird die Malve kalt angesetzt, somit passt sie wunderbar in den Honig als Süßungsmittel, ohne noch irgendwie erhitzt zu werden, wobei man nur wichtige Inhaltsstoffe zerstören würde.*

ZUTATEN

- **1 Tasse frische Malvenblüten**
- **1 Glas Honig vom umliegenden Imker oder 1 Tasse Birkenzucker**

ZUBEREITUNG

Malvenblütenblätter abzupfen und alles Grün entfernen | Mit der Wiege fein hacken und in den Honig/Zucker mischen | Gut verschließen, lichtgeschützt und kühl lagern

Die Blüten verlieren an Farbe und heller Honig (Blütenhonig) nimmt sie an, dennoch belasse ich sie im Honig. Nachdem sie so fein sind, spürt man sie beim Essen kaum. Zucker färbt sich je nach Menge und Sorte toll ein. Zucker muss getrocknet und nochmals gemahlen werden.

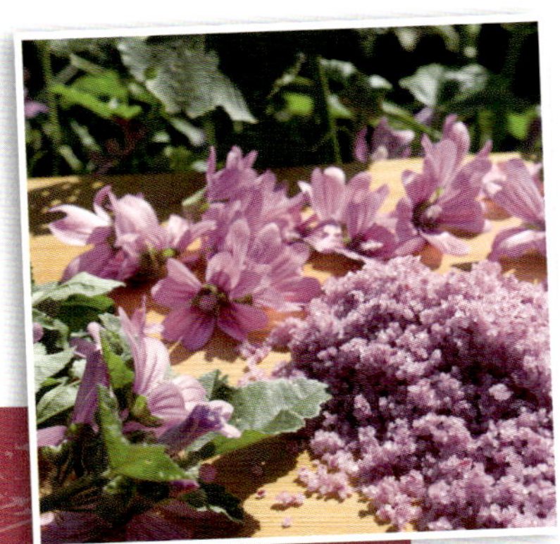

Malven

Wachsen bestens in jedem Garten, wuchern, daher eine Ecke für sie freihalten; sie kommen jedes Jahr aufs Neue. Mehrere Sorten dienen als Bienennahrung.

Marillen eingelegt

Marillen – Prunus armeniaca – Steinobst – Rosengewächse

Rezept

ZUTATEN

- **1 kg Wachauer Marillen (Aprikosen) mittlerer Größe**
- **1 l Wasser**
- **250 g Birkenzucker**
- **Etwas Marillenschnaps**

ZUBEREITUNG

Läuterzucker (siehe S. 81) kochen (jedoch mit dieser geringen Zuckermenge) | Marillen halbieren und entsteinen | Einige aufbrechen, da die darin enthaltenen Kerne den Geschmack intensivieren | Mäßig verwenden wegen der enthaltenen Blausäure | Kerne mit den Marillenhälften in Einmachgläser schichten | Mit Läuterzucker aufgießen, etwas Schnaps oben drauf und verschließen | Gut ½ Stunde lang im Backrohr oder in einem hohen Kochtopf bei 75° C einkochen

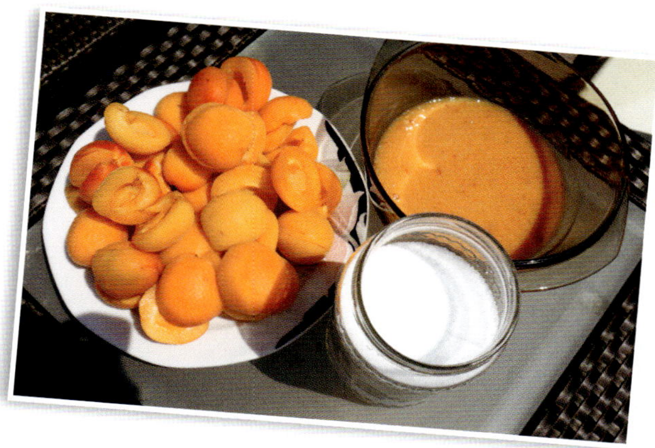

Geschmack

» Fruchtig

Verwendung

» als Kompott, zu Desserts, Eis

Haltbarkeit

» 6 Monate

Gesundheit

» Marillen enthalten viel Wasser, wenig Zucker & Kalorien, wirken antioxidativ.

» Wichtige Inhaltstoffe sind Carotinoide, Vitamin C, Folsäure, Mineralstoffe wie Kalzium, Kalium, Eisen und Magnesium, Phenolsäure

Tipp

» Da Marillen nicht nachreifen, müssen sie reif im Juli/ August geerntet werden. Die Kerne dienen zur Produktion von Persipan (Marzipan-Ersatz, ist günstiger und im Gebäck kaum zu unterscheiden).

Rezept

Müsliriegel

Geschmack
» *Fruchtig*

Verwendung
» *als Zwischenmahlzeit, Nachtisch, Jause, Snack für sportliche Aktivitäten (Alkoholgehalt des Rums verdampft)*

Empfohlene Menge
» *unbedenklich*

Haltbarkeit
» *3 Wochen*

Gesundheit
» *Energiekick*

ZUTATEN

- **90 g getrocknete Datteln oder Zwetschken**
- **90 g getrocknete Marillen oder Cranberrys**
- **180 g Rosinen**
- **125 g Walnüsse**
- **125 g Mandeln**
- **100 g Sesam**
- **30 g Buchweizenmehl**
- **2 Äpfel**
- **60 g Ahornsirup**
- **Etwas Zimt, Ingwer, Nelken und Muskat oder Sweet Energy (siehe S. 165)**
- **Einige Sonnenblumenkerne**

ZUBEREITUNG

Äpfel entkernen | Trockenfrüchte und Äpfel im Thermomix zerkleinern und mit den Gewürzen, Sesam, Sirup und Mehl mischen | Die grob gehackten Nüsse und Mandeln untermengen und mit der Masse vermengen | Die Masse etwa 1-1½ cm hoch auf die Hälfte eines Backblechs streichen | Eventuell etwas mit Rum oder Wasser anfeuchten | Mit Sonnenblumenkernen bestreuen und andrücken | Bei 170° C unter Beobachtung in etwa 25 Minuten backen | Abgekühlt in Rechtecke schneiden | In einer Keksdose aufbewahren

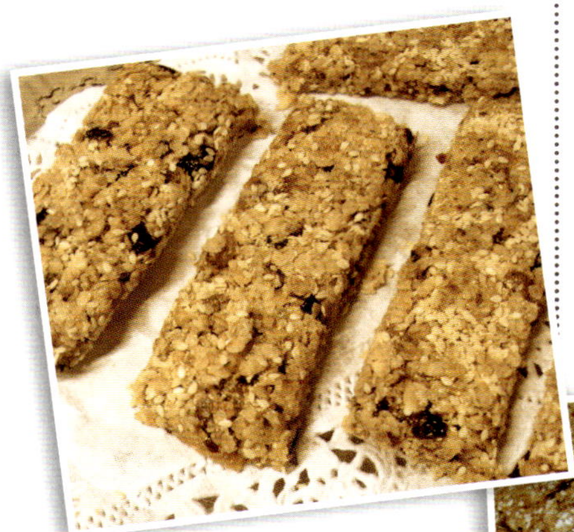

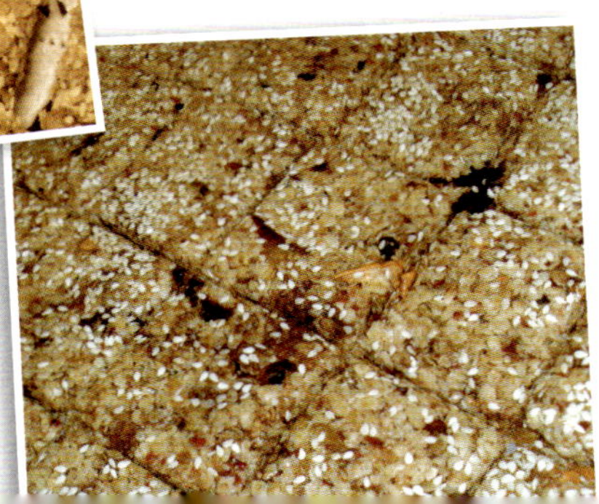

Sweet Energy (*Apfelstrudel-Süße*)

Rezept

ZUTATEN

- 100 g Birkenzucker
- 1 Zimtstange
- 5 Nelken
- Ein kleines Stück Muskat
- 1 TL Anis
- 1 TL Fenchel
- Ein paar Korianderkörner
- 2 Pimentkörner
- 1 Lavendelblüte
- Mark einer ½ Vanillestange
- Etwas getrocknete Kurkuma gemahlen
- Ein paar Kümmelsamen
- 1 EL Zitronenschale getrocknet
- Etwas Zitronenverbene getrocknet
- 1 Msp. feines Salz naturrein

ZUBEREITUNG

Alle Zutaten fein mahlen | Eventuell durchsieben | In ein Schraubglas abfüllen und etikettieren | Lichtgeschützt aufbewahren

Geschmack

» Zimtiger Weihnachtsduft

Verwendung

» Apfel- und Topfenstrudel, Müsli, Äpfel, Birnen, Orangen, Desserts, Schmarren, Grießkoch, Tee, Gebäck, zum Süßen von allerlei Gebäck

Empfohlene Menge

» sparsam

Gesundheit

» energiefördernde und wärmende Gewürze

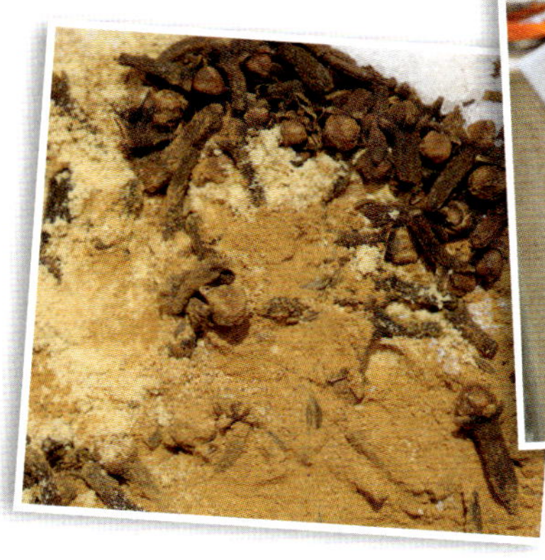

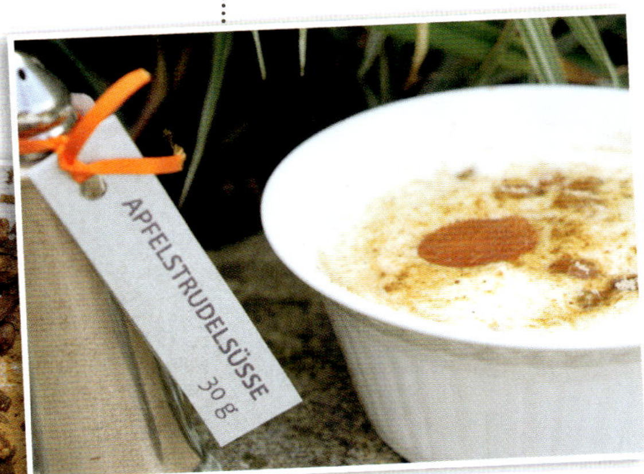

Rezept

Power Plates (Energiekekse)

vegan

Geschmack
» *Würzig süß*

Verwendung
» *Energie-Kick, wenn der Akku leer ist*

Empfohlene Menge
» *täglich maximal 3 Kekse; nicht für Kinder*

Gesundheit
» *beleben, zur Gedächtnisaufbesserung, fördern die Durchblutung*

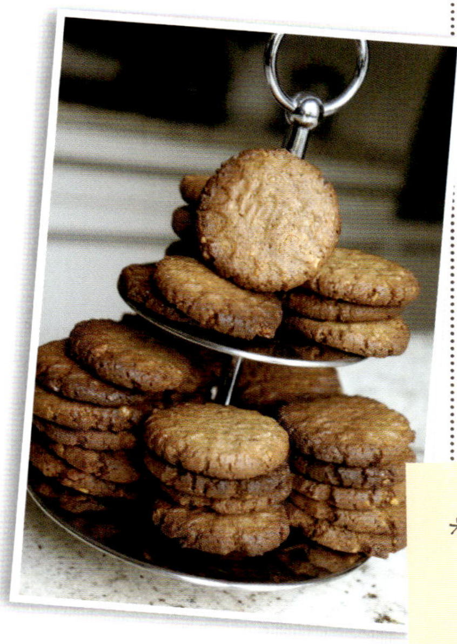

ZUTATEN

für 75 Stück

- **200 g Wal- oder Haselnüsse oder Mandeln**
- **400 g Dinkelvollkornmehl (kann bis zu 20 % mit Kastanienmehl gemischt werden)**
- **50 g Birkenzucker**
- **5 EL Sweet Energy (siehe S. 165)**
- **250 g weiche Sauerrahmbutter oder 100 % Kokosöl**
- **2 Eier oder eine Banane**
- **Etwas feines Meersalz naturrein oder Vanillesalz***
- **Etwas Wasser**

ZUBEREITUNG

Alle Zutaten in die Rührschüssel geben und einen Teig kneten | Wasser bei Bedarf hinzufügen | 2 Rollen daraus formen und in Pergamentpapier einwickeln | 2–3 Stunden kalt stellen | In dünne Scheiben schneiden und auf ein mit Backpapier ausgelegtes Blech legen | Bei 180° C Heißluft ca. 15–20 Minuten unter Aufsicht backen

Tipp
» *mit einem Kekse-Stempel und nett verpackt, sind die Power Plates ein nettes Mitbringsel*

**Vanillesalz*

Vanilleschote klein schneiden und in ein Glas naturreines, unjodiertes Salz mischen

Walnüsse eingelegt

Rezept

Walnuss – Juglans regia – Walnussgewächse

ZUTATEN

- **250 g grüne Walnüsse (ohne Schadstellen, keine innere feste Schale – Ende Juni)**
- **250 g Rohrohrzucker**
- **¼ l Weinbrand (38 Vol.-%)**
- **1 Zimtstange**
- **5 Nelken**

ZUBEREITUNG

Nüsse pflücken (mit Handschuhen) und waschen | Mit einer Nadel rundum einstechen | In ein Glas geben und mit kaltem Wasser auffüllen | 14 Tage lang mehrmals täglich das Wasser wechseln (es verfärbt sich von grün bis schwarz) | Danach mit kochendem Wasser übergießen und abseihen | Zucker in Wasser aufkochen, Zimt und Nelken hinzufügen | Walnüsse beimengen und fast 1 Stunde leicht köcheln lassen | Abkühlen, in ein Rexglas füllen und dieses verschließen | 5 Tage kalt stellen | Flüssigkeit in einen Topf geben und 5 Minuten kochen | Heiß über die Nüsse leeren und auskühlen lassen | Mit Weinbrand aufgießen, fest verschließen und kalt stellen | Vor Gebrauch unbedingt 2 Monate ziehen lassen | Ein Prozedere, das sich lohnt

Geschmack

» Nussig

Verwendung

» Über Desserts wie Pudding, Eis bis Käse und Wild

Inhaltsstoffe

» Omega-3-Fettsäuren, äther. Öle, Bitter- und Gerbstoffe, Juglon (Farbstoff in der Walnussschale), Mineralstoffe

Gesundheit

» Wirken anregend, entzündungshemmend, harntreibend und schmerzstillend

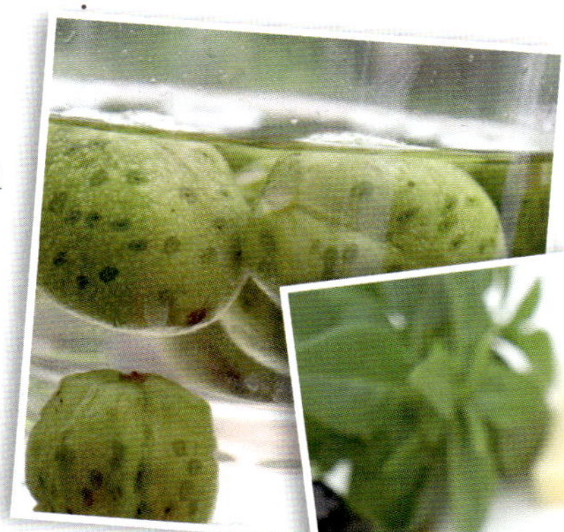

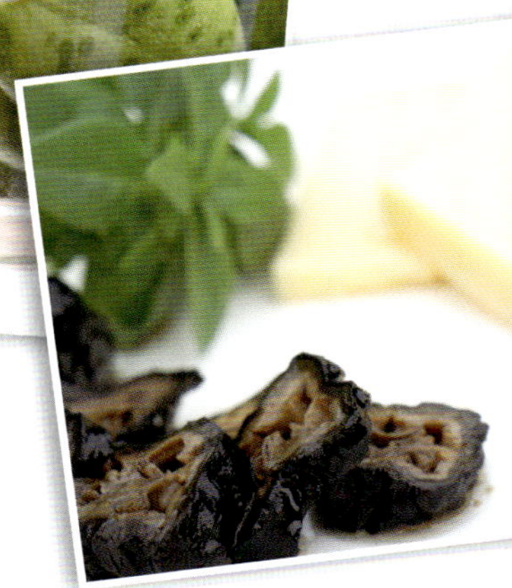

Walnussbaum

Blätter, grüne und reife Früchte sowie die Kämben (Trennwände zwischen den Kernen) finden Verwendung.

Rezept

Nuss-Honig

Geschmack

» *Am besten schmecken selbst aufgeschlagene Nüsse*

Verwendung

» *Über Dessert, Eis, aufs Brot, in die heiße Milch*

» *Für einen Apfel-, Birnen-, Kirschen- oder Zwetschken-Strudel, wenn´s mal schnell gehen muss (statt Nüssen + Zucker + Gewürzen), nur das Obst klein schneiden und mit dieser Mischung in den Teig füllen.*

» *Reiche ich ihn zu Käse, füge ich statt den Gewürzen etwas gehackten Rosmarin hinzu.*

Empfohlene Menge

» *Zuckergehalt des Honigs ist zu berücksichtigen*

» *Bei den Nüssen handelt es sich um pflanzliche, großteils ungesättigte Fettsäuren, sodass Nüsse in kleinen Mengen sogar zu den Schlankmachern gehören.*

» *Maximal 3 EL täglich*

Gesundheit

» *Wir sind uns der Wirkung des Honigs bewusst*

» *Vanille, Fenchel und Anis beruhigen*

» *Nüsse enthalten Proteine, stoppen den Heißhunger und regen die Gehirntätigkeit an*

ZUTATEN

› **100 g Walnuss- oder Haselnusskerne**
› **400 g Blüten- oder Waldhonig (auch Lindenblütenhonig schmeckt)**
› **Orangenschalen hauchdünn geschnitten oder getrocknet und fein gemahlen**
› **1 Vanillestange**
› **1–2 Sternanis nach Geschmack**
› **½ TL Fenchelsamen**
› **½ TL Fenchelkraut getrocknet**

ZUBEREITUNG

Nüsse in einer beschichteten Pfanne ohne Fett kurz rösten und auskühlen lassen | Mark der Vanille herauskratzen | Gewürze und Kräuter fein mahlen | Nüsse, Orangenschale und Vanille hinzufügen und mahlen | Masse in ein Schraubglas füllen | Honig leicht erwärmen | Ins Glas gießen und gut durchrühren | 1 Woche ziehen lassen | Abfüllen und etikettieren

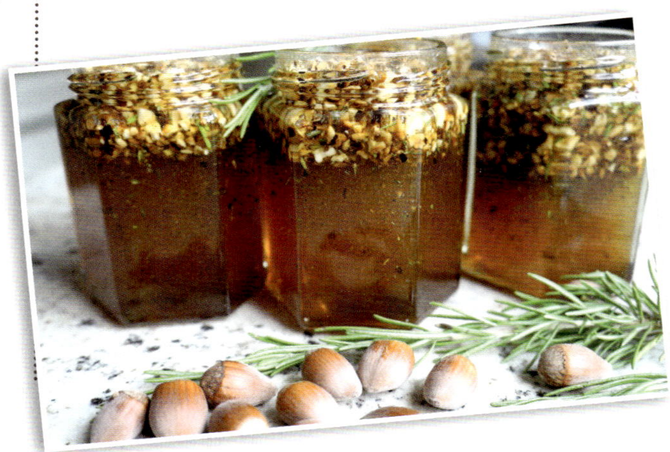

Nusszucker

Rezept

ZUTATEN

- 50 g Rohrohrzucker
- 50 g Birkenzucker
- 100 g Haselnüsse oder Mischung aus Mandeln, Erd-, Cashew-, Wal- und Haselnüssen
- 1 Vanilleschote

ZUBEREITUNG

Nüsse in einer beschichteten Pfanne ohne Fett bei geringer Hitze rösten, unbedingt beaufsichtigen, damit sie nicht bräunen oder schwarz werden | Zwischen ein Geschirrtuch geben und rubbeln, sodass sich die etwas bittere Schale löst | Durch ein grobes Sieb aussortieren und auskühlen lassen | Mahlen und trocknen (notwendig aufgrund der Öle) | Vanilleschote aufschneiden und Mark herausschaben | Zucker und Vanille fein bzw. je nach Verwendung mahlen | Mit den Nüssen mischen (nicht mehr in die Mühle geben, da durch den Fettgehalt ein Brei entstehen würde) | In ein Schraubglas abfüllen und etikettieren | Nüsse sind begrenzt haltbar

Geschmack

» Nussig

Verwendung

» für Nussaufstrich, Müsli, Apfelstrudel und siehe Verwendung Nuss-Honig

Empfohlene Menge

» mäßig, (Erd)Nüsse können Allergien hervorrufen

Gesundheit

» Nüsse dienen als Gehirnnahrung

» pflanzliche Fette sind enthalten

» kalorienreduziert durch Birkenzucker; kann auch zur Gänze mit Birkenzucker zubereitet werden

Tipp

» Vegane Nuss-/ Mandelmilch: 2 EL Nusszucker einfach in ½ l Wasser aufschäumen

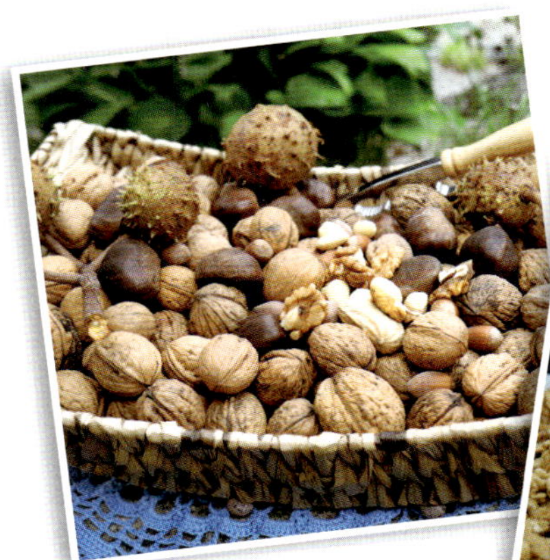

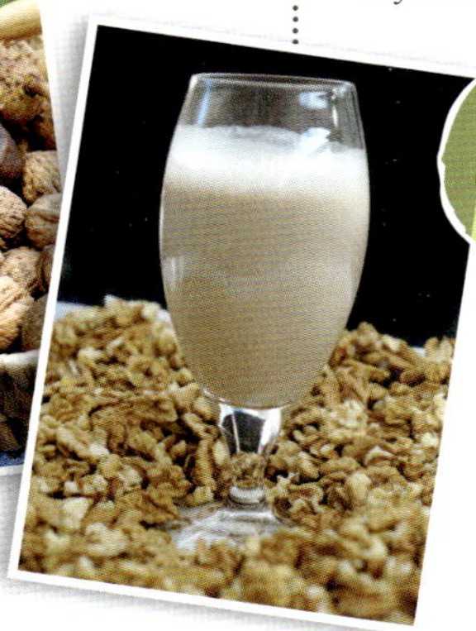

vegan

Rezept

Nussaufstrich

vegan & lactosefrei

Geschmack

» *Schoko-nussig*

Verwendung

» *Brotbelag, Schokoladefondue, zum Abrunden & als Deko von Desserts*
» *für Schokoladekipferl (Füllung für Blätterteig) & Schoko-Palatschinken*
» *Tolles Geschenk für Kinder, damit sie mal das eigene Glas „Nutella“ für sich behaupten zu können.*

Empfohlene Menge

» *Mäßig, da Kakao Koffein beinhaltet und größere Mengen abends eventuell das Einschlafen bei Kindern hinauszögern*

Gesundheit

» *Kalorienreduziert, bei Nuss-Allergie meiden; Gehirnnahrung, auch für Sportler günstig*

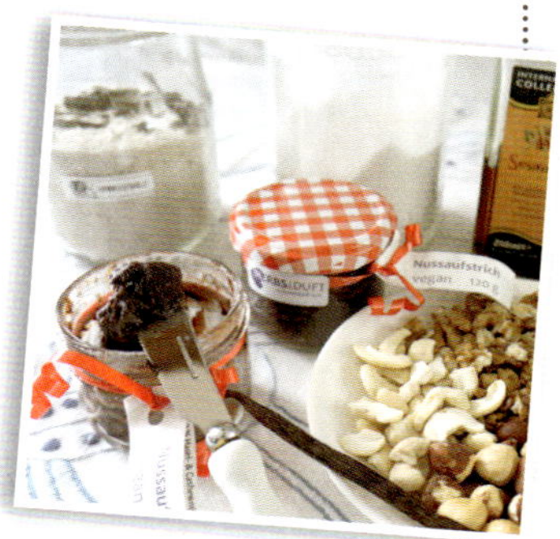

ZUTATEN

- **200 g Nusszucker**
- **170 g Haselnüsse über Nacht (24 Std.) in lauwarmem Wasser eingeweicht**
- **170 g Sesam-, Cashew- oder Mandelöl, -mus oder -paste**
- **Eventuell noch etwas Kokosöl, falls die Masse zu fest ist**
- **400 ml abgekochtes heißes Wasser**
- **1 Prise feines Meer- oder Steinsalz naturrein oder Vanillesalz (S. 166)**
- **4–5 EL Kakaopulver (zuckerfrei)**

ZUBEREITUNG

Eingeweichte Nüsse in der Küchenmaschine fein pürieren | Salz im Wasser auflösen und mit dem Nusszucker in die Mühle hinzufügen | Gut durchmixen | Mixer-Temperatur auf 70° C einstellen oder Masse im Topf erwärmen, nicht kochen! | Öl langsam hinzugeben und zu einer cremigen Masse rühren | Kakao einrieseln lassen und gut untermischen | Rühren, bis die gewünschte Konsistenz des Aufstrichs erreicht ist. | In Schraubgläser abfüllen, dabei Luftlöcher vermeiden | Hält im Kühlschrank 4–5 Wochen; keine Verunreinigung hineinbringen | Weißer Film = Birkenzucker kristallisiert eventuell etwas – einfach durchrühren. | Kann nicht schimmeln, da Birkenzucker keine Pilze nährt

Tipp

» *Die Zuckermenge kann reduziert werden; man verwendet stattdessen Datteln, diese müssen allerdings entsteint, klein gehackt und auch über Nacht eingeweicht werden. Der Aufstrich schmeckt fruchtiger, die Haltbarkeit verkürzt sich.*

Orangen-Extrakt

Orangen – Citrus sinensis – Zitrusfrucht – Rautengewächs

ZUTATEN

- **4 Orangen**
- **4 Zitronen**
- **½ l Wasser**
- **800 g Rohrohrzucker oder Ursüße, fein gemahlen**

ZUBEREITUNG

Früchte inklusive Schalen mit heißem Wasser übergießen, herausnehmen und abtrocknen | Vierteln und Kerne entfernen | Mit dem Zucker fein pürieren | Fruchtmasse mit Wasser aufkochen | Durch ein Sieb streichen | Wieder in den Kochtopf geben, rühren und einkochen, bis sich der Zucker aufgelöst hat und sich eine sirupartige Konsistenz bildet

Geschmack

» *Fruchtig frisch*

Verwendung

» *gut 1 EL in einem Glas mit Wasser/ Mineral/ Sekt aufgießen*

Empfohlene Menge

» *mäßig*

» *Statt Orangen können auch nur Zitronen verwendet werden. Dieses Extrakt schmeckt dann vorzüglich im Zitronensorbet*

Orangen

Die Orangenernte erfolgt in Europa von August – Oktober. Es werden die Blüten, die Schale und der Saft verarbeitet. Von Getränken über Tee und Öl bis zu Kosmetikprodukten finden Orangen in vielen Bereichen Verwendung. Sie gedeihen auch bei uns in einem Winterquartier mit viel Sonne. Die Früchte bleiben oft grün, sind aber trotzdem reif. Die Entgrünung ist in der EU erlaubt. Durch die Kälte in der Nacht werden sie orange.

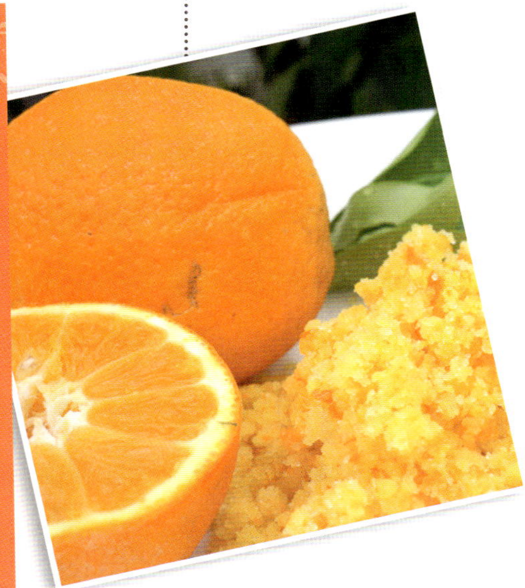

Rezept

Orangenthymian-Zucker

Orangenthymian – Thymus fragrantissimus – Lippenblütler

Geschmack
» *Der Duft der Orange*

Verwendung
» *Topfensüßspeisen, Cocktails, Soßen, Gebäck, Fruchtsoßen, Wildsoßen, zum Glacieren von Ente*

Empfohlene Menge
» *mäßig*

Gesundheit
» *Erkältung vorbeugen*

ZUTATEN

- **½ Handvoll Orangenblüten mit dem umwerfenden Duft**
- **Einige Triebspitzen Orangenthymian**
- **Schale 1 Orange**
- **100 g Birkenzucker**

ZUBEREITUNG

Orangenblüten abnehmen und fein wiegen | Blättchen des Orangenthymians abrebeln | Orangenschale hacken | Thymian, Orangenschale und Zucker fein pürieren | Blüten untermischen | In ein Glas abfüllen und für 1 Tag in den Kühlschrank stellen | Trocknen und eventuell nochmals mahlen | Abfüllen und etikettieren

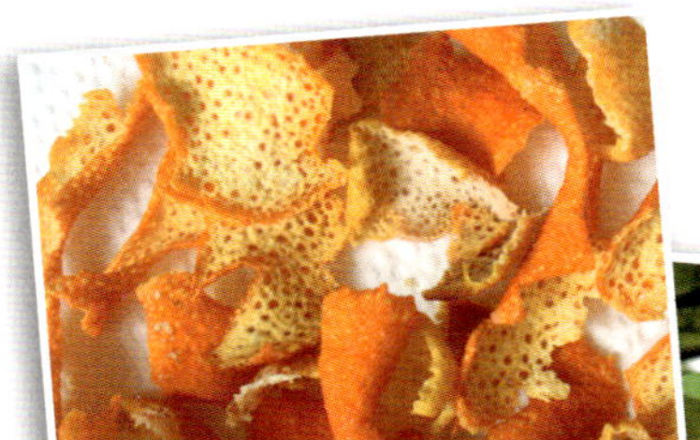

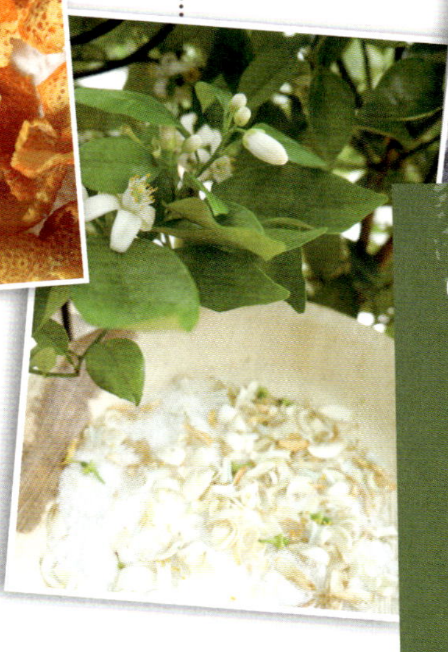

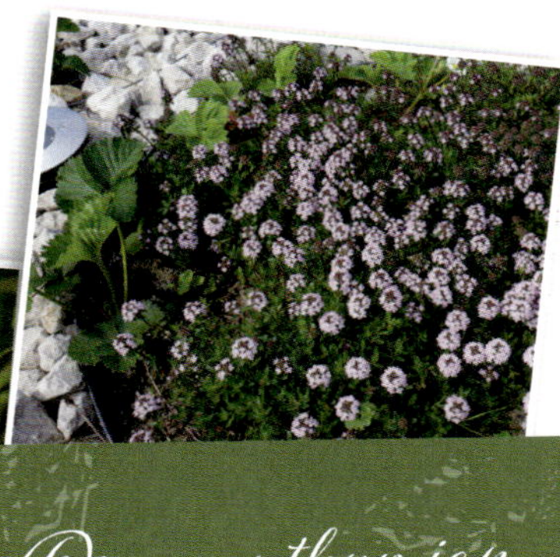

Orangenthymian

Mehrjährig, aber nur zum Teil winterhart, Winterschutz (Vlies, Stroh) anbringen, darf im Herbst nicht mehr geschnitten werden, ein sonniger sandiger Standort unterstützt das Aroma

Pfefferminz-Zucker

Rezept

Echte Pfefferminze – Mentha x piperita – Lippenblütler

ZUTATEN

- **1 Bündel Triebspitzen verschiedener Minzearten oder auch nur einer, die intensiver duftet, und zwar die letzten 5 cm**
- **100 g Birkenzucker oder Rohrohrzucker (speziell für Cocktails)**

ZUBEREITUNG

Minze grob hacken und mit dem Birkenzucker in der Mühle kurz pürieren | trocknen lassen, nochmals mahlen, abfüllen und etikettieren

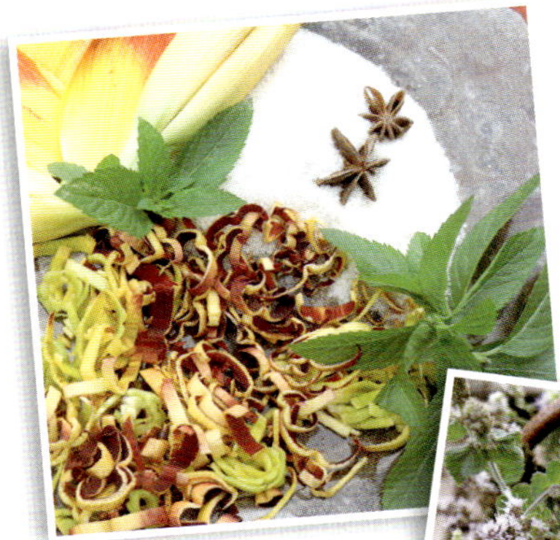

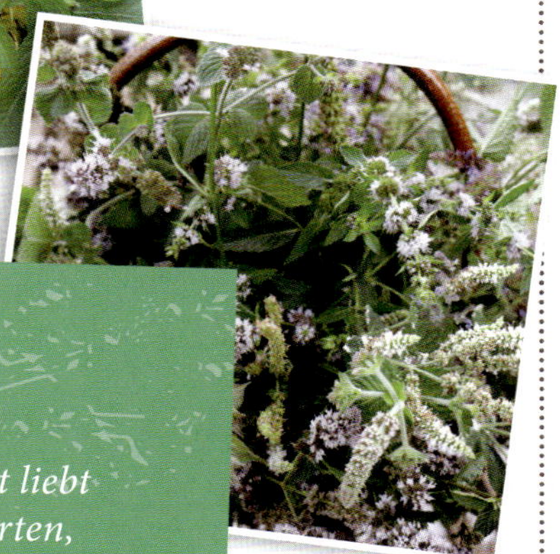

Pfefferminze

Das winterfeste Kraut liebt feuchte Stellen im Garten, vermehrt sich aufgrund der vielen Ausläufer und dient als wunderbarer Bodendecker. Die Pfefferminze ist eine Kreuzung zwischen der Krause- und der Wasserminze.

Geschmack

» Erfrischend durch den Menthol-Gehalt, ein toller Ersatz für gekauften Traubenzucker mit Minzegeschmack

Verwendung

» Eis, Joghurt, Panna cotta, Cocktails (Hugo, Mojito), Wasser, Tee, Früchte wie Erdbeeren, Likör

Empfohlene Menge

» mäßig, größere Mengen nicht länger als 3 Wochen hindurch einnehmen, ungeeignet für Kinder unter 3 Jahren

Gesundheit

» leicht abführend aufgrund der Gerbstoffe, äther. Öle, Flavonoide, Vorbeugung gegen Migräne
» ein Aphrodisiakum, wirkt antibakteriell, beruhigend, schmerzstillend
» unterstützt Magen und Darm, wirkt gegen Übelkeit, als Vorbeugung gegen Grippe, bringt frischen Atem

Tipp

» Im Juni/ Juli können Sie den Zucker auch mit Taglilienblüten mischen. Ein aromatischer Zucker, der auch in Desserts Anklang findet.

Rezept

Pfefferminz-Sirup

Geschmack
» *Erfrischend, Minzegeschmack*

Haltbarkeit
» *Kühl mindestens 6 Monate*

Verwendung
» *Eis, Joghurt, Panna cotta, Cocktails, Tee, mit Soda, Weißwein oder Prosecco aufgießen*

Empfohlene Menge
» *mäßig*

ZUTATEN

- **1 Bund Triebspitzen verschiedener Minzearten mit intensivem Geschmack, z. B. die Echte Pfefferminze, die Schokominze oder die Ingwerminze (ca. 100 g)**
- **1 kg Birkenzucker**
- **1 Stück Vanillestange**
- **3 Zitronen**
- **¾ l Wasser**

ZUBEREITUNG

Mark der Vanillestange auskratzen | Minze grob hacken, mit dem Birkenzucker und den geviertelten Zitronen in der Mühle kurz mahlen | Etwas Wasser hinzufügen und fein pürieren | Restliches Wasser zum Kochen bringen, Vanillemark dazugeben und Minze-Püree hinzufügen | Kurz aufkochen und über Nacht abgedeckt ziehen lassen | Abseihen, Flüssigkeit nochmals ein paar Minuten köcheln lassen | Heiß in vorgewärmte Flaschen füllen und gut verschließen

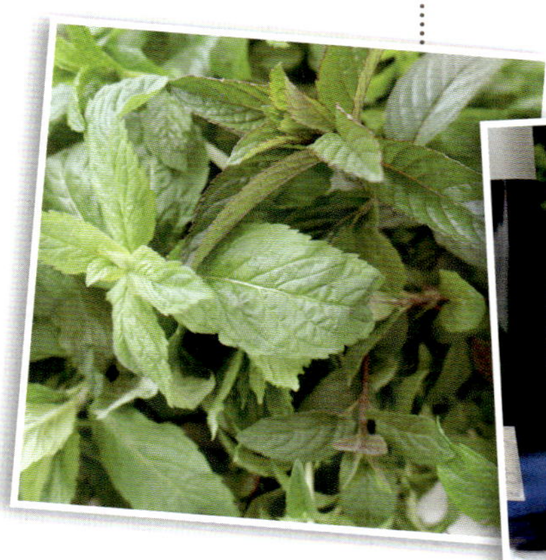

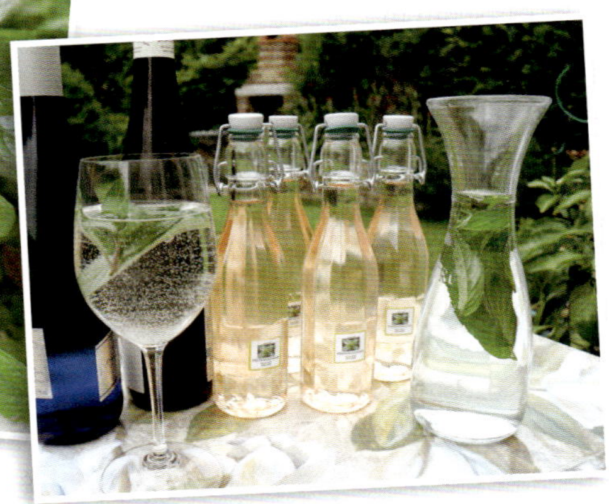

Minze-Panna-cotta

ZUTATEN

für 4 Personen:

- **½ l Schlagsahne**
- **50 g Pfefferminz-Zucker**
- **1 Bündel Triebspitzen verschiedener Minzearten (einfach Blätter probieren)**
- **10 Blätter Basilikum**
- **5 Blätter Zitronenverbene**
- **2 Vanilleschoten**
- **1 EL Minze-Sirup**
- **6 Blatt weiße Bio-Gelatine**
- **Etwas Rum**

ZUBEREITUNG

Gelatine blattweise in flache Schüsseln im kalten Wasser einweichen | Vanilleschoten aufschneiden, Kräuter grob hacken | Sahne, Zucker und Vanilleschoten aufkochen und ein paar Minuten leicht köcheln lassen | Vom Herd ziehen und Minze darin 30 Minuten ziehen lassen | Schote entfernen | Durch ein Sieb laufen lassen, Masse auf lauwarm abkühlen | Gelatine ausdrücken und in die Masse einrühren, bis alles aufgelöst ist | Sirup unterrühren | Schraubgläser oder kleine Rexgläser mit Rum ausspülen | Je 1 Blatt Minze hineinlegen, Sahnemischung darübergießen | Im Kühlschrank mindestens 3 Stunden fest werden lassen.

Tipp

» Kann super am Vortag für eine Party vorbereitet werden. Für ein Buffet reicht die Menge sogar für 6 Personen.

» Mit Erdbeer-Sirup oder Schlüsselblumen-Honig garnieren.

» Statt Minze können Limettenblätter verwendet werden.

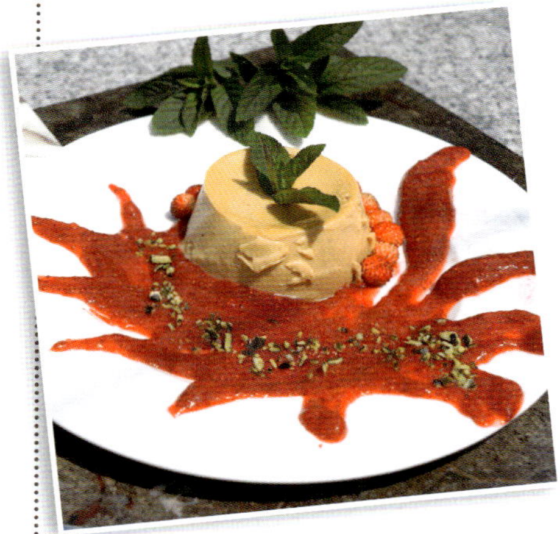

Minze-Schokolade

Verwendung

» In Papiertütchen geben und in einer Glasschale kühl aufbewahren
» eignet sich als nettes Mitbringsel

ZUTATEN

- **80 g Kakaobutter**
- **180 g Birkenzucker fein gemahlen**
- **100 g Milchpulver**
- **150 g Kakao**
- **50 g getrocknete Minzeblätter (geschmacksintensive wie Ingwer- oder Erdbeerminze) fein gemahlen**
- **Gehackte Kürbiskerne nach Belieben**

ZUBEREITUNG

Kakaobutter im Wasserbad auflösen | Birkenpuderzucker darin lösen, bis eine homogene Masse entsteht, Minze einrühren | Milchpulver unterziehen, von der Platte nehmen und mit Kakao glatt rühren | Kürbiskerne in die Förmchen geben, mit Schokolade auffüllen | zumindest für 1 Stunde kalt stellen

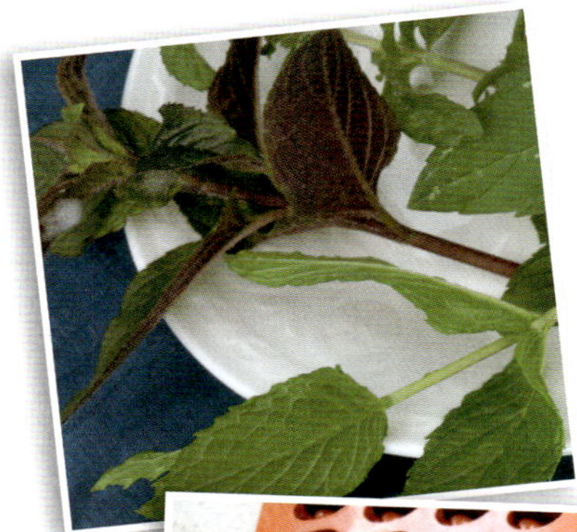

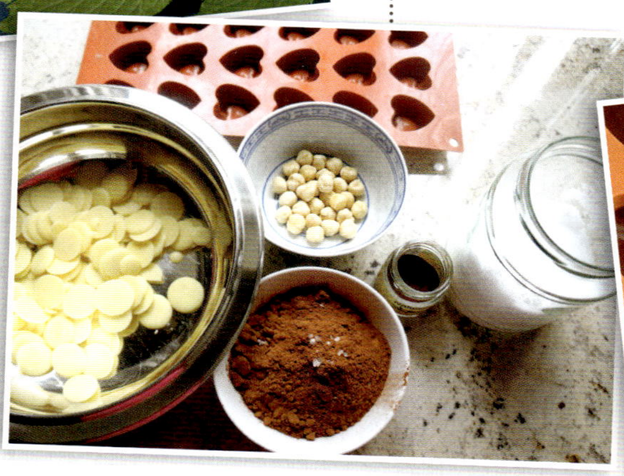

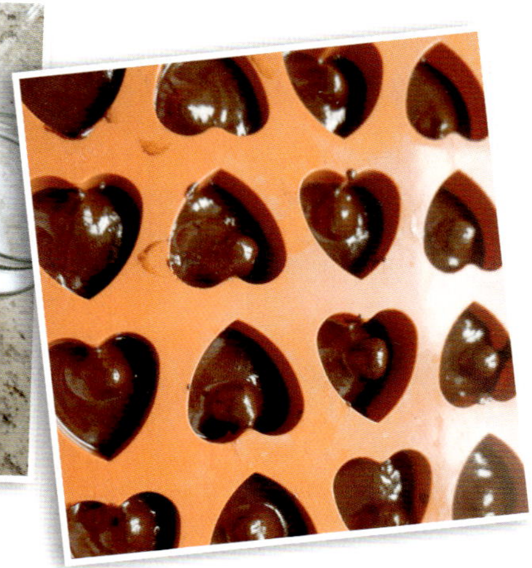

Pfirsich-Mus

Rezept

Pfirsich – Prunus persica – Steinobst – Rosengewächs

ZUTATEN

- **500 g reife Pfirsiche entsteint (alternativ Weinbergpfirsiche oder Nektarinen)**
- **200 g Rohrohrzucker**
- **200 g Birkenzucker**
- **½ TL Zimt frisch gemahlen**
- **2 cl Pfirsichlikör oder Pfirsichschnaps**

ZUBEREITUNG

Pfirsiche entsteinen, ein paar Steine aufbrechen und die Kerne herausholen | Früchte in Stücke schneiden und mit dem Zucker und den Kernen pürieren | Aufkochen und 15 Minuten köcheln lassen, Alkohol eingießen und Zimt hinzufügen | In vorgewärmte Gläser füllen und gut verschließen | Auf den Kopf stellen und auskühlen lassen

Geschmack

» Fruchtig

Verwendung

» für Eis, Desserts, ins Joghurt, zum Aufgießen mit Sekt

Haltbarkeit

» mindestens 6 Monate

Gesundheit

» Produkte aus der eigenen Küche schmecken immer und sind gesünder; Pfirsiche sind kalorienarm, enthalten Vitamine und Mineralstoffe, viel Wasser

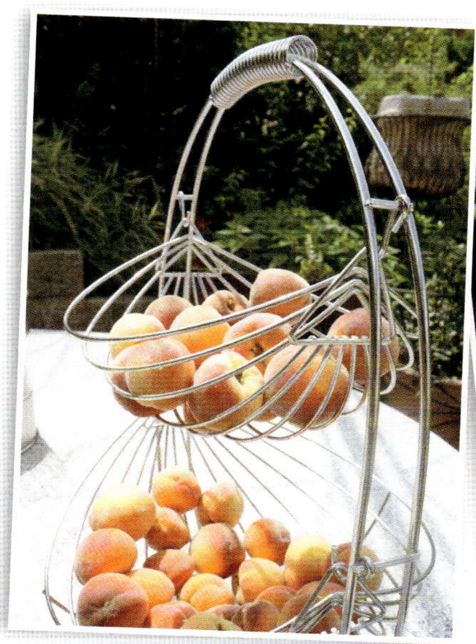

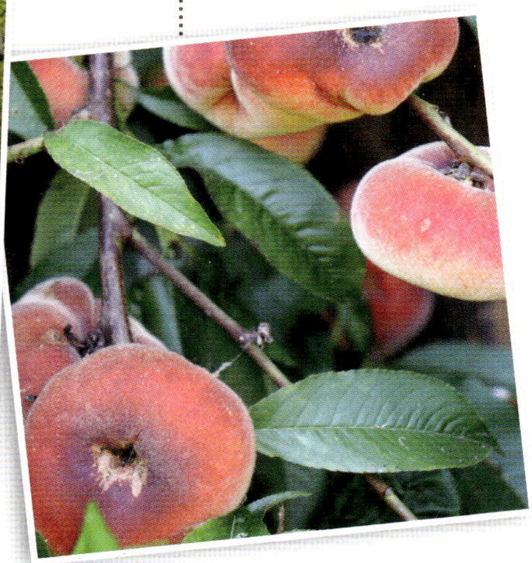

Rezept

Pfirsich-Eistee-Sirup

Geschmack
» *Fruchtig kühlend*

Verwendung
» *mit Leitungs- oder Mineralwasser aufgießen*

Haltbarkeit
» *mindestens 6 Monate*

Gesundheit
» *der Geschmack wird sie überzeugen im Vergleich zu jenem aus dem Supermarkt … und das ohne Konservierungsstoffe!*

Tipp
» *Pfirsiche reifen rasch nach, d.h. feste Früchte ernten/ kaufen.*

ZUTATEN

- **½ l Pfirsich-Mus oder Pfirsichsaft mittels Entsafter gewonnen**
- **1 l Wasser**
- **5 Zitronen (Saft und Schale)**
- **30 g Schwarztee (ersatzweise Hagebutten für Kinder)**
- **500–750 g Rohrohrzucker (bei Mus eben weniger)**

ZUBEREITUNG

Tee in Teesäckchen füllen und mit 1 l Wasser und Zitronenschalen aufkochen, ½ Stunde ziehen lassen | Beutel in den Kompost | Auskühlen lassen | Mit Zucker wieder aufkochen und einige Stunden ziehen lassen, bis er sich aufgelöst hat | Saft der Zitronen und Pfirsichmus oder -saft unterrühren, aufkochen und ½ Stunde simmern lassen | Heiß in Flaschen abfüllen und gut verschließen

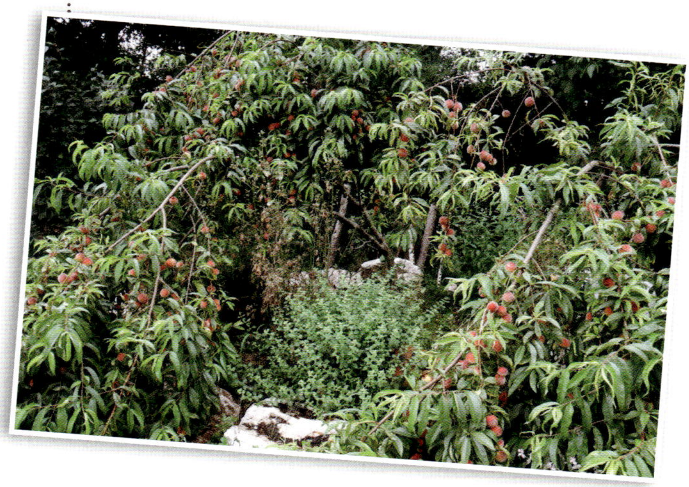

Preiselbeer-Mus

Preiselbeeren – Vaccinium vitis-idaea – Heidekrautgewächs

ZUTATEN

- **1 kg Preiselbeeren**
- **500 g Rohrohrzucker**
- **¼ l Wasser**
- **3 Nelken**
- **Ein kleines Stück Zimt**

ZUBEREITUNG

Zucker im Wasser auflösen, Beeren und Gewürze (in einem Säckchen) hinzufügen | 10 Minuten kochen, bis sie leicht glasig aussehen | Auskühlen lassen, dabei ständig rühren | Gewürzsäckchen wieder entfernen | In die Einmachgläser füllen und gut verschließen | 30 Minuten im Einkochautomat bei 90° C oder im Backrohr in einer Pfanne mit Wasser einkochen

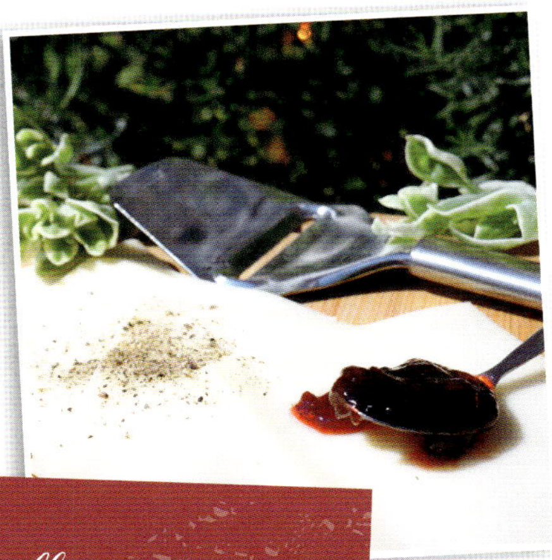

Preiselbeeren

Preiselbeerpflücken ist zeitintensiv und entsprechende Plätze muss man kennen, dennoch lohnt es sich.

Geschmack

» Leicht säuerlich und etwas herb

Verwendung

» Desserts, Topfen- und Joghurtspeisen, Brotbelag, zu Käse, für Wildgerichte, Bratsoßen, zu Paniertem, Gegrilltem & gebackenem Camenbert

Empfohlene Menge

» mäßig

Gesundheit

» Vitamin A, C, B1, B2, B3, Beta-Karotin, Mineralstoffe wie Kalium, Calcium, Magnesium, Phosphat; schützt vor Harnwegsinfektionen, zu hohem Cholesterin & Rheuma

Tipp

» Getrocknete Beeren statt Rosinen verwenden.

» Blasentee aus Preiselbeerblättern, Kamille, Birkenblättern, Zinnkraut & Goldrute mischen. 10 Minuten ziehen lassen.

Rezept

Punsch & Punschgewürz

Geschmack

» *Zimt- und Nelken überwiegen, Weihnachtsduft, passend für einen kalten Wintertag*

Verwendung

» *auch für Glühwein, Tee, Grog*

Empfohlene Menge

» *mäßig*

Gesundheit

» *ab und zu ein belebender Drink kann nicht schaden*

Verwendung

» *für einen (anti)alkoholischen Punsch, Glühwein, Parfait, Besoffenen Kapuziner*

» *Gewürz kann in größeren Mengen zubereitet und teilweise statt Lebkuchengewürz eingesetzt werden.*

ZUTATEN

- **1 l Rotwein (für Kinder Früchtetee verwenden – Hagebutte)**
- **Stevia, Kandis- oder Rohrohrzucker nach Geschmack**
- **Saft einer Zitrone oder Limette**

Für Gewürz

- **5 Gewürznelken**
- **2 Scheiben Ingwer**
- **½ Vanilleschote, aufgeschlitzt**
- **1 Zimtstange**
- **1 Kardamomkapsel**
- **Zitronen- oder Orangenzesten**
- **2 Sternanis**

ZUBEREITUNG

Gewürze und Zesten in einen Teebeutel füllen und mit dem Wein und dem Zucker in einen Topf geben, erhitzen (nicht kochen) | Zitronen-/Limettensaft zugeben | Mindestens ½ Stunde ziehen lassen

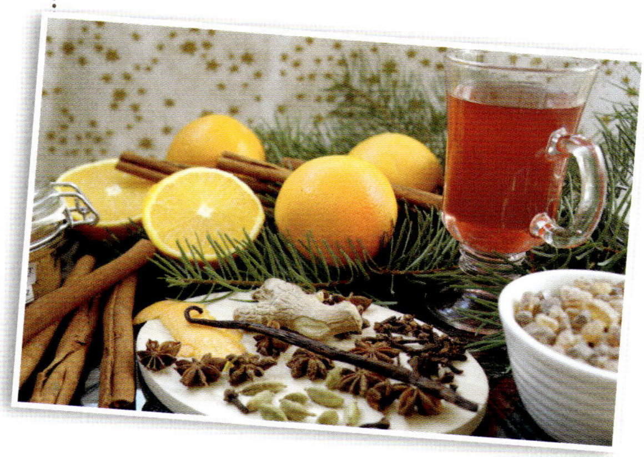

Quittenbrot *„Carne de membrillo"*

Quitte – Cydonia oblonga – Rosengewächse

ZUTATEN

› **2 kg Quitten**
› **ca. 1 kg Rohrohrzucker**
› **Etwas Vanille**
› **Für extra Süße: 1 Schale Zimtzucker**

ZUBEREITUNG

Quitten waschen, Flaum mit einem groben Tuch abreiben, schälen, entkernen und grob würfeln | Kurz in schwachem Essigwasser schwenken, damit sie sich nicht verfärben | Mit Wasser bedecken und ca. ¾ Stunde langsam weich kochen | Abtropfen lassen und pürieren | Masse 1:1 mit Zucker mischen und 1 Stunde bei ständigem Rühren einkochen | Das Quittenmus in eine Kastenform mit Pergamentpapier streichen | In den vorgeheizten Backofen bei 50° C Umluft 4 Stunden trocknen | Backofentür einen Spalt offen lassen | Ausgekühlt in Scheiben schneiden

Geschmack

» Säuerlich

Verwendung

» Als winterliche Süßspeise: in Zimtzucker mit etwas Vanille wenden
» Als Brot zur Jause mit Käse und Schinken genießen

Empfohlene Menge

» mäßig wegen Zucker

Gesundheit

» viel Vitamin C, Pektin, Mineral- und Schleimstoffe
» stärkt die Verdauung, unterstützt das Hautbild, vorbeugend gegen Erkältungen

Tipp

» Quitten lassen sich gut mit Äpfeln bzw. in Marmeladen kombinieren, da sie Pektin enthalten, sodass keine weitere Gelierhilfe notwendig ist.
» Die ganzen Samen 7 Minuten für einen Tee kochen, der beruhigend wirkt.

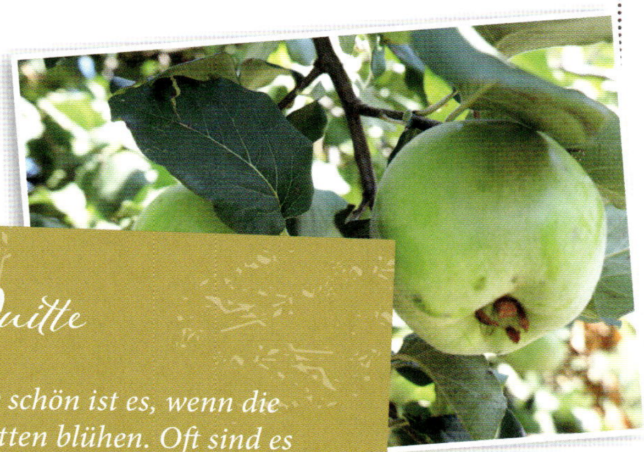

Quitte

Wie schön ist es, wenn die Quitten blühen. Oft sind es nur kleine Sträucher, die viele Früchte hervorbringen.

Rezept

Rhabarberkompott

Rhabarber – Rheum rhabarbarum – Knöterichgewächs

Geschmack

» Erfrischend säuerlich

Haltbarkeit

» Ich friere den Rhabarber geschält und in kleine Stücke geschnitten ein

Verwendung

» als Beilage zu Süßspeisen wie Grießschmarrn, Kaiserschmarren, Topfenauflauf oder einfach nur als Nachtisch

Empfohlene Menge

» mäßig aufgrund der Säure

Gesundheit

» kalorienarm, da er viel Wasser enthält; weiters Magnesium, Eisen, Vitamin C, K, Jod, Phosphor, wirkt abführend
» Nicht für Schwangere & stillende Mütter, Kleinkinder
» vorbeugend bei Rheuma, Gicht, Arthritis, Nierenproblemen

ZUTATEN

- **400 g Rhabarber (1 Stange)**
- **40 g Erythritol oder Rohrohrzucker**
- **1 Zimtstange**
- **3 Gewürznelken**
- **1 Sternanis**
- **Etwas Zitronensaft**
- **Einige junge Blätter der Angelika**
- **¼ l Wasser**

ZUBEREITUNG

Rhabarber schälen (die äußeren Fasern mit dem Messer abziehen) | In 1 cm kleine Stücke schneiden Mit Zitronensaft beträufeln | Angelikablätter fein schneiden | Gewürze in ein Teesäckchen füllen und mit Zucker, Angelikakraut und Wasser aufkochen | Rhabarber hinzufügen und 2 Minuten köcheln lassen | Zugedeckt auskühlen und dann genießen | Kann auch mit Erdbeeren und Äpfeln gemischt werden

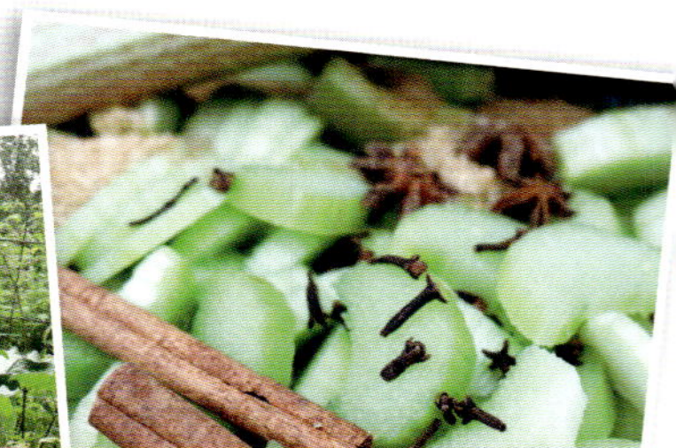

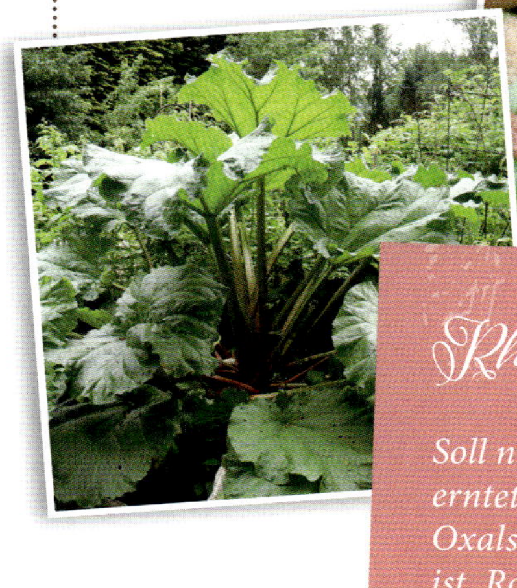

Rhabarber

Soll nur bis zum 24. Juni geerntet werden, da nachher die Oxalsäure entsprechend hoch ist. Roh ist er giftig, die Blätter ebenso.

Ribisel-Sirup rot

Rote Johannisbeere – Ribes rubrum – Stachelbeergewächse

ZUTATEN

- **3 Teile Roter Ribiselsaft**
- **1 Teil Rohrohrzucker**
- **Mark 1 Vanilleschote**

ZUBEREITUNG

Ribiseln im Entsafter entsaften | Saft abmessen und entsprechende Menge Zucker und Vanillemark hinzufügen | 10 Minuten bei geringer Hitze und ständigem Rühren kochen | Eventuell abschäumen | In sterilisierte Flaschen füllen und gut verschließen | Etikettieren und kühl lagern

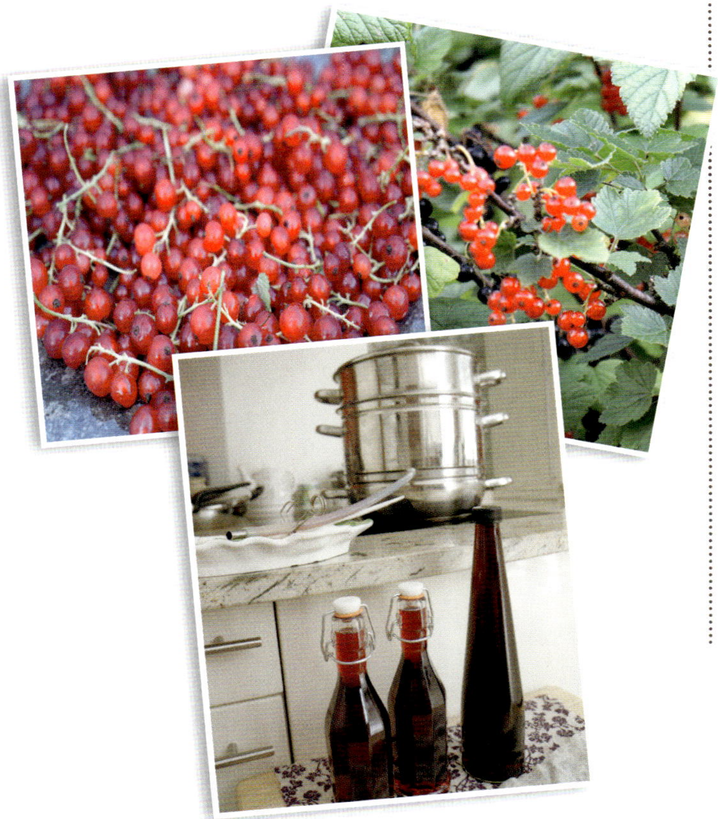

Geschmack

» Wie frische Ribisel

Haltbarkeit

» Mindestens 9 Monate haltbar

Verwendung

» zum Aufspritzen mit Leitungswasser oder Mineral

Empfohlene Menge

» mäßig, aufgrund des Zuckergehalts

Gesundheit

» gesünder als jeder Sirup aus dem Supermarkt,
» Ribiseln enthalten mehr Vitamine als Zitronen
» Sie enthalten Mineralstoffe, fördern die Verdauung, unterstützen niedriges Cholesterin

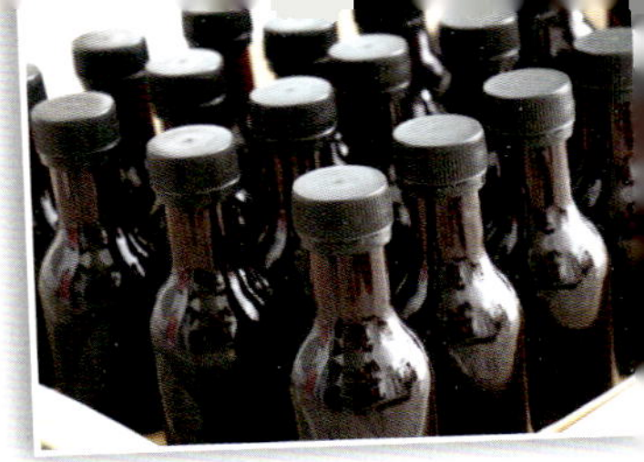

Rezept

Ribisel-Gelee schwarz

Schwarze Johannisbeere – Ribes nigrum – Stachelbeergewächse

Geschmack

» *Süß-säuerlich; ein Fruchtgenuss zu jeder Jahreszeit*

Verwendung

» *auf´s Butterbrot, ins Panna cotta, in Kekse, ins Joghurt, zur Wildsoße oder auf Hartkäse*

Empfohlene Menge

» *mäßig*

Gesundheit

» *wenig –> 50 Kalorien je 100 g (40 Kalorien bei den Roten Ribisel)*
» *enthalten Mineralstoffe wie Eisen & Vitamine (vorwiegend viel Vitamin C, ein Vielfaches gegenüber Citrusfrüchten), stärken das Immunsystem, wirken antioxidativ, verdauungsfördernd aufgrund der Pektine (Ballaststoffe), unterstützen Cholesterinspiegel, neutralisieren den Insulinspiegel*
» *die Kerne wirken sich positiv auf die Haut aus aufgrund der Gamma-Linolensäure*

ZUTATEN

- **1 kg frische Schwarze Ribiseln (ergeben 4 kleine Gläser á 250 ml)**
- **½–¾ kg Birkenzucker je nach Zuckergehalt der Ribiseln**
- **4 EL Apfelpektin 100 %**
- **½ TL Lebkuchengewürz**
- **1 Zitrone**

ZUBEREITUNG

Saubere Ribiseln vom Stängel zupfen | Mit Zucker und geviertelter Zitrone in einer Mühle pürieren | Brei über 24 Stunden im Kühlen ziehen lassen | Den Brei + ¼ l Wasser zum Kochen bringen und für 10 Minuten köcheln lassen | Abseihen und Rest durch ein Mulltuch auspressen | Flüssigkeit mit Gewürz nochmals ein paar Minuten aufkochen lassen, vom Herd nehmen | Apfelpektin mit 1 EL Zucker mischen und langsam in die Masse einrühren | 2 Minuten kochen lassen | Bei Bedarf abschäumen | Gelierprobe machen | Kochend heiß in Schraubgläser abfüllen und etikettieren | Auf den Kopf stellen und auskühlen lassen

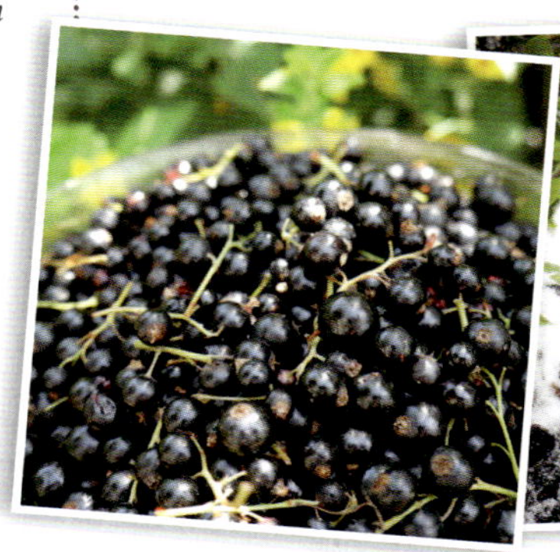

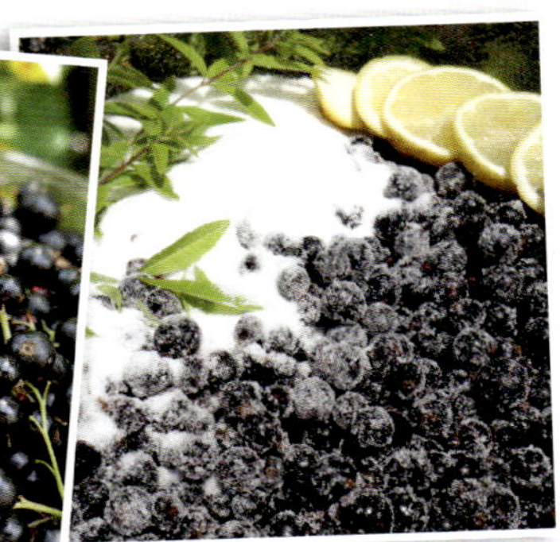

Herbsduft-Sirup

HERBSDUFT

ZUTATEN

- 1 kg Fruchtreste aus der Zubereitung von Ribisel-Gelee oder Sirup
- 1 Handvoll Brennnesselspitzen (mit weiblichen Samen)
- 1 Handvoll Mädesüß-Blüten
- 1 Handvoll Zinnkraut
- ½ kg Birkenzucker
- ½ kg Rohrohrzucker
- ½ TL Lebkuchengewürz
- Saft und Schale von 3 Zitronen

ZUBEREITUNG

Läuterzucker zubereiten (Anleitung S. 81) | Kräuter von den Stängeln abrebeln und hacken | Zitronenschale abziehen und Saft auspressen | Fruchtreste mit Kräutern, Zitronensaft- und -schale und Läuterzucker aufkochen und 10 Minuten simmern lassen | Über Nacht kühl ziehen lassen | Abseihen | Flüssigkeit nochmals aufkochen | Gewürz hinzufügen und ziehen lassen | Kochend heiß in kleine Flaschen füllen, verschließen

Geschmack

» Herb

Verwendung

» ein Drink, der als Prävention gilt. Brennnessel, Mädesüß und Zinnkraut dienen zur Vorbeugung von Nieren- und Blasensteinen, unterstützen das Hautbild, optimieren den Ablauf im Magen-Darmtrakt, halten den Mineralstoffhaushalt aufrecht.

Empfohlene Menge

» 2 x wöchentlich 2 EL in einem Glas mit Wasser auffüllen und trinken

Gesundheit

» stärkt, versorgt den Körper mit Mineralstoffen für Haut, Haar & Nägel

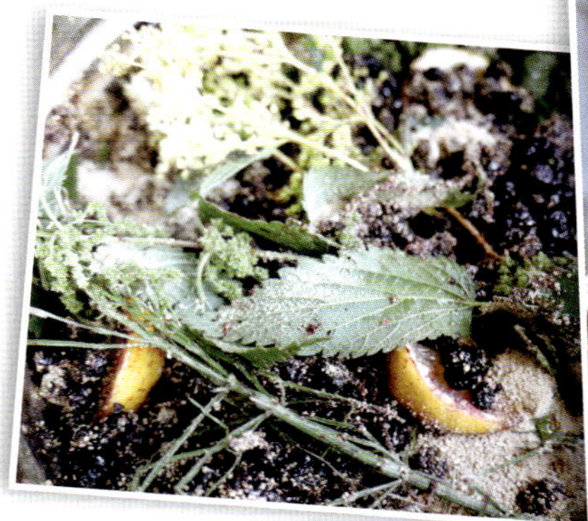

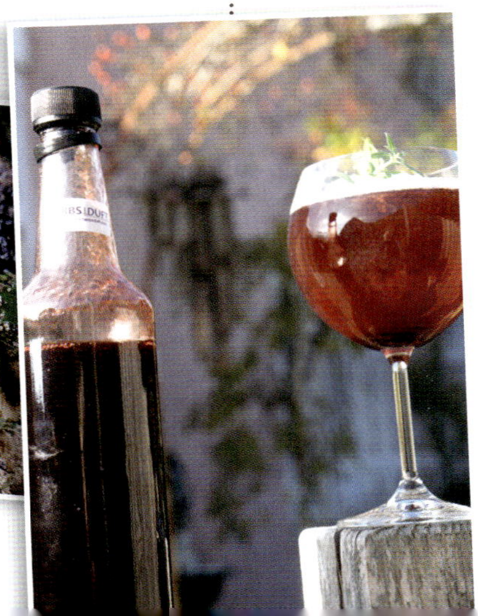

Rezept

Ringelblumen-Honig

Ringelblume – Calendula officinalis – Korbblütler

Geschmack

» *Liebliche Note*

Verwendung

» *Auf´s Brot, Müsli, Dessert, ins Joghurt, Tee*

Empfohlene Menge

» *Honig kann in geringen Mengen mehrmals wöchentlich verwendet werden.*

Gesundheit

» *Für mich besitzt der Honig als Naturprodukt eine Heilwirkung. Mit Kräutern veredelt, erhält er auch einen besonderen Status unter den Süßungsmitteln.*

» *Die Ringelblume wird in der Volksmedizin generell zur Wundheilung und bei Verdauungsbeschwerden eingesetzt. Sie stärkt Leber und Galle, ist ein Frauenkraut und wirkt leicht abführend.*

Tipp

» *Ersatzweise Blüten und Kraut vom Roten Sonnenhut (Echinacea purpurea) verwenden; stärkt das Immunsystem und wirkt vorbeugend gegen Erkältung*

ZUTATEN

› **1 Handvoll Ringelblumen (Zungenblätter in Gelb/ Orange)**

› **1 Glas Blüten- oder Waldhonig**

ZUBEREITUNG

Blüten einzeln auszupfen und mit der Wiege fein hacken oder pürieren | antrocknen lassen | Honig leicht erwärmen | Über die Blüten gießen | Für 3 Wochen warm stellen, aber nicht mit direkter Sonneneinstrahlung | Täglich umrühren, nimmt das Orange gut an | Blüten drinnen belassen oder durch ein Sieb abgießen | Masse wird auch etwas dünnflüssiger | Abfüllen und etikettieren

Eine weitere Variante wäre, dass die Ringelblumen getrocknet und fein vermahlen werden und im Honig verbleiben.

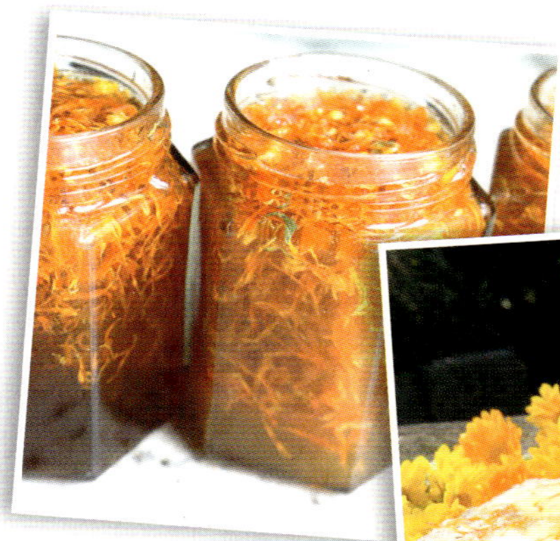

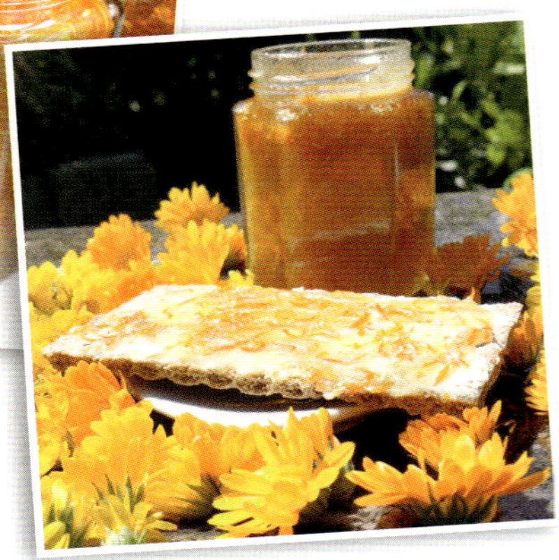

Yellow Sugar

ZUTATEN

- › **1 Handvoll Ringelblumenblüten (Zungenblätter in Gelb/ Orange)**
- › **100 g Birkenzucker (Xylit)**

ZUBEREITUNG

Blüten einzeln auszupfen und mit der Wiege hacken Kurz antrocknen lassen | Mit Birkenzucker in der Mühle fein mahlen | Trocknen, eventuell nochmals mahlen | Abfüllen und etikettieren

Eine weitere Variante wäre, dass die Ringelblumen getrocknet und fein vermahlen werden | Das strahlende Gelb/ Orange von frischen Blüten wird vom Zucker gut angenommen und behält auch die Farbe.

Geschmack

» *Liebliche Note, „Traubenzucker" in ansprechender Farbe*

Verwendung

» *Müsli, Dessert, ins Joghurt, Tee, zum Süßen von Speisen*

Empfohlene Menge

» *unbedenklich*

Gesundheit

» *Vorbeugend bei Kopfschmerzen und Magenverstimmung, bei Brechreiz, leicht abführend, stärkt und beruhigt*

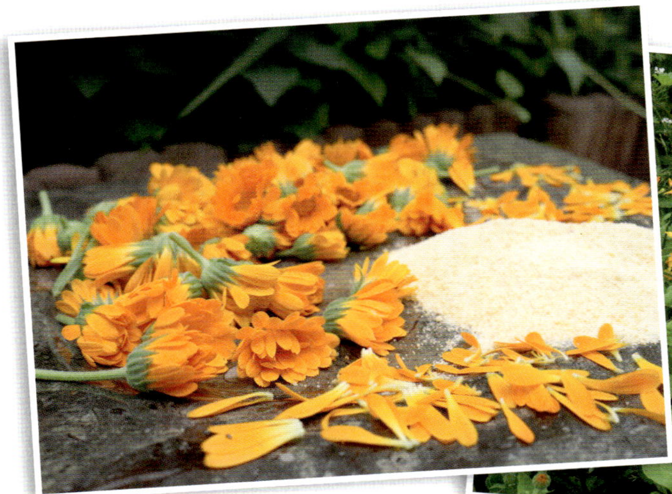

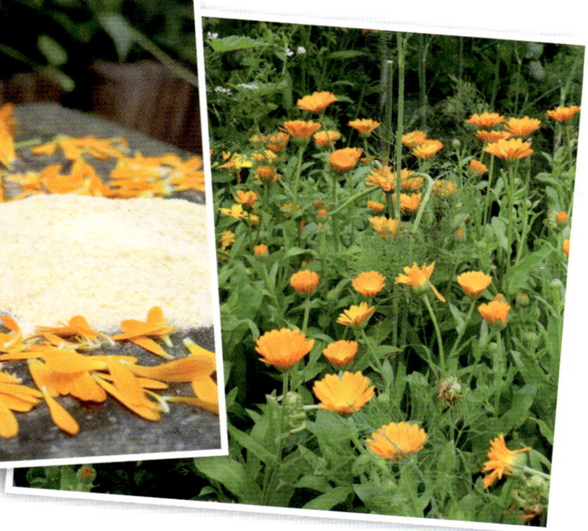

Rezept

Ringelblumen-Sirup

Ringelblume – Calendula officinalis – Korbblütler

Geschmack
» *Leicht herb*

Verwendung
» *Zum Süßen und Aromatisieren von Speisen, Müsli, Desserts, Joghurt, Tee, Cocktail (Lillet)*

Empfohlene Menge
» *unbedenklich*

Gesundheit
» *Frauenkraut*

Tipp
» *¼ l Sirup mit ½ l Wodka aufgießen und 4 Wochen ziehen lassen, ergibt auch einen leckeren Likör. Getrocknete Ringelblumenblüten mit in die Flasche stecken.*

ZUTATEN

- **1 l Ringelblumenblüten (Zungenblüten in Gelb/ Orange)**
- **1 kg Birkenzucker (Xylit)**
- **¾ l Wasser oder Orangen-/ Apfelsaft**
- **1 Tonkabohne**
- **2 Gewürznelken**
- **2 Orangen**
- **Saft von 2 Zitronen**

ZUBEREITUNG

Blüten einzeln auszupfen und alles Grün entfernen | Mit Zucker in der Mühle mahlen, sodass es eine schöne Farbe ergibt | Orangenschale abziehen und Saft auspressen | Wasser mit Nelken und Orangenschale abkochen | Orangen- und Zitronensaft einmengen | Tonkabohne mahlen | Alles zusammenfügen und 24 Stunden ziehen lassen | Abseihen, Flüssigkeit kurz aufkochen | Abfüllen und etikettieren

Variante
» *der gleiche Sirup kann auch mit weiblichen Hopfenblüten zubereitet werden. Schmeckt etwas herb, beruhigt, wirkt antibakteriell, strafft das Gewebe – Frauenkraut*

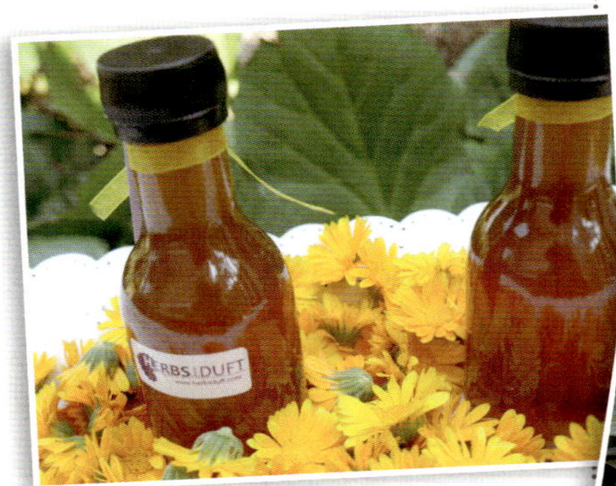

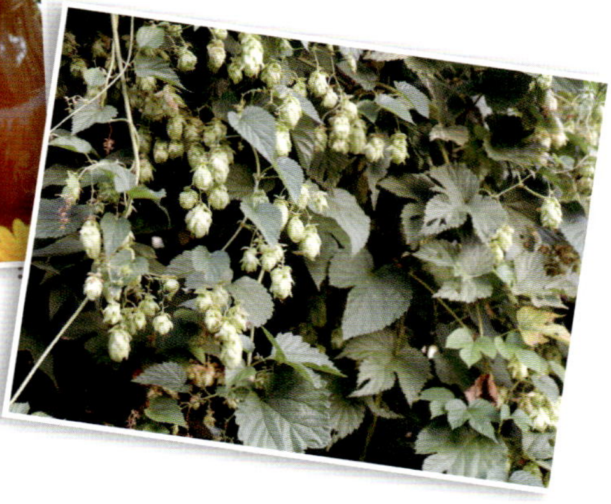

Ringlotten-Mus

Edelpflaume – Prunus domestica – Steinobst – Rosengewächse

ZUTATEN

- **1 kg reife Ringlotten (oder Bidlinge)**
- **¾ kg Rohrohrzucker**
- **4 EL Apfelpektin**
- **1 Zitrone**
- **4 cl Cognac oder Weinbrand**
- **4 Stängel Minze**
- **1 TL Lebkuchengewürz**

ZUBEREITUNG

Ringlotten entstielen, waschen und abtropfen lassen | Früchte kurz mit leichten Umdrehungen in die Mühle zum Entsteinen geben oder in der Flotten Lotte passieren | Minze fein hacken und mit dem Zucker und der geviertelten Zitrone in der Mühle mahlen | Fruchtmasse mit Zuckermischung und Gewürz in der Küchenmaschine fein pürieren | Über Nacht ziehen lassen | Im großen Topf aufkochen | 7 Minuten sprudelnd unter ständigem Rühren kochen | Apfelpektin mit etwas Zucker anrühren und langsam untermischen, 5 Minuten köcheln lassen | Alkohol hinzufügen und wieder kurz aufkochen | Die kochend heiße Masse in saubere, mit Alkohol ausgespülte heiße Gläser füllen, welche bei 100° C im Backrohr steril vorbereitet werden | Gut verschließen und auf den Kopf stellen | Nach dem Erkalten etikettieren und kühl lagern

Geschmack

» Fruchtig, zimtig

Verwendung

» Als Fruchtmus zu Desserts, Eis, Auflauf, Strudel, Pudding, als Dekoration

» Schmeckt mit Sekt oder Prosecco aufgegossen als Aperitif im Sommer wie im Winter

Empfohlene Menge

» Wie alle mit Zucker gesüßten Produkte mäßig; schließlich will man nur etwas Geschmack.

Gesundheit

» Regt die Verdauung an

» Bestimmt gesünder als viel Obst im Winter, das vielleicht in den letzten Tagen der Reife nur wenig Sonne genossen hat.

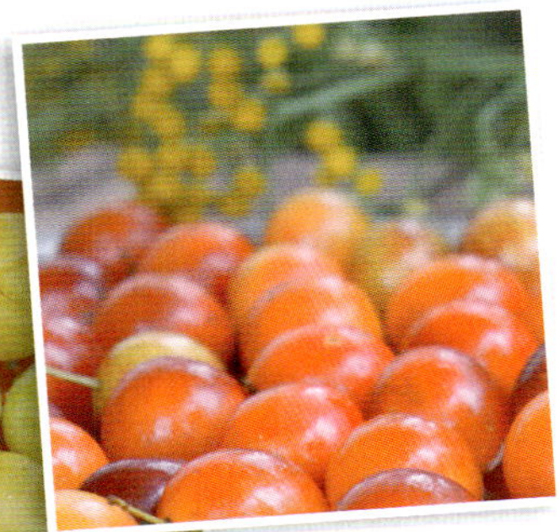

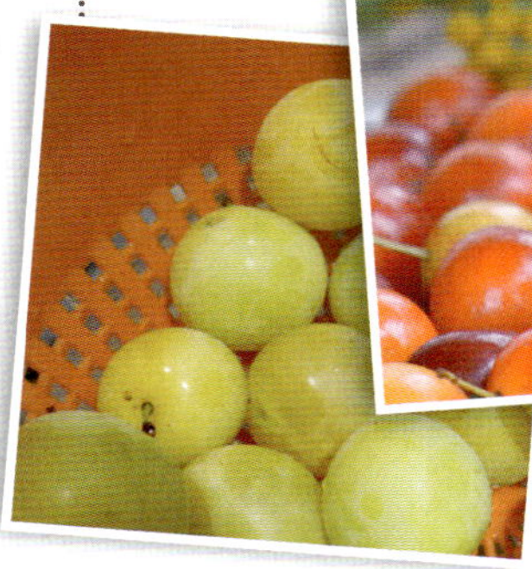

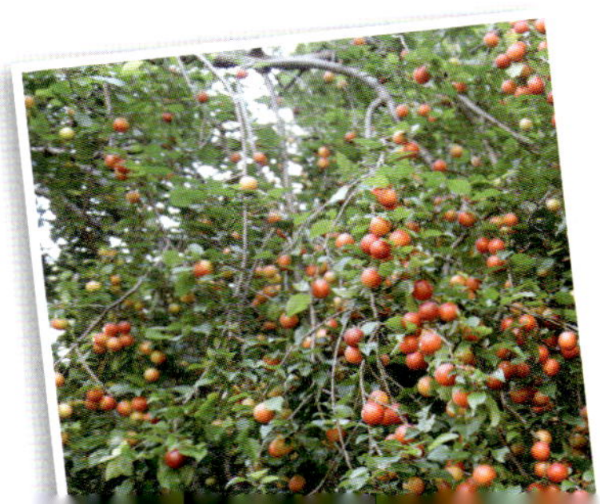

Rezept

Rosenblüten kandiert

Kleine essbare Rosenblüten verwenden: Rosella – Essbare Rose – Rosa-Hybride

Verwendung

» Deko für Torten, Desserts

Haltbarkeit

» mindestens 1 Woche

» Zur längeren Haltbarkeit gäbe es einen Stabilisator bzw. Emulgator, das Gummi-arabicum Pulver (E 414), die Arabinsäure, welche aus Mehrfachzuckern besteht. Dieser gummiartige Stoff wird aus der Rinde von Akazien gewonnen. Für mich reicht „1 Woche haltbar" aus.

Tipp

» Kandierter Lavendel schmeckt und duftet ebenso bezaubernd. Probieren Sie auch Veilchen, Minzeblüten und -blätter, Mädesüß etc. Birkenzucker erhöht die Haltbarkeit.

» Rosenvielfalt bei meinem Bruder - Romantic Gardener Franz Klinglmüller Er beherbergt u. a. Pflanzen-Raritäten in seinem Schaugarten in OÖ.

ZUTATEN

- **8 sehr kleine Rosenblütenköpfe (Knospen oder große einzelne Blütenblätter)**
- **4 Eiweiß**
- **400 g Birkenzucker (Pfefferminz-Zucker verfügt über zusätzliches Aroma)**
- **½ Vanillestange**

ZUBEREITUNG

Alles Grün von den Blüten entfernen | Sorgen, dass keine Kriechtiere versteckt sind | Mark der Vanilleschote auskratzen | Birkenzucker und Vanille zu Puderzucker vermahlen | Eiweiß kurz mit einer Gabel aufschlagen (es darf noch nicht steif sein) | Blütenköpfe darin wenden oder mit einem Pinsel bestreichen | Sie müssen vollständig mit Eiweiß bedeckt sein, damit die Haltbarkeit gegeben ist | Zucker in einen Streuer füllen | Mit einer Zange die Blütenköpfe fassen und rundherum mit dem Zucker bestreuen | Auf Pergamentpapier legen und im Backrohr bei 50° C einige Stunden trocknen (Spalt offen lassen) | Sofern einzelne Blütenblätter noch nicht ganz fest sind, lassen sie sich wieder zu einer Blüte zusammensetzen

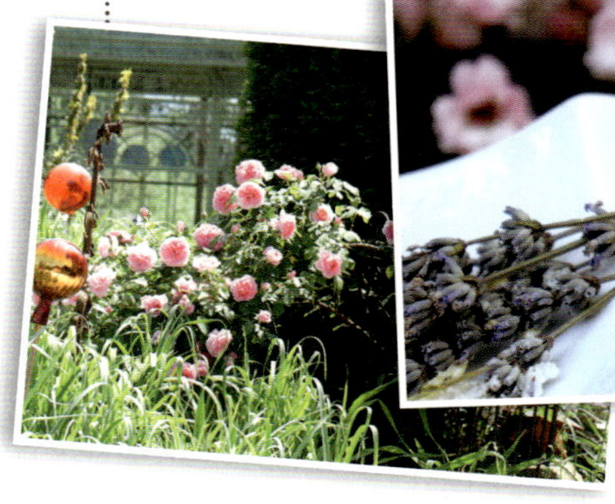

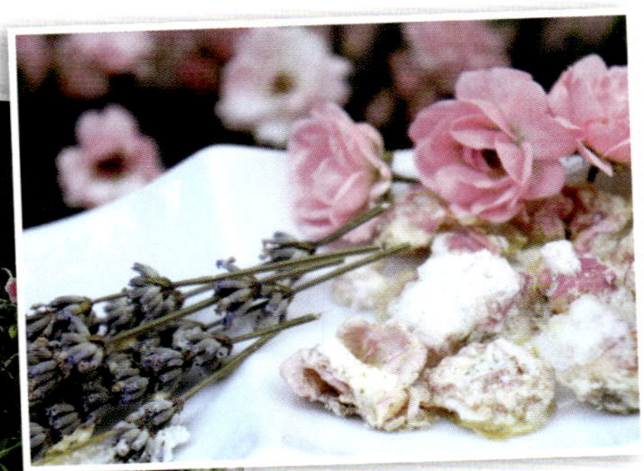

Rosenblütenzucker

Rosella – Essbare Rose – Rosa-Hybride

Rezept

ZUTATEN

› **1 Handvoll Rosenblütenblätter**
› **100 g Birkenzucker**

Wenn ich einen bestimmten Farbton erreichen möchte, verwende ich nur eine Farbe und daher auch Birkenzucker bzw. weißen Zucker. Rohrzucker hell wäre auch eine Möglichkeit, sofern er nicht gebleicht ist.

ZUBEREITUNG

Alles Grün von der Rose entfernen und nur die Blütenblätter einer Farbe beibehalten | Grob hacken und in der Mühle mit dem Zucker ganz kurz mahlen oder fein schneiden, in ein Schraubglas füllen und kräftig schütteln | Ziehen lassen und anschließend trocknen | Nochmals mahlen oder mit einem Tuch abdecken und mit dem Nudelholz rollen | Vor Verwendung ziehen lassen | Abfüllen und etikettieren

Es können auch getrocknete Blätter verwendet werden, allerdings schwinden Farbton und Duft.

Geschmack

» Betörender Duft macht alles wett. Ein „Traubenzucker" der besonderen Art
» Zur Geschmacksverstärkung können etwas Vanille, Zimt und Kardamom fein gemahlen beigemengt werden.

Verwendung

» Zum Aromatisieren von Desserts, Süßspeisen wie Grießschmarren und Milchreis, Joghurt, Obst und Getränken, Eis, zum Karamellisieren von Speisen, für Rosenlikör, Panna cotta, Bowle, Rosengelee

Empfohlene Menge

» unbedenklich

Gesundheit

» Süßes belebt die Sinne.

Gourmet-Rose Rosella

Mehrjährige Rosenstaude, die bis zu 40 cm hoch wird und winterhart ist. Am besten eignet sich diese Duftrose, natürlich aus dem eigenen Garten und ohne Pestizide.

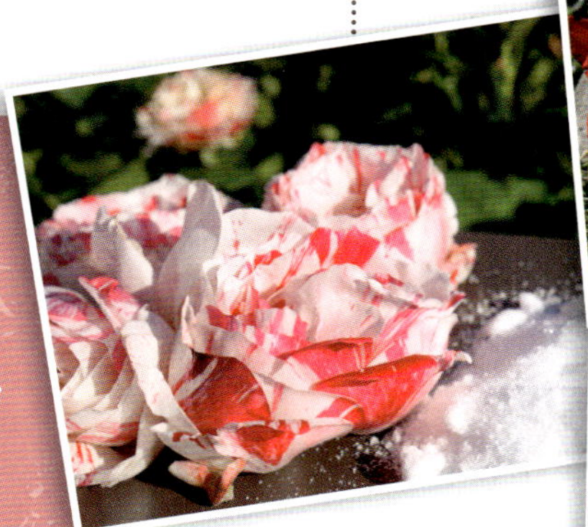

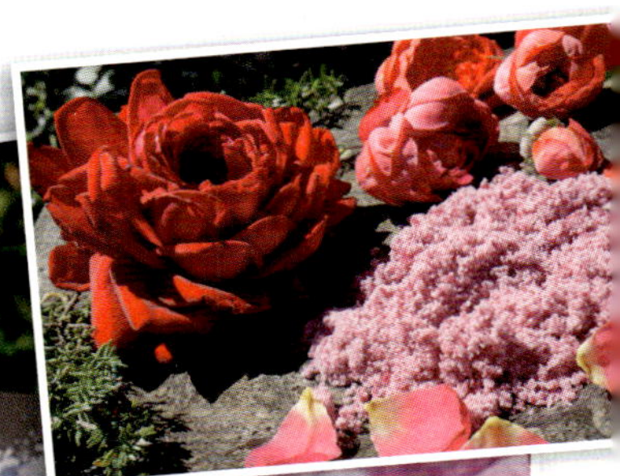

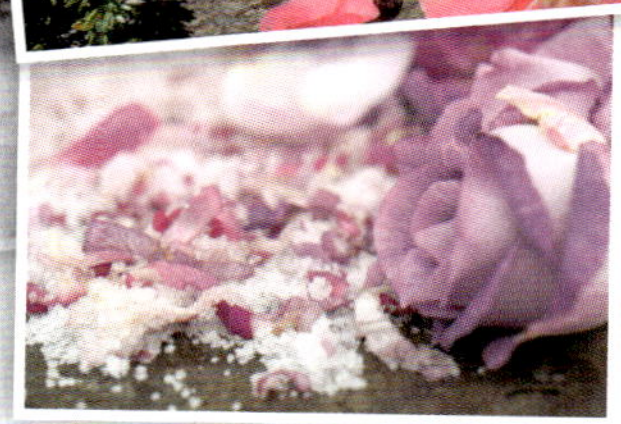

Rezept

Rosmarin-Honig

Rosmarin – Rosmarinus officinalis – Lippenblütler

Geschmack

» Intensiv nach Rosmarin, leicht herb

Verwendung

» Tee, Hartkäse, Salatdressing, Brotbelag, Müsli, Joghurt, Milchspeisen

Empfohlene Menge

» mäßig bei Kleinkindern abends, da Rosmarin belebt bzw. Honig als Rohkost berücksichtigt werden muss. Nicht für Schwangere und bei Bluthochdruck.

Gesundheit

» vorbeugend gegen Migräne, bei Müdigkeitserscheinungen, Gicht, Ischias, Konzentrationsschwierigkeiten; Frauenkraut (Wechseljahrbeschwerden)

Tipp

» Rosmarinwein:
5 EL Rosmarin-Honig mit ½ l süßem Weißwein aufgießen. 2 Wochen ziehen lassen. Abgießen und genießen. Ein toller Muntermacher. Stärkt, unterstützt die Verdauung.

ZUTATEN

- **Einige Rosmarinzweige frisch oder getrocknet**
- **1 kleines Glas Wald- oder Blütenhonig in Bioqualität**

ZUBEREITUNG

Rosmarinnadeln von den Zweigen abstreifen | In der Gewürzmühle fein mahlen oder frische Nadeln mit der Wiege hacken | Honig leicht erwärmen und Rosmarin unterrühren | Noch warm in Schraubgläser füllen | Nadeln bleiben im Honig, wenn es stört, einfach abseihen. Dauert allerdings, bis Honig durch das Sieb gelaufen ist | Abfüllen und etikettieren

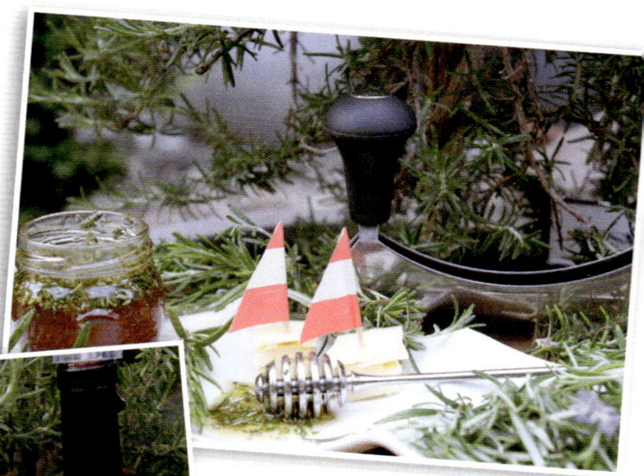

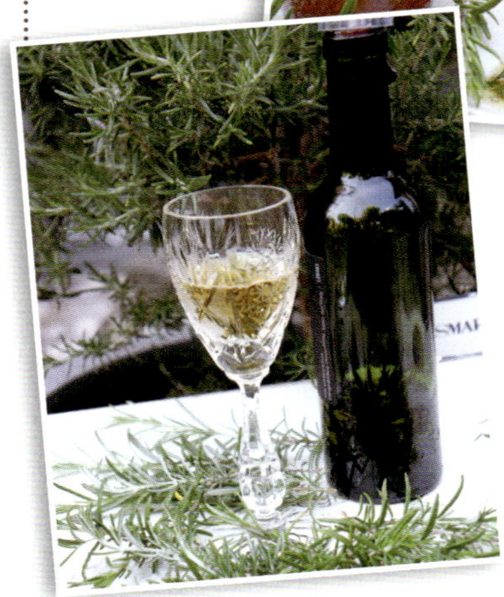

Rosmarin-Barbecue-Sauce

Rezept

ZUTATEN

- 6 EL Rosmarin-Honig
- 4 EL Sojasoße
- 1 TL Chiliöl (oder ¼ Stück Chili mit Kernen + Olivenöl)
- 2 EL Tomatenmark
- 1 TL Chili- oder Rotweinessig
- Ein paar Körner schwarzer Pfeffer und weißer Senf
- Etwas Rauchsalz & Selleriesalz
- ½ TL geräucherter Paprika
- 1 Prise Lebkuchengewürz
- Etwas Kokosblüten-Sirup
- 2 Tamarindenhülsen

ZUBEREITUNG

Tamarindenhülsen öffen und Fruchtmark ohne Kerne herausnehmen | Pfeffer, Senfkörner, Salz fein mahlen | Alle Zutaten in der Küchenmaschine gut verrühren, sodass eine cremige Konsistenz entsteht | Abfüllen und etikettieren

Geschmack

» *Süßlich-würzig*

Verwendung

» *zum sofortigen Gebrauch bestimmt, für Spareribs, asiat. Küche, Gegrilltes, Fleisch, Kürbis, Kartoffeln*

» *Dennoch im Kühlschrank 1 Woche haltbar*

Empfohlene Menge

» *mäßig*

Gesundheit

» *Rosmarin belebt und die Soße schmeckt*

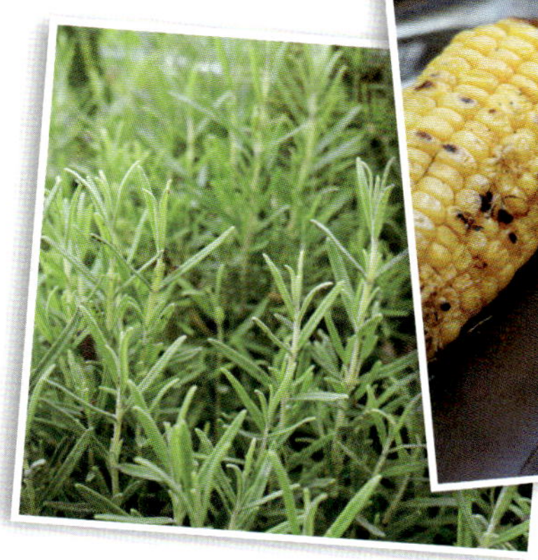

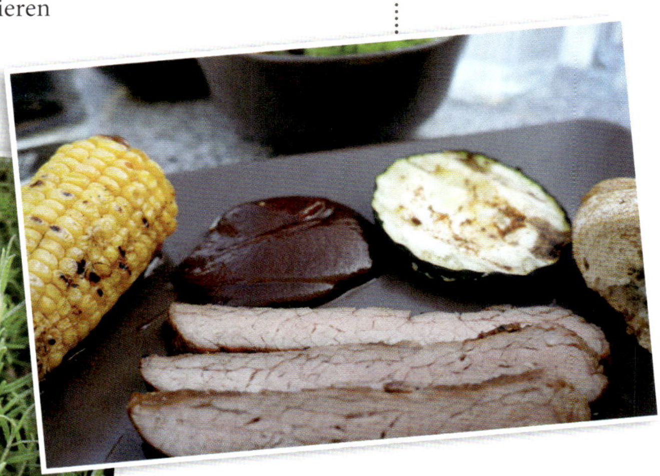

Rezept

Salbei-Honig

Salbei – Salvia officinalis – Lippenblütler

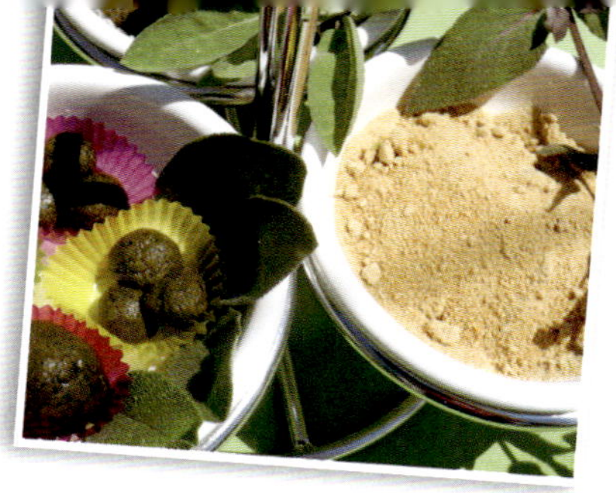

Geschmack
» *Herb, nach Hustenzuckerln*

Verwendung
» *In den Tee, ins Dressing, zu Soßen, zum Süßen & Abschmecken verschiedener Speisen*

Empfohlene Menge
» *unbedenklich*

Gesundheit
» *Vorbeugend bei Erkältungskrankheiten, leichter Diabetes, Gicht, Zahnfleischentzündungen, Wechselbeschwerden*

Tipp
» *Die vielen Sorten des Salbeis bieten uns auch eine Menge an verschiedenen Geschmacksrichtungen von süßlich bis bitter. Probieren Sie auch mal den Honigmelonensalbei, den Zitronensalbei oder den Ananassalbei.*

» *Beachten Sie, dass nicht alle Sorten winterfest sind.*

ZUTATEN

- **1 kg Waldhonig**
- **1 l Echter Salbei – Blüten & Blätter frisch oder getrocknet**

ZUBEREITUNG

Frische Salbeiblätter und -blüten von den groben Teilen entfernen und fein hacken | Waldhonig im Wasserbad leicht erwärmen | Salbei hinzufügen und 20 Minuten ziehen lassen | Honig in Gläser füllen verschließen und 2 Wochen im Warmen ziehen lassen | Durch ein Sieb laufen lassen | In kleine Gläser füllen und etikettieren

Ich püriere auch Salbei und belasse ihn im Honig | Durchziehen & sieben entfällt somit | Bei getrocknetem Salbei die Blätter pulvrig vermahlen und untermischen

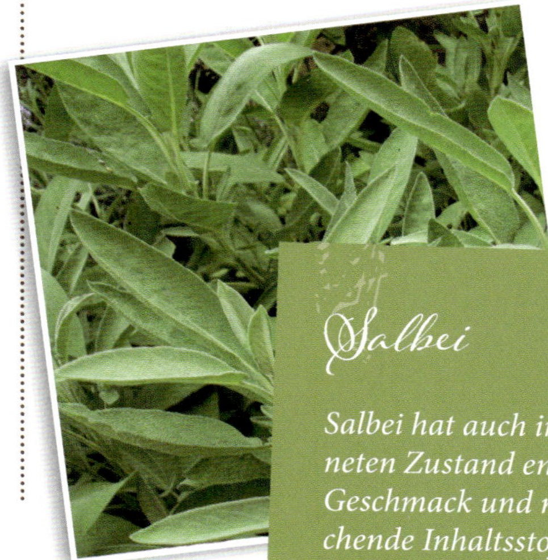

Salbei

Salbei hat auch im getrockneten Zustand enormen Geschmack und noch entsprechende Inhaltsstoffe.

Salbei-Sirup

ZUTATEN

- **Je 3 Handvoll abgerebelte Salbeiblätter, Ysop und Thymian**
- **etwas Bohnenkraut**
- **1 l Wasser**
- **½ kg Rohrohrzucker**
- **4 Bio-Zitronen**
- **½ TL Anis**
- **½ TL Fenchel**
- **1 Sternanis**
- **1 kleine Zimtstange**

ZUBEREITUNG

Kräuter grob hacken | Gewürze grob mahlen | Gewürze und Kräuter mit Wasser aufgießen und aufkochen | 24 Stunden ziehen lassen | Zucker und geviertelte Zitronen pürieren | Zum Kräutersud geben und aufkochen, Zucker muss aufgelöst sein | Abseihen | Sud nochmals aufkochen und heiß in vorgewärmte Flaschen füllen | Etikettieren

Geschmack

» Wärmend würziger Geschmack

Verwendung

» in Tee und als Geschmacksverstärker in Heißgetränken
» aber auch mit Wasser aufgegossen als Getränk

Empfohlene Menge

» mäßig

Gesundheit

» in der kalten Jahreszeit als Vorbeugung vor Erkältungen, Husten
» Es können auch andere Sorten wie der Ananassalbei und Zitronensalbei verwendet werden.

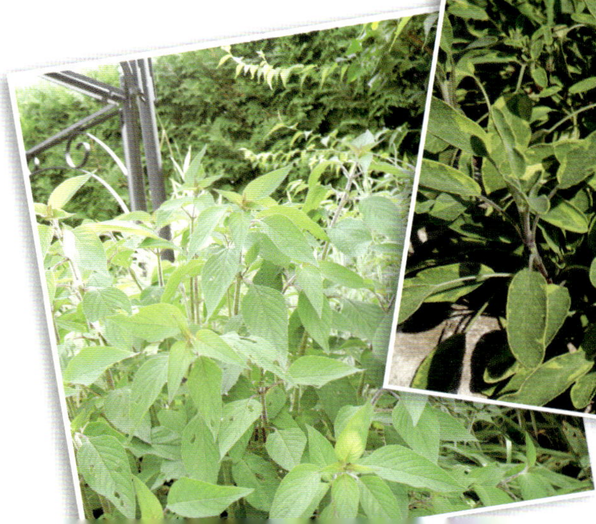

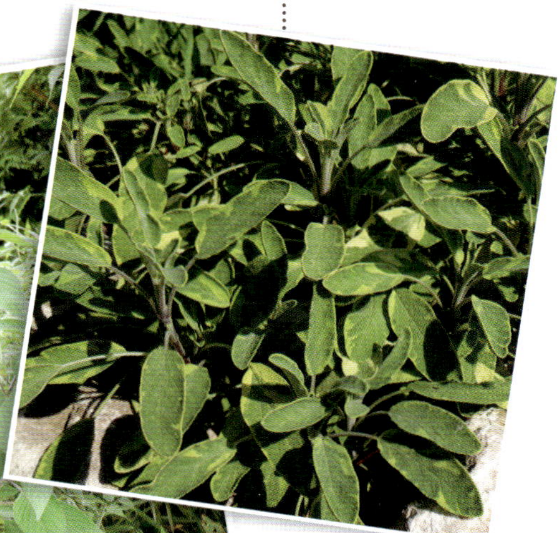

Rezept

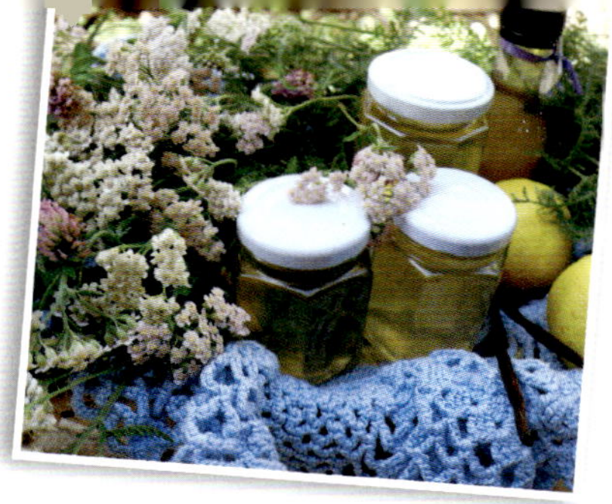

Schafgarben-Gelee

Schafgarbe – Achillea millefolium – Korbblütler

Geschmack

» Feine würzige Note, leicht bitter

Verwendung

» als Brotbelag, zu Desserts, Kuchen, Milchspeisen, Müsli, Käse, Dressing

Empfohlene Menge

» mäßig, nicht bei Korbblütler-Allergie

Gesundheit

» Die Schafgarbe enthält Bitter- und Gerbstoffe, Flavonoide und ätherische Öle
» fördert die Verdauung
» wirkt beruhigend und sorgt für Gelassenheit
» wirkt wundheilend und blutstillend (bei Nasenbluten ein paar Blättchen hineinstecken)

Tipp

» Mischen Sie die Schafgarbe mit anderen Wild- und Gartenkräutern, z. B. Quendel & Dost. Nachdem es ein Frauenkraut ist, auch mit Rotklee und Zitronenmelisse kombinieren.

ZUTATEN

für 4 Gläser zu je ¼ l:

› **6 Handvoll Schafgarben-Blüten ohne Grün**
› **¾ l Wasser**
› **½ kg Birkenzucker (eventuell zur Hälfte mit Rohrohrzucker mischen)**
› **2 Bio-Zitronen**
› **1 Vanillestange**
› **½ TL Flohsamenschalenpulver gemahlen zum Eindicken oder Apfelpektin, wenn es klar sein soll**

ZUBEREITUNG

Blüten fein abrebeln | Läuterzucker (S. 81) kochen und über die Blüten gießen | 1 Zitrone in Scheiben geschnitten dazugeben | 2 Tage leicht abgedeckt ziehen lassen | Mehrmals umrühren | Abseihen und mit aufgeschlitzter Vanillestange und Zitronensaft sowie Schale der 2. Zitrone aufkochen | 6–8 Minuten kochen, ständig rühren, Vanillestange entfernen | Flohsamenschalenpulver mit etwas Wasser anrühren und langsam unterrühren | Nochmals einige Minuten köcheln lassen | Gläser mit Rum ausspülen | Noch heiß in Gläser füllen | Gut verschließen und auf den Kopf stellen | Auskühlen lassen und etikettieren

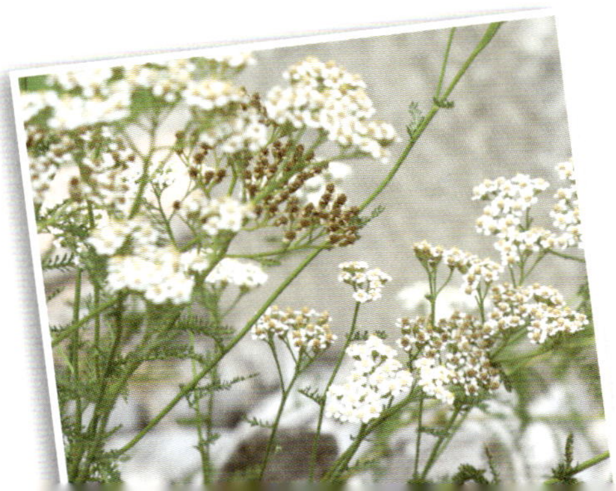

Schlüsselblumen-Honig

Echte Schlüsselblume – Primula veris – Primelgewächse

Rezept

ZUTATEN

› **2 Handvoll Schlüsselblumenblüten**
› **1 Glas Blütenhonig vom Imker in Ihrer Umgebung**

ZUBEREITUNG

Blüten vom Grün entfernen | Abdecken, sodass Kriechtiere das Weite suchen | Blüten ganz fein mit einem Keramikmesser schneiden | Auf Küchenrolle etwas vortrocknen lassen | Abwechselnd mit dem Honig in ein Glas schichten und 3 Wochen ins Warme stellen | In kleine Gläser abfüllen, wobei ich die Blüten bewusst im Honig lasse, denn Honig konserviert und der Duft der Schlüsselblumen kann sich dabei so richtig entfalten | Vor Verwendung wieder einige Tage ziehen lassen

Geschmack

» *Lieblich feine Note*

Verwendung

» *Brotbelag, Tee, warme Milch, Joghurt, Müsli, zum Süßen von Speisen*

Empfohlene Menge

» *unbedenklich*

Gesundheit

» *vorbeugend für Erkältungskrankheiten, bei Nervosität, Neuralgien, Migräne, Gicht*

Tipp

» *Schlüsselblumen schmecken auch im Frühlingssalat oder in der Suppe.*

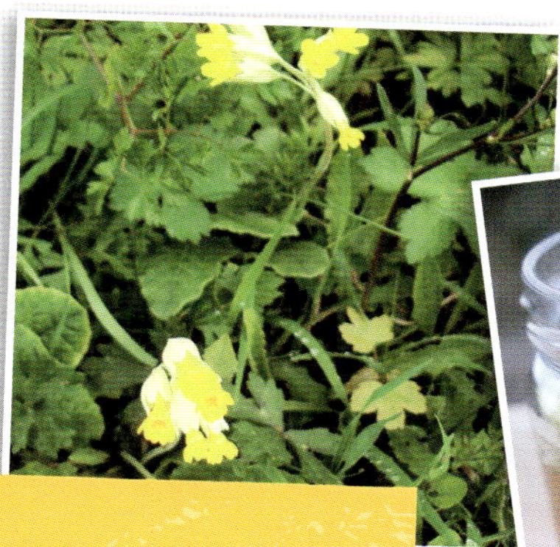

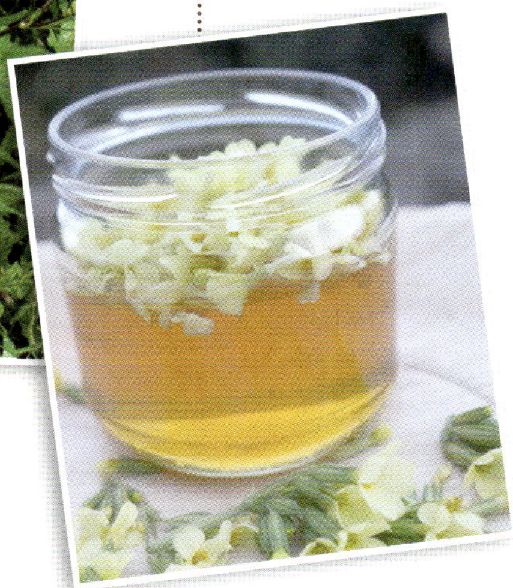

Schlüsselblume

Die Pflanze ist geschützt! Einfach im eigenen Garten anpflanzen oder die Hohe Schlüsselblume (Primula elatior) verwenden.

Schoko-Chili-Zucker

Geschmack

» *Leicht scharf*

Verwendung

» *zur Deko, zum Bestäuben und als Geschmacksverstärker*
» *für Kaffee, heiße Schokolade oder Milch, Grießkoch, Pudding, Milchreis, Panna cotta, Tiramisu, Eis, Früchte, Grillobst, Kaiserschmarren*

Empfohlene Menge

» *mäßig*

Gesundheit

» *wärmt, belebt und sorgt für gute Stimmung*

ZUTATEN

› **100 g Birkenzucker oder Erythritol fein gemahlen**
› **1 kleines Stück Chilischote getrocknet**
› **1 Rippe dunkle Schokolade (70 %) mit Birkenzucker (Xylit)**

ZUBEREITUNG

Schokolade fein reiben und lufttrocknen lassen | Chilischote fein mahlen | Alles mit Zucker gut mischen und in einen Streuer abfüllen

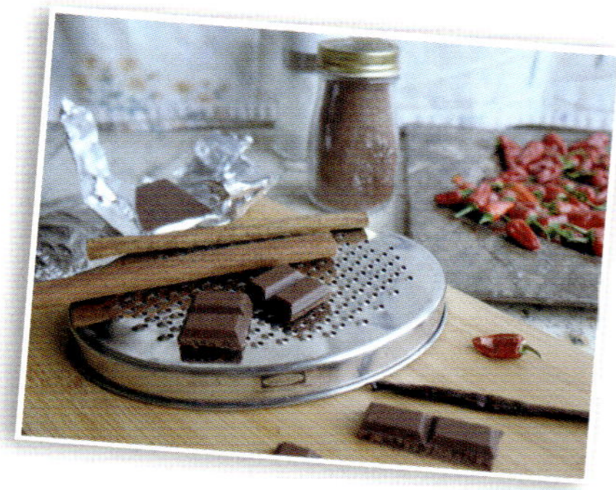

Schoko-Zimt-Zucker

Geschmack

» *Adventzauber*

Verwendung

» *Für Kaffee, heiße Schokolade oder Milch, Grießkoch, Pudding, Milchreis, Panna cotta, Tiramisu*

Empfohlene Menge

» *mäßig*

Gesundheit

» *Süßes heitert auf, belebt und sorgt für gute Stimmung*

ZUTATEN

› **100 g Birkenzucker fein gemahlen**
› **1 Stange Zimt**
› **1 Rippe dunkle Schokolade (70 %) mit Birkenzucker (Xylit)**

ZUBEREITUNG

Schokolade fein reiben und an der Luft gut trocknen lassen | Zimt fein mahlen, alles mit Zucker gut mischen und in einen Streuer abfüllen

Spitzwegerich-Bonbons

Rezept

Spitzwegerich – Plantago lanceolata – Wegerichgewächse

ZUTATEN

› **30 g junge Spitzwegerichblätter und -blüten**
› **Je 30 g Triebspitzen von Salbei und Thymian**
› **100 ml Wasser**
› **125 g Rohrohrzucker**
› **Etwas Fenchelsamen**
› **1 Zitrone oder 1 EL milder Apfelessig**

ZUBEREITUNG

Fenchelsamen mörsern & Kräuter abrebeln und hacken | Mit Zucker und geviertelter Zitrone oder Essig pürieren | Mit Wasser aufgießen und aufkochen | Auf kleiner Flamme ½ Stunde simmern lassen | Zum Durchziehen über Nacht kühl stellen | Durch ein feines Sieb laufen lassen, Flüssigkeit im Topf wieder langsam aufkochen und unter ständigem Rühren bei geringer Hitze karamellisieren lassen, bis eine zähflüssige Masse entsteht (kann ½ Stunde dauern) | Auf Pergamentpapier tropfen lassen und erkaltet abziehen

Will man einen Sirup zubereiten, nach dem Durchziehen aufkochen und heiß in Flaschen abfüllen. Der Sirup kann auch mit Honig angesetzt werden. Dabei wird kein Zucker vorher zugesetzt. Der Sirup wird nach dem Absieben kurz aufgekocht und bis auf ca. 40° C abgekühlt, dann wird die gleiche Menge Honig wie Zucker gut untergerührt und in Gläser abgefüllt.

Geschmack
» Hustensaft

Verwendung
» gelegentlich ein Bonbon naschen

Empfohlene Menge
» mäßig

Gesundheit
» vorbeugend bei Erkältung, stärkt Immunsystem

Tipp
» In den Spitzwegerichblüten sind Schleimstoffe und in der weißen Haut der Zitrone Stärke enthalten, was das Eindicken unterstützt.

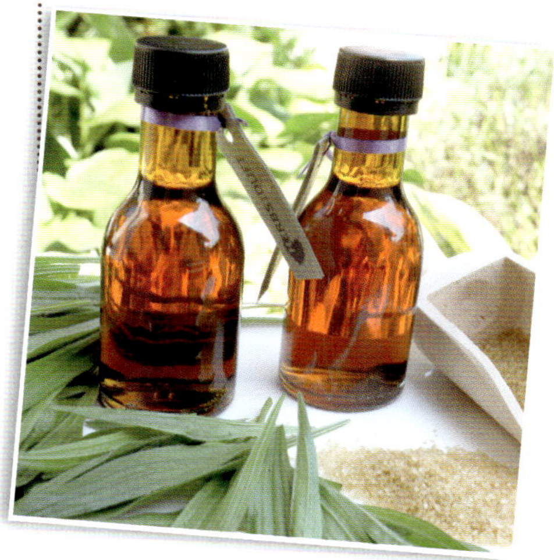

Rezept

Stiefmütterchen-Zucker

Stiefmütterchen – Viola tricolor – Veilchengewächse

Geschmack
» Feine frische liebliche Note

Verwendung
» zur Farbverstärkung von Zucker, sieht gut in der Sahne, im Joghurt, in Topfenspeisen aus, für Zuckerglasuren

Empfohlene Menge
» unbedenklich

Gesundheit
» vorbeugend bei Harnwegs- und Atemwegsinfekten, stoffwechselanregend

ZUTATEN

- **100 g Birkenzucker**
- **2 Handvoll Stiefmütterchen (nach Farben sortiert) aus dem Eigenanbau**
- **1 Tonkabohne**

ZUBEREITUNG

Blüten vom Grün entfernen | Abdecken, sodass Kriechtiere das Weite suchen | Blüten mit einem Keramikmesser fein schneiden oder pürieren | Mit Zucker in ein Glas schichten | Einige Tage ziehen lassen | Regelmäßig schütteln | Trocknen | Je nach Farbintensität mahlen | Abfüllen und etikettieren

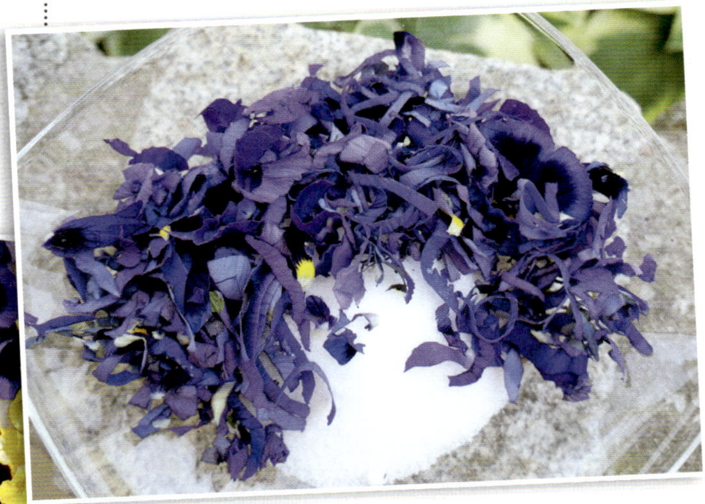

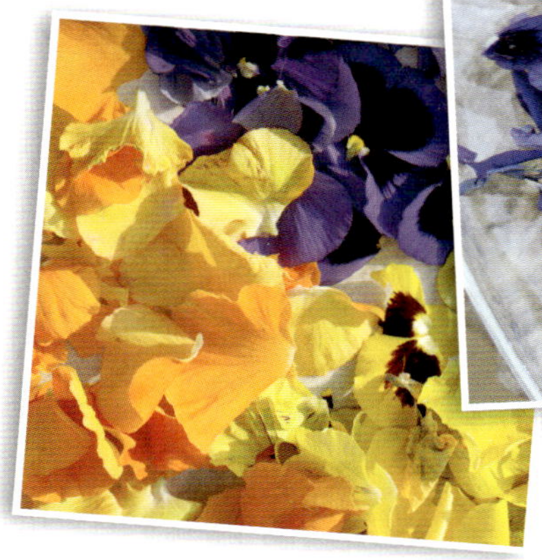

Tageteszucker

Rezept

ZUTATEN

› **100 g Birkenzucker**
› **1 Zweig Gewürz-Tagetes und/ oder**
› **1 Handvoll Blüten, welche den Zucker gelb/ orange färben**
› **2 Zweige Lakritztagetes**
› **1 Vanilleschote**

ZUBEREITUNG

Vanilleschote aufschneiden und Mark herausschaben | Tagetesblätter vom Stängel abrebeln und/ oder mit Blüten grob hacken | Alles mit dem Zucker in der Mühle grob mahlen | Trocknen lassen | Fein wie Staubzucker mahlen | Abfüllen und etikettieren

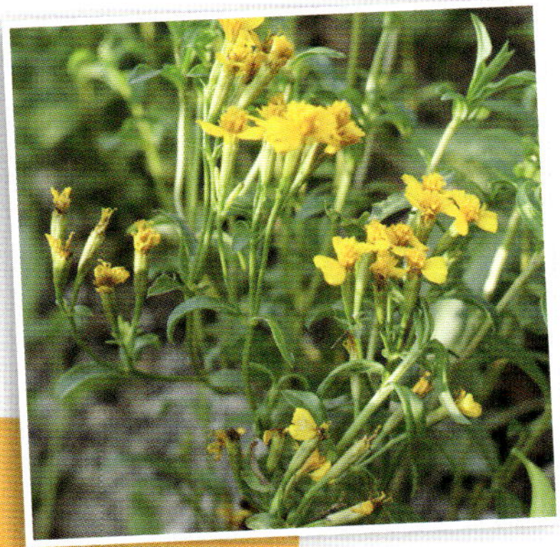

Tagetes

Das leuchtende Gelb der Blüten dient als natürlicher Lebensmittelfarbstoff u. a. für Geflügel und Eidotter.

Geschmack

» Warmer aromatischer, würziger Duft nach Orangen

Verwendung

» Tee u. a. Heißgetränke, Desserts, Kuchen, süßes Gebäck, Milchspeisen, Shakes

Empfohlene Menge

» mäßig

Gesundheit

» beruhigend
» Das enthaltene ätherische Öl kann eventuell bei starker Sonneneinstrahlung Hautirritationen (wie beim Liebstöckel, Johanniskraut) hervorrufen.

Gewürztagetes – Tagetes tenuifolia – Korbblütler; Lakritztagetes – Tagetes filifolia – Korbblütler (schmälere Blätter)

Rezept

Taglilien-Sirup

Taglilie – Hemerocallis fulva – Tagliliengewächs

Geschmack

» *Aromatisch*

Haltbarkeit

» *4–6 Monate, nach dem Öffnen im Kühlschrank lagern und rasch verbrauchen*

Verwendung

» *zum Aufspritzen mit Wasser, Mineral oder Prosecco, Aromatisieren von Süßspeisen & Eis, Dressings, Soßen*

Empfohlene Menge

» *mäßig*

Gesundheit

» *Die Volksmedizin sagt krebshemmende & schlaffördernde Wirkungen nach.*

Tipp

» *Setzen Sie mit dem Sirup einen Likör an, je nach Taglilie in Ihrer Lieblingsfarbe.*

» *Einfach mit Weingeist aufgießen und einige Wochen ziehen lassen.*

ZUTATEN

- **½ kg Rohrohrzucker (eventuell zur Hälfte durch Birkenzucker ersetzen)**
- **½ l Wasser**
- **5–7 Taglilienblüten je nach Größe**
- **4 Bio-Zitronen**

ZUBEREITUNG

Blüten von allem Grün entfernen | In ein grobes Sieb geben und rütteln, um Insekten zu entsorgen, denn Ameisen lieben sie auch | Zitronen in dünne Scheiben schneiden | Läuterzucker kochen (siehe S. 81) und erkalten lassen | Alles mit den Blüten in ein Rexglas füllen (ohne Gummi oder nur mit einem Mulltuch bedecken) und 48 Stunden zum Durchziehen kühl stellen | Regelmäßig umrühren | Abgießen und 10 Minuten aufkochen | Flaschen bei 90°–100° C im Backrohr sterilisieren | Heiß in kleine Flaschen abfüllen und etikettieren

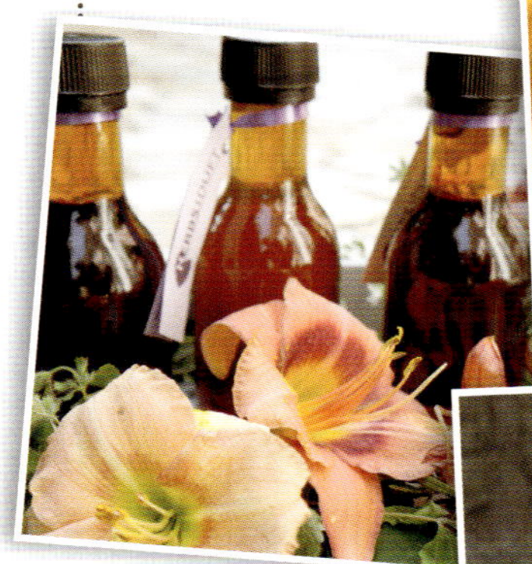

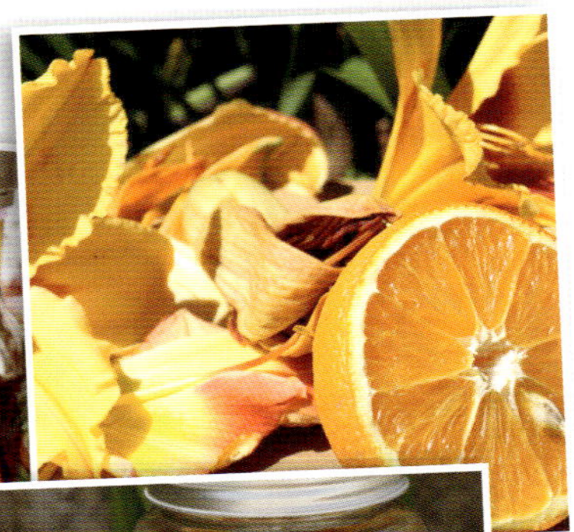

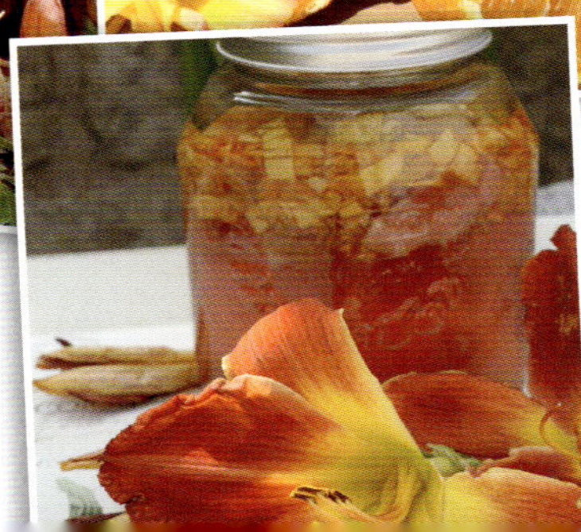

Tannenwipfel-Honig

Tannen – Abies – Kieferngewächse

Rezept

ZUTATEN

- **Frische Austriebe bzw. hellgrüne Tannenspitzen (die bräunliche Haut sollte noch darüber sein)**
- **Rohrohrzucker**

ZUBEREITUNG

Wipferl mit der Wiege grob hacken und mit Rohrohrzucker schichtweise in ein Glas füllen | 6 Wochen ans warme Fenster stellen, sodass der Zucker schmilzt und die Masse flüssig wird. | Abseihen | Für einige Stunden in ein Nudelsieb gießen | In kleine Gläser abfüllen und etikettieren

Geschmack

» *Harzig süß*

Verwendung

» *Tee, heiße Milch, Brotbelag, Mixgetränke, mit Mineralwasser aufgießen, für Dressings, zu Käse*

Empfohlene Menge

» *Rohkost, mäßig*

Gesundheit

» *Vorbeugend gegen Husten, stärkt das Immunsystem*

Alternative

» *Fichtenwipfel oder von der Kiefer die Austriebe sammeln (auf fremdem Grundstück unbedingt den Besitzer fragen)*

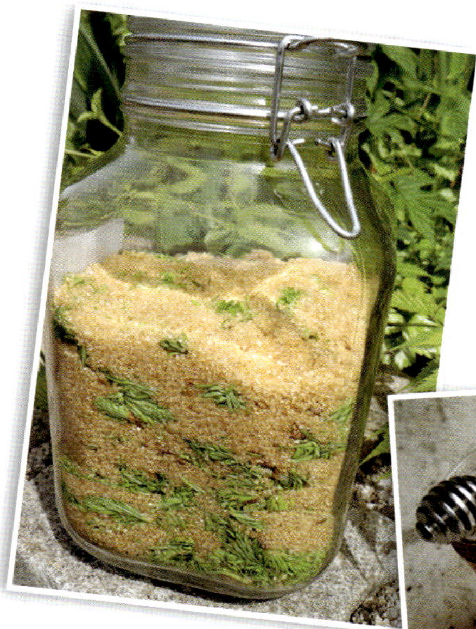

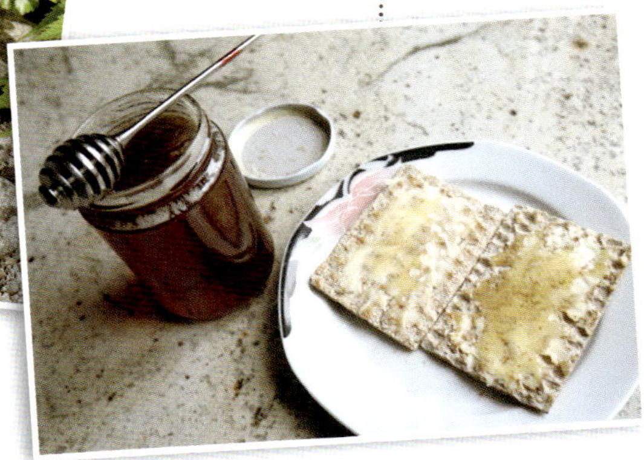

Rezept

Taubnessel-Honig

Geschmack

» Süßlich eigen; eventuell im Rohzustand Blüte kosten, ob Geschmack entspricht.

Verwendung

» Tee, Dessert, Kompott, Joghurt

» überall, wo etwas Süße fehlt, aber auch zum Abschmecken

Empfohlene Menge

» mäßig

Gesundheit

» Frauenkraut, vorbeugend bei Blasen- und Nierenproblemen, Beschwerden im Magen- und Darmtrakt, bei Hautekzemen, Erkältung

ZUTATEN

- **1 Handvoll frische Blüten der Goldnessel, Weißen Taubnessel und Purpur-Taubnessel**
- **250 g Blütenhonig**
- **2 Pimentkörner**

ZUBEREITUNG

Blüten abzupfen, von Insekten befreien und etwas vortrocknen lassen | Wiegen oder mit einem Keramikmesser in feine Streifen schneiden | Pimentkörner zerdrücken | Alles gut mischen und in ein Schraubglas füllen | Abseihen | Vor Verzehr 2 Wochen ziehen lassen

Lamium album = Weiße Taubnessel
Lamium galeobdolon = gelbe/ Goldnessel
Lamium maculatum = Gefleckte Taubnessel
Lamium purpureum = lila/ Purpur-Taubnessel
Lippenblütler

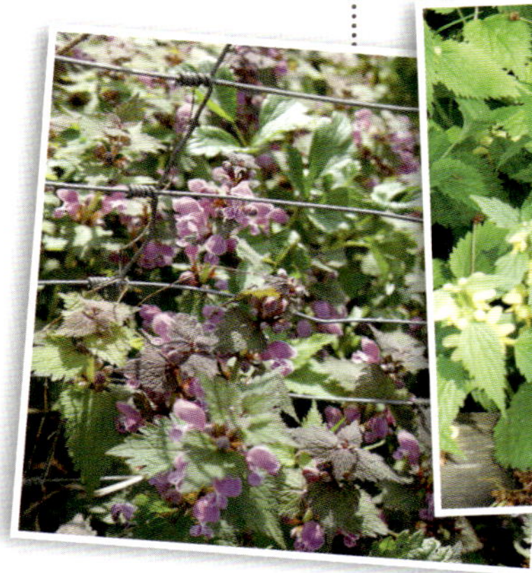

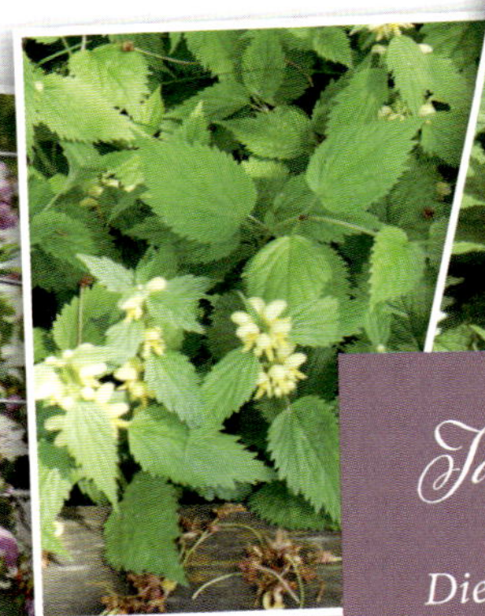

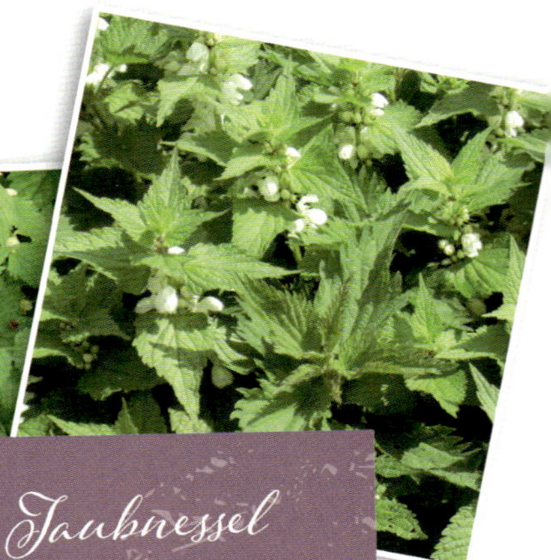

Taubnessel

Die beste Erntezeit ist im Frühjahr.

Thymian-Honig

Thymian – Thymus – Lippenblütler

ZUTATEN

- **1 Handvoll frische echte Thymianzweige**
- **250 g Waldhonig**

ZUBEREITUNG

Blätter abzupfen und alle harten Teile des Stängels entfernen (es können auch getrocknete, fein gemahlene Kräuter verwendet werden, so entfällt das Absieben, denn sie verbleiben im Honig) | In ein Schraubglas füllen | Honig leicht erwärmen und ins Schraubglas gießen | 2 Wochen ziehen lassen | Mehrmals durchrühren und abseihen | Wieder 2 Wochen vor Verzehr durchziehen lassen | Etikettieren, kühl, trocken und dunkel lagern

Geschmack

» Nach Hustensaft

Verwendung

» Als Brotbelag, in Heißgetränken wie Tee, Kaffee, Milch, Punsch, Kompott, zu Hartkäse, für ein typisch griechisches Joghurt zum Frühstück

Empfohlene Menge

» unbedenklich

Gesundheit

» Zur Vorbeugung von Erkältungen, bei Husten und Heiserkeit

» desinfizierend, verdauungsfördernd, lindert Bakterien- und Pilzinfektionen, Nervosität, Menstruationsbeschwerden

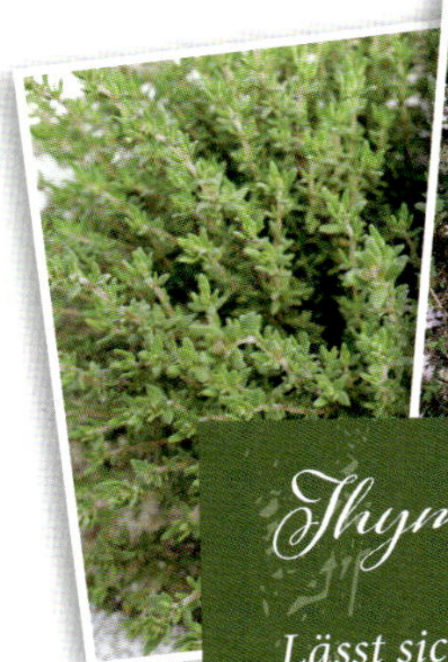

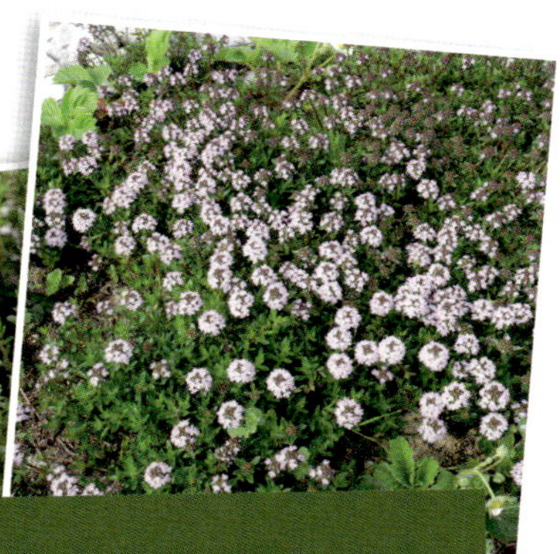

Thymian

Lässt sich gut im Garten kultivieren. Bevorzugt Sand und viel Sonne.
Quendel (Wilder Thymian) eignet sich auch sehr gut dafür aufgrund seiner Inhaltsstoffe.

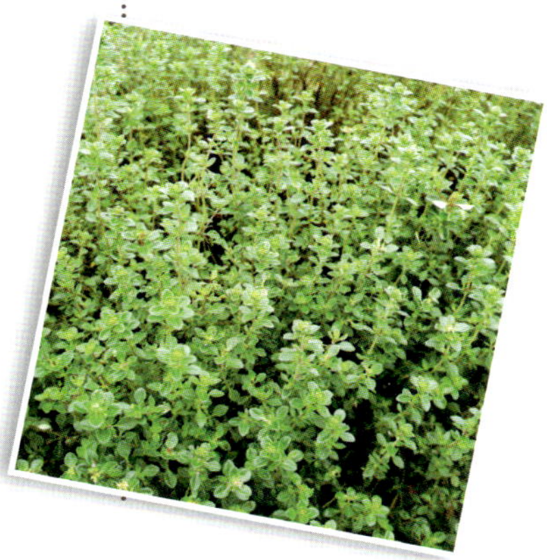

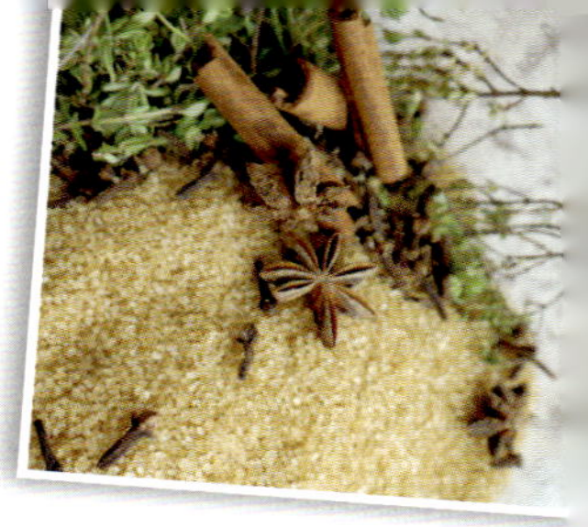

Rezept

Thymian-Rachen-Zucker

Thymian – Thymus – Lippenblütler

Geschmack

» Je nach Thymianart von zitronig bis pfeffrig, wobei in Bezug auf die Inhaltsstoffe der wild wachsende Quendel vorzuziehen ist.

Verwendung

» In Tee, in den Kaffee – eventuell sieben, da ansonsten Kräuterrückstand
» In Hustensaft, Kräuterlikör, Sirup, Bonbons

Empfohlene Menge

» unbedenklich

Gesundheit

» Desinfizierend, verdauungsfördernd, vorbeugend bei Erkältungskrankheiten, Bakterien- und Pilzinfektionen, Nervosität, Menstruationsbeschwerden

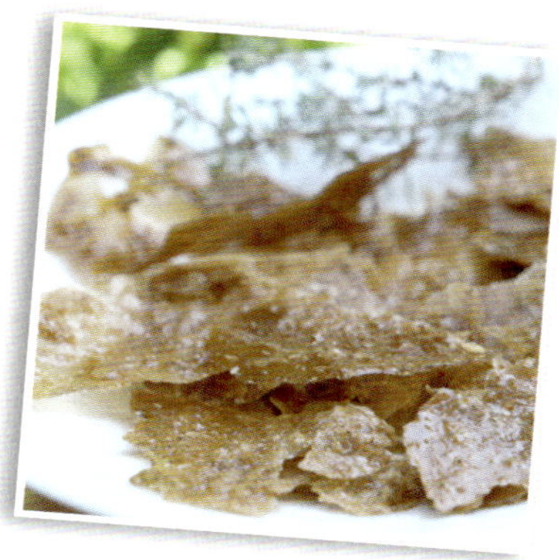

ZUTATEN

- **100 g Kokosblüten- oder Rohrohrzucker**
- **2 Handvoll verschiedene Thymianarten wie der Echte Thymian, Zitronenthymian, Feldthymian, Sandthymian, Polsterthymian bzw. der wild wachsende Quendel oder der Kaskadenthymian**
- **1 Stück Zimt**
- **Etwas Anis**
- **2 Gewürznelken**

ZUBEREITUNG

Blätter abzupfen und trocknen (viel Aroma auch im Trockenzustand) | Mit Zucker und Gewürzen mischen und sehr fein mahlen | Abfüllen und etikettieren

THYMIAN(HUSTEN)ZUCKER

Rohrohrzucker verwenden und eventuell mit Salbei mischen | Thymianzucker mit einem Spritzer Essig oder Zitronensaft ganz langsam in einer beschichteten Pfanne karamellisieren lassen, dann auf Pergamentpapier tropfen und erkaltet abziehen | Pfropfen erhalten Sie, wenn Sie die Masse in Eiswasser laufen lassen und mit einem Schaumlöffel schnell wieder herausnehmen, trocknen lassen | Oder im Backrohr, Zucker auf Backblech, mit Pergamentpapier belegt, streuen; mit Essigwasser besprühen, bei 200° C Oberhitze/ Grill vorgeheizt unter Aufsicht schmelzen lassen, bis es aufschäumt, und erkaltet in Stücke brechen

Tonkabohnen-Zucker

Tonkabohne – Dipteryx odorata – Schmetterlingsblütler

ZUTATEN

› **200 g Birkenzucker**
› **1 Tonkabohn**

ZUBEREITUNG

Tonkabohne reiben | Mit Zucker mischen und nochmals mahlen | Abfüllen und etikettieren | Vor Verwendung einige Stunden durchziehen lassen

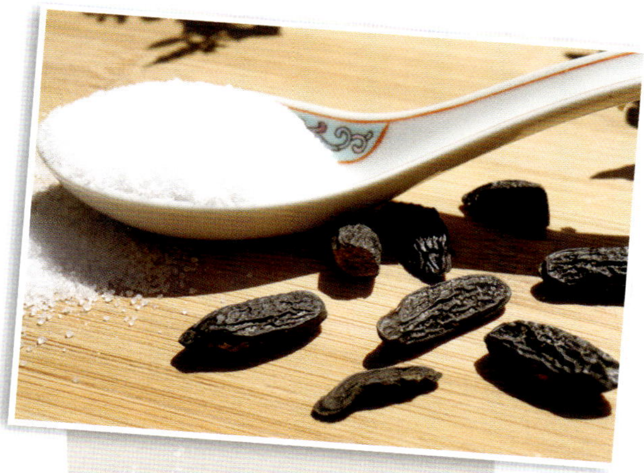

Tonkabohne

Tonkabohne (Samen des Tonkabaumes, in Rum fermentiert). Ist in Reformhäusern auf Bestellung erhältlich und im Kühlschrank aufzubewahren. Ich liebe diesen Duft und dieses Aroma in vielen Speisen.

Geschmack

» Herbes Vanillearoma mit Bittermandeln
» Eine etwas andere Geschmacksrichtung als Vanillezucker

Verwendung

» Zum Aromatisieren von Gebäck, Süßspeisen, Eis, Kuchen, Shake, Soße, Kompott, Pudding, Milchspeisen, Likör, Parfait, Pralinen, Gewürzmischungen

Empfohlene Menge

» In kleinen Mengen wegen des Inhaltsstoffes Cumarin einsetzen, welcher bei einer Überdosis Leber und Nieren schädigen kann (wie der Waldmeister)

Gesundheit

» belebend, aphrodisierend

Tipp

» Wird auch als mexikanische Vanille bezeichnet. Würzt nicht nur Desserts, sondern auch Salz, Fleisch und Öle. Einfach mit der Muskatreibe einen Hauch darübergeben.

Rezept

Vanille-Zucker

Gewürz-Vanille – fermentierte Kapselfrucht (Schote) – Vanilla planifolia – Orchideengewächse

Geschmack
» Rundes, pudriges Aroma

Verwendung
» In Kuchen und Gebäck, Desserts, süßen Milchspeisen, Aufläufe, Kompott, Likör, Heißgetränken, Schokolade, Kakao, Joghurt, Eis, Rum, Gelee, Marmelade

Empfohlene Menge
» mäßig

Gesundheit
» Beruhigt, kräftigt, aphrodisierend, entzündungshemmend, vorbeugend bei Hautproblemen, bei Schwangerschaftserbrechen, Alzheimer, Krebs

Tipp
» eine herrlich zart duftende Variation erhalten Sie, wenn Sie noch Rosenblüten hinzufügen

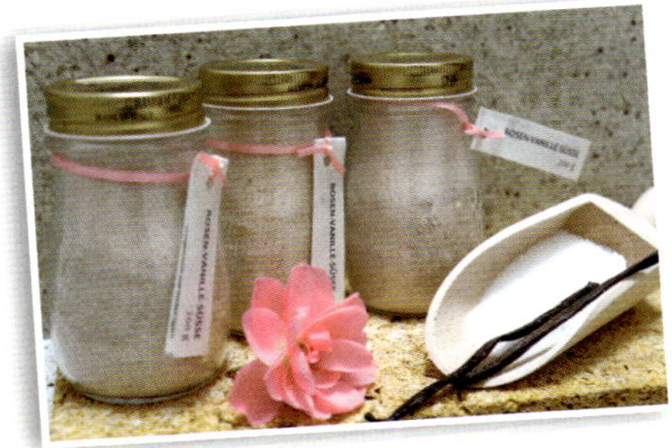

ZUTATEN

- **100 g Birkenzucker**
- **2 Vanillestangen**
- **Falls vorhanden ein paar Blüten Mädesüß (auch getrocknet)**

ZUBEREITUNG

Vanillestange aufschlitzen und Mark herauskratzen | Mit Zucker und abgerebeltem Mädesüß mischen und nochmals fein mahlen | Abfüllen und etikettieren | Vor Verwendung einige Stunden durchziehen lassen | Den Rest der Vanilleschote gebe ich in die Zuckerdose

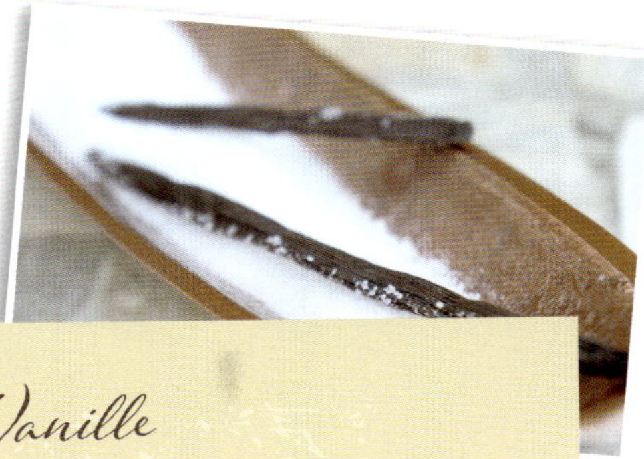

Vanille

Die Echte Vanille oder Gewürzvanille wächst bei uns sehr gut im Topf als Rankpflanze. Die 30 cm langen Vanilleschoten werden jedoch bereits vor der Reife (gelbgrün) geerntet und komplizierten Trocknungs- und Fermentierungsprozessen unterzogen. Auch die künstliche Bestäubung ist mit ein Grund, warum Vanilleschoten den hohen Preis erzielen und neben Safran zu den teuersten Gewürzen zählen.

Veilchen-Zucker

Rezept

Wohlriechendes Veilchen – Viola ordorata – Veilchengewächs

ZUTATEN

- **2 Handvoll Veilchenblüten**
- **100 g Birkenzucker**
- **Etwas Tonkabohne**

ZUBEREITUNG

Birkenzucker fein zu Puder mahlen | Veilchenblüten vom Grün entfernen und klein hacken oder grob mahlen | Mit Zucker und geriebener Tonkabohne mischen und im Schraubglas 1 Woche ziehen lassen, wobei mehrmals umgeschichtet werden muss | Trocknen | Kurz mahlen, sodass die bläuliche Farbe erhalten bleibt | Abfüllen und etikettieren

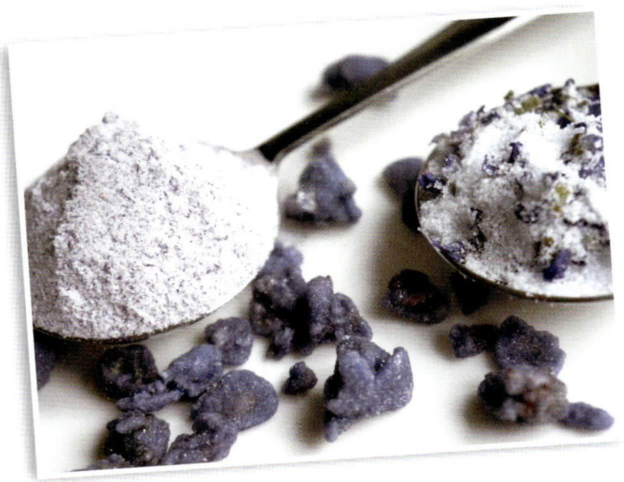

Geschmack

» Süßlicher Veilchenduft

Verwendung

» für einen Sirup kann die Menge der Veilchen erhöht werden

» Auf Eis, Panna cotta, Pudding, Aufläufe, Milchshakes, Smoothies, Milchreis, Grießkoch, Zuckerrand, für den Hustentee

Empfohlene Menge

» unbedenklich

Gesundheit

» Veilchen unterstützen eine Entschlackungskur, gegen die Frühjahrsmüdigkeit, beugen Erkältungskrankheiten vor, beruhigen die Nerven

Tipp

» Die Veilchenblüten können auch ganz in den Zucker gegeben werden. Sieht gut aus, ist jedoch zum Süßen weniger geeignet. Hier sollte der Zucker in Flüssigkeiten ziehen.

» z. B. Veilchenlikör: mit ½ l Wodka aufgießen, ergibt das einen Likör zum Verfeinern von Süßspeisen & Eis.

Rezept

Vogelbeer-Gelee

Vogelbeere (Eberesche) – Sorbus aucuparia – Rosengewächse

Geschmack

» Säuerlich

Verwendung

» Wild, Soßen, Bäckerei, Untergrund für Torten

Empfohlene Menge

» mäßig aufgrund der Säuren (Parasorbin-, Zitronensäure), nicht roh verzehren

Gesundheit

» stärken Leber & Galle, Lymphe, harntreibend, wirken zusammenziehend

ZUTATEN

- **250 g Vogelbeeren (Die Beeren müssen vollen Saft haben und dürfen noch nicht mehlig sein)**
- **Ca. 250 g Rohrohrzucker (eventuell zur Hälfte mit Birkenzucker mischen)**
- **Etwas Wasser**
- **Nach Belieben Zimt, Nelken, Piment gemahlen**

ZUBEREITUNG

Stiele der Beeren entfernen | Die Beeren mit ganz wenig Wasser sehr weich kochen | Abgießen, pürieren und Mus mit gleicher Menge Zucker aufkochen | So lange auf kleiner Flamme einkochen, bis die gewünschte Konsistenz erreicht wird | Gewürze kurz vorher unterrühren | Gelierprobe durchführen

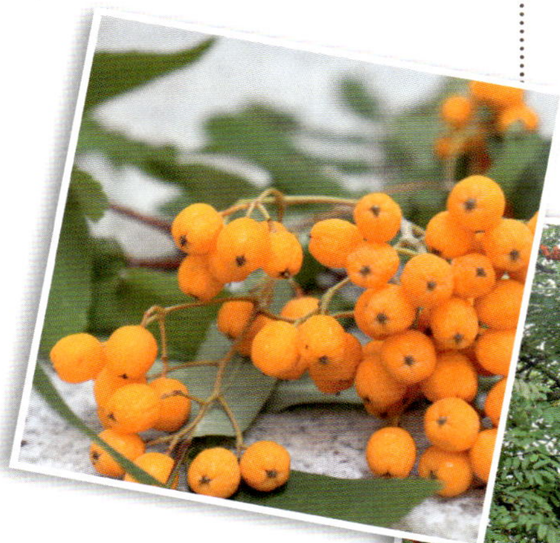

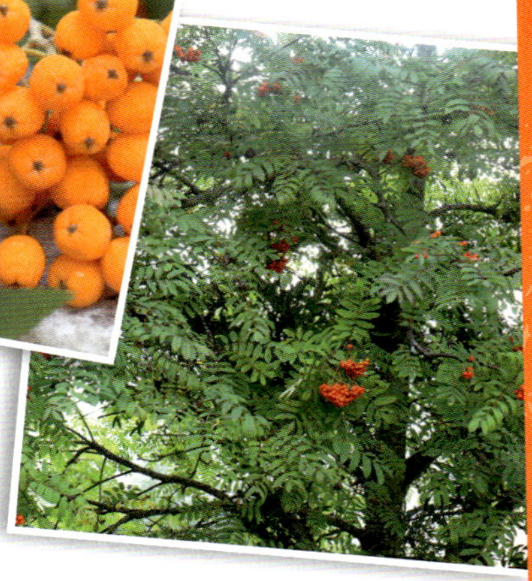

Vogelbeere

Die roten reifen Früchte werden meist nach dem ersten Frost im Oktober oder November geerntet, damit sich die Bitterstoffe reduzieren. Teemischungen, Ansätze und Tinkturen lassen sich daraus zaubern. Ich habe sie auch in meine Salze verpackt. Kleine Mengen dieser Früchte statt Zitronensäure in die Marmeladen mischen.

Waldmeister-Zucker

Rezept

Waldmeister – Galium odoratum – Rötegewächs

ZUTATEN

- **1 Bund Waldmeisterkraut (Ernte des Krauts vor der Blüte bzw. frischer Austrieb nach der Blüte, sofern er geschnitten wurde)**
- **100 g Birkenzucker**
- **1 EL Zitronenschalen**

ZUBEREITUNG

Kraut anwelken lassen, denn erst dann entfaltet sich der Duft | Kraut und Zitronenschalen klein hacken | Mit Zucker mahlen und einige Tage ziehen lassen | Trocknen | Nochmals mahlen | Abfüllen und etikettieren

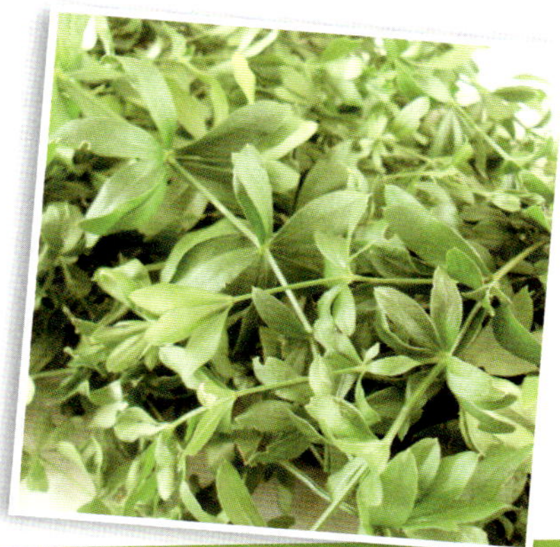

Waldmeister

Blüht von Mitte April – Mitte Juni, duftet getrocknet auch als Potpourri oder im Kleiderschrank

Geschmack

» Leicht bitteres süßliches Aroma

Verwendung

» Mai-Bowle, Erfrischungsdrinks, Tee, Liköre
» Aromatisieren von Puddings, Aufläufen, Cremespeisen, Götterspeise

Empfohlene Menge

» Geringe Mengen wegen Inhaltsstoff Cumarin, bei Herzproblemen und Leberschäden meiden

Gesundheit

» Blutreinigend, leicht beruhigend, krampflösend, schweiß- und harntreibend
» vorbeugend bei Atemwegsproblemen, unterstützt die Durchblutung; enthält Vitamin C, Gerb- und Bitterstoffe

Tipp

» Kräutersäckchen als Raumduft und Insektenschutz aus Waldmeister, Minze, Rainfarn, Heiligenkraut, Colakraut, Lavendel, Rosmarin, Mutterkraut etc. füllen.

Rezept

Waldmeister-Bowle (Maibowle)

Geschmack

» *Fruchtig, wird durch den Birkenzucker unterstützt, toller Farbkontrast durch die Früchte*

Verwendung

» *Aperitif*

Empfohlene Menge

» *mäßig*

Gesundheit

» *Cumaringehalt steigt ab der Blüte und kann Kopfschmerzen verursachen, daher vorher ernten oder schneiden, sodass er frisch austreibt*

Tipp

» *Wünschen Sie auch im Winter eine Waldmeisterbowle, so kochen Sie einen Sirup ein. Läuterzucker (S. 81) kochen, etwas Weißwein hinzufügen, lauwarm abkühlen, den Waldmeister hineinhängen, 2 Zitronen pürieren und alles 3 Tage ziehen lassen. Abseihen, Flüssigkeit aufkochen und abfüllen.*

» *Für ein Gelee den Sirup mit Apfelpektin eindicken.*

ZUTATEN

für 4 Personen

- **1 Bund Waldmeister vor der Blüte**
- **3 EL Birkenzucker zu Puderzucker fein gemahlen oder Waldmeister-Zucker (S. 211)**
- **1 l Weißwein**
- **1 l Prosecco oder Sekt trocken zum Aufgießen**
- **2 Bio-Zitronen**
- **1 Schüssel Erdbeeren oder 2 Äpfel**

ZUBEREITUNG

Zucker in etwas heißem Wasser auflösen | Eine Bowle-Schale mit dem Wein füllen | Zitronen in dünne Scheiben schneiden und hinzufügen | Zuckerlösung untermischen | Kräuter mit Spagat zusammenbinden, kopfüber in die Schale hängen und über Nacht ziehen lassen (zumindest einige Stunden oder das Kraut für ½ Stunde vorher einfrieren) | Die Stielenden nicht in den Wein hängen lassen, damit die Bowle nicht bitter wird | Eventuell mit Honig nachsüßen | Kraut entfernen und mit Sekt aufgießen Früchte in die Bowlegläser geben und mit Bowle aufgießen | Eiswürfeln, wer mag, verwenden

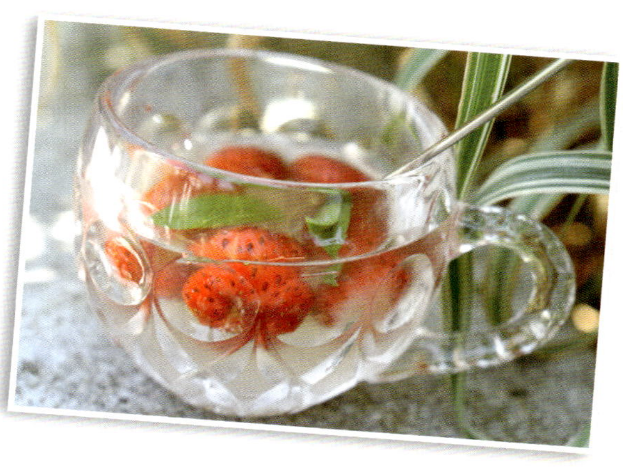

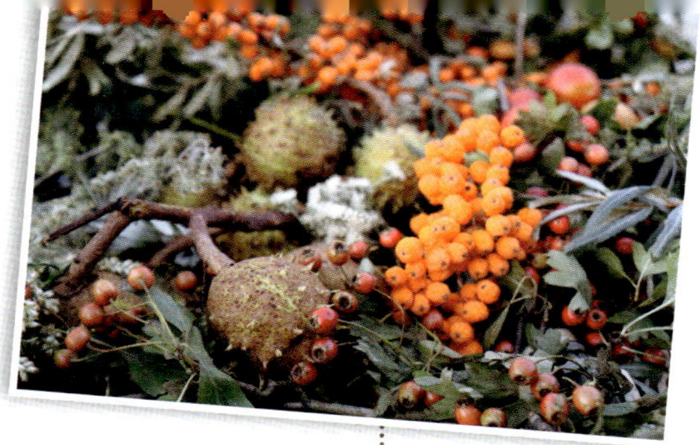

Rezept

Sweet Lady

ZUTATEN

- 150 g reife Früchte vom Sand-, Weiß- oder Schlehdorn
- 1 Zweig blühendes Frauenmantelkraut
- Ein paar Ringelblumenblüten
- Einige Blätter oder Triebspitzen der Zitronenmelisse
- Ein paar Schafgarbenblüten
- Die Kräuter werden am besten frisch oder aber auch getrocknet verwendet
- Fenchel, Zimt, Zitronenschalen, Gewürznelken, Tonkabohne fein gemahlen nach Belieben, aber mäßig, damit der beerige Geschmack nicht übertönt wird
- 0,75 l Gin oder Wodka 40 Vol.-%
- 120 g Rohrohrzucker

ZUBEREITUNG

Die Früchte mit wenig heißem Wasser übergießen und über Nacht stehen lassen, damit sie aufspringen | Abgießen | Kräuter hacken, mit Zucker und Früchten pürieren, Gewürze beimengen | Alles langsam ca. ½ Stunde einkochen und auskühlen lassen | In ein 2-l-Rexglas füllen, mit Wodka aufgießen und 3 Wochen ins Warme stellen | Regelmäßig schwenken, danach abseihen und in kleine Flaschen füllen

Sanddorn

Der Sanddorn kann, sobald die Früchte orange sind, gepflückt werden. Weiß- und Schlehdorn werden nach dem ersten Frost geerntet, da sie dann etwas an Säure und Bitterstoffe verlieren und der Zuckergehalt steigt. Setzt der Frost später ein, einfach kurz ins Tiefkühlfach. Da sie etwas unterschiedlich reifen, wird diese Köstlichkeit jeweils mit nur einer Frucht zubereitet und eventuell am Ende erst zusammengefügt. Einzeln verfügen sie auch über die jeweilige Farbe – das leuchtende Orange, das dezente Rot und das dunkle Rot.

Geschmack

» Säuerliche Note

Verwendung

» ab und zu zur Stärkung ein Stamperl Damen-Schnapserl, bei dem auch Männer selten nein sagen können

Empfohlene Menge

» mäßig

Gesundheit

» Die Dornfrüchte stärken unser Immunsystem, Herz & Kreislauf, entkrampfen, zur Vorbeugung von Erkältungen, enthalten viel Vitamin C, B12

Tipp

» Früchte als Mus verwenden, einfach nach dem Kochen heiß in Gläser füllen.

Sanddorn – Hippophae rhamnoides – Ölweidengewächse: orange Früchte
Weißdorn – Crataegus oxacantha – Rosengewächse: rote mehlige Beeren
Schlehdorn – Prunus spinosa – Rosengewächse: blauschwarze Beeren

Rezept

Ysop-Honig

Ysop – Hyssopus officinalis – Lippenblütler

Geschmack

» Leicht minzig, etwas nach Anis und bitterscharf

Verwendung

» In den Tee, als Brotbelag, zum Süßen von Desserts, Marinaden, Soßen, für Wild, zum Glacieren von Geflügel, Spare-Ribs, zu Käse

Empfohlene Menge

» mäßig

Gesundheit

» Vorbeugend bei Beschwerden im Verdauungstrakt und der Atemwegsorgane, krampflösend; bei Bedarf 1 TL Ysop-Honig mit 1 TL erwärmtem Olivenöl mischen und mehrmals täglich einnehmen

ZUTATEN

› **2 Handvoll Triebspitzen und Blüten des Ysop**
› **250 g Waldhonig**

ZUBEREITUNG

Triebspitzen und Blüten abrebeln und Stängel entfernen | Kräuter fein hacken und trocknen | Mahlen und in ein Schraubglas füllen | Honig leicht erwärmen | Ins Glas gießen, gut durchrühren und eventuell absieben | Verschließen und etikettieren | Vor Verzehr mindestens 3 Wochen im Warmen ziehen lassen

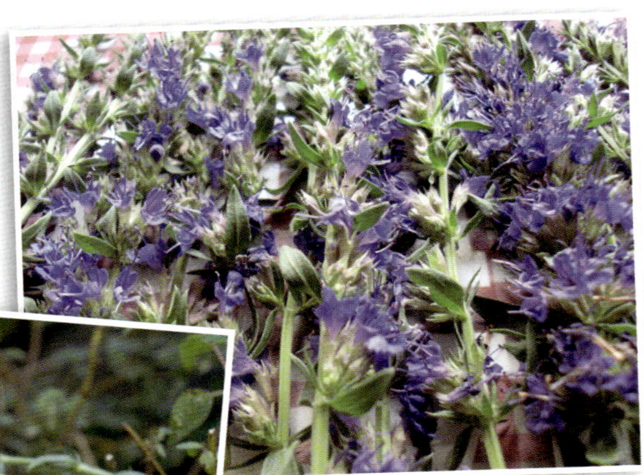

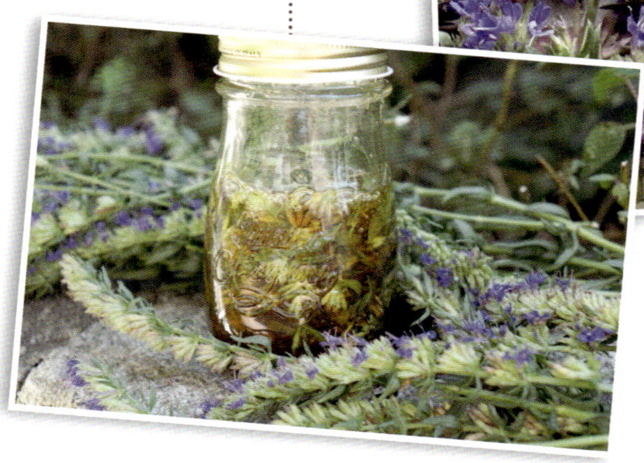

Tipp

» Einige EL in eine Flasche Apfel- oder Weinessig füllen und statt Balsamico verwenden.

Zimt-Aroma

Blattkardamom – Elettaria cardamomum – Ingwergewächse

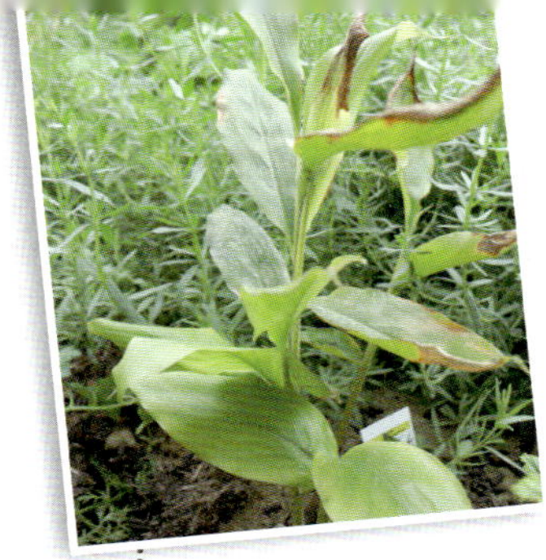

VERWENDUNG

Die Blätter werden als aromatischer Tee, für Reis, Kompott, indische und asiatische Gerichte und für Potpourris genutzt. Grundsätzlich kennen wir die grünen Kardamomkapseln als Gewürz, da die Pflanze bei uns nicht blüht, verwenden wir die Blätter.

Zimt-Likör

ZUTATEN

- **50 g Kokosblütenzucker (S. 43)**
- **50 g Rohrohrzucker**
- **3 Stangen Zimt (Stange bzw. gerollte Rinde des Ceylonzimtes)**
- **5 Blätter Zimtaroma**
- **3 Gewürznelken**
- **1 Sternanis**
- **400 ml Wodka 40 Vol.-% oder Ansatzkorn**

ZUBEREITUNG

Zimtstange und Sternanis in kleine Stücke brechen | Zimt-Aroma fein hacken | Mit Zucker und Gewürzen mischen und in der Mühle fein mahlen | In eine Flasche oder ein Rexglas füllen und mit Wodka aufgießen und verschließen | An einem warmen Ort bei nicht direkter Sonneneinstrahlung für 4–6 Wochen ziehen lassen, dabei regelmäßig schütteln, abseihen, abfüllen und etikettieren

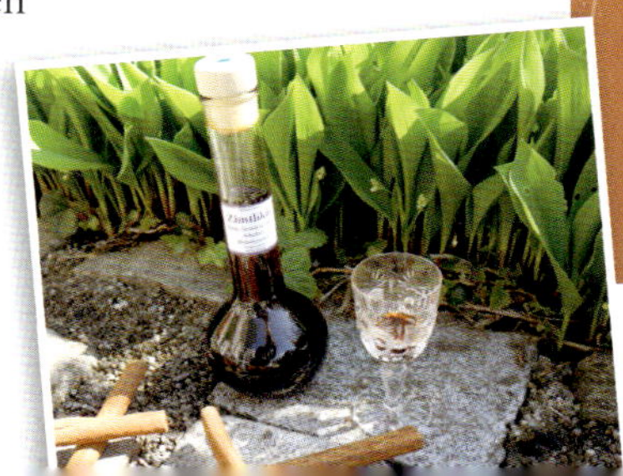

Rezept

Geschmack

» *Süßlich zimtig, durch die ätherischen Öle des Zimtes wird der Likör leicht zähflüssig – „ölig"*

Verwendung

» *Als Verdauungsstamperl, ins Kompott, für Heißgetränke wie Kaffee, Tee, Gebäck, Eis, Cocktails*

Empfohlene Menge

» *mäßig, wegen Cumarin*
» *Während der Schwangerschaft meiden*

Gesundheit

» *Wärmend, vorbeugend bei Durchfall und Erkältung, Erschöpfung, Rheuma, Nierenschwäche, Magenproblemen, verdauungsfördernd*

Zimt

Zimt, wir denken da an die Rinde des Zimtbaumes. Es gibt jedoch den Blattkardamom, dessen Geruch der Blätter dem Zimtduft der Zimtstange ähneln. Im Handel als „Zimt-Aroma" erhältlich. Die Pflanze liebt einen warmen, hellen Standort, jedoch anfangs nicht in die pralle Sonne. Sie ist nicht winterfest. Die bis zu 3 m hohe Staude vermehrt sich gut im Topf.

Zitronenzucker

Zitrone – Citrus – Rautengewächse

Geschmack

» *Säuerlich, erfrischend zitronig*

Verwendung

» *Tee, Reis, Aufläufe, Kompott, Süßspeisen, Lemon Curd, Apfelstrudel, Gebäck, Kuchen*

Empfohlene Menge

» *mäßig*

Gesundheit

» *Zitronen enthalten Vitamin C, entschlacken, Vorbeugung gegen Erkältung, äther. Öle in der Schale*

Tipp

» *Saft kann auch in den Zucker gegeben werden, allerdings klumpt er stark bzw. das Trocknen dauert.*

ZUTATEN

- **150 g Birkenzucker**
- **5 Bio-Zitronen**
- **Mark einer Vanilleschote**

ZUBEREITUNG

Zitronen heiß abwaschen und trocken tupfen | Schale mit Gurkenschäler abnehmen und klein hacken | Saft anderwertig verwenden, z. B. für Lemon-Curd | Mit Zucker und Vanille mischen und in der Mühle mahlen/ pürieren | Trocknen | Nochmals mahlen | Abfüllen und etikettieren

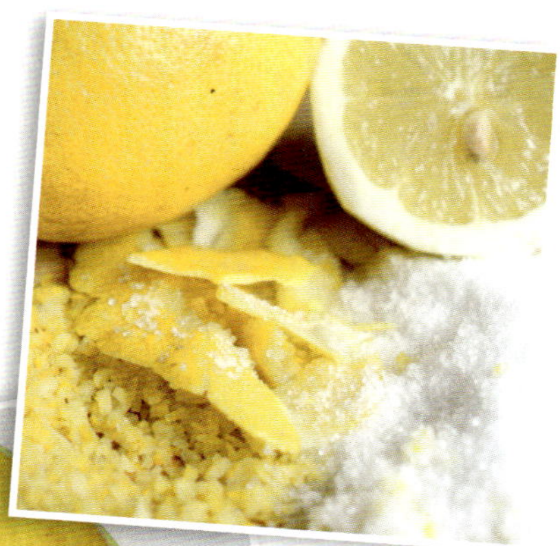

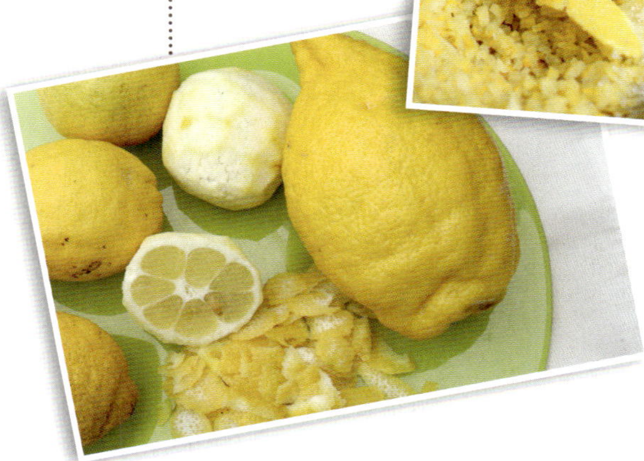

Lemon Curd (Zitronencreme)

ZUTATEN

- 75 g Zitronenzucker (1 TL)
- 75 ml Weißwein (halb)süß
- 75 ml Zitronensaft (von 2 Zitronen)
- 50 ml Orangensaft (von 1 Orange)
- 50 g Sauerrahmbutter
- 1 Msp. Lebkuchengewürz
- 1 Msp. Salz naturrein
- 15 g Maisstärke (Maizena)
- Ein paar Blätter Zitronenverbene

ZUBEREITUNG

Butter im Topf zergehen lassen | Maizena hinzufügen und rühren, bis die Masse gelb färbt | Flüssigkeit mit Rührbesen einrühren und gut vermengen, sodass keine Klumpen vorhanden sind | Zitronenzucker, Salz und Gewürz einmengen | Kräuter fein hacken und untermischen | Bei ständigem Rühren 5 Minuten leicht köcheln lassen | Heiß in kleine vorgewärmte Schraub- oder Rexgläser (ca. 4 x 50 ml) abfüllen

Geschmack

» Cremiger Aufstrich mit zitroniger Note

Verwendung

» Brotaufstrich für Brioche, Toast, Kürbisbrot, zu Muffins oder Scones, ins Dessert, Fruchttörtchen, Kekse, Cupcakes, Kuchen, Crépes, Palatschinken, Grillgerichte, Kurzgebratenes, Fisch, Kalte Platte, Gemüselaibchen

» ein Mitbringsel zur nächsten Party

Haltbarkeit

» gekühlt mindestens 4 Wochen, geöffnet im Kühlschrank lagern und innerhalt weniger Tage verbrauchen.

» Lässt sich auch einfrieren, dabei dürfen die Gläser jedoch nicht bis zum Rand befüllt werden.

Lemon Curd

Diese Creme ist vorwiegend in Nordamerika und Großbritannien bekannt. Zum Teil werden auch Eier mit hineingerührt. Ich mag diesen Aufstrich als leckere erfrischende Abwechslung auf dem Frühstückstisch, aber auch mal zu einer kalten Fischplatte oder statt Kräuterbutter.

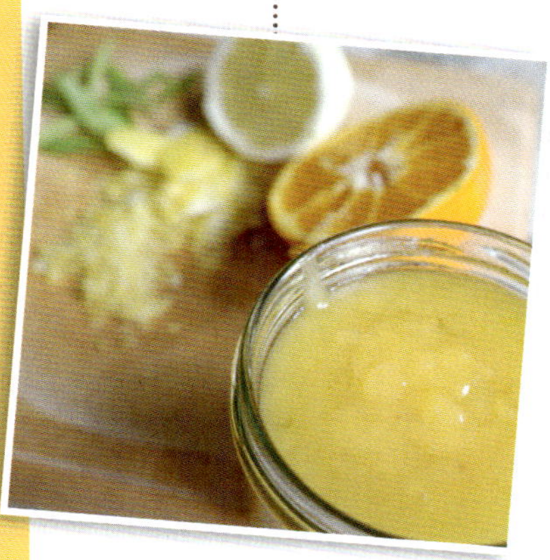

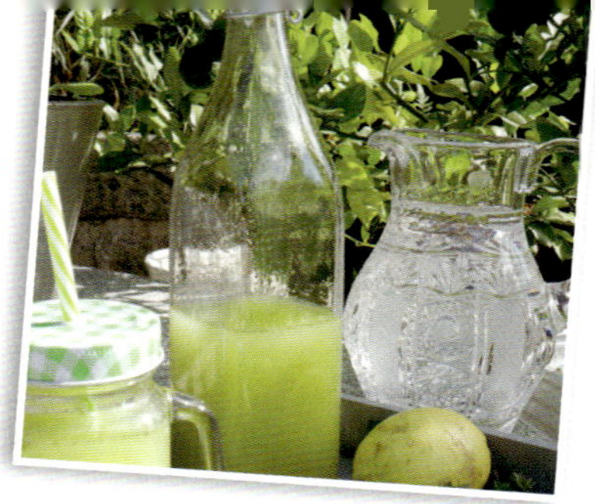

Rezept

Lemon-Summer

Geschmack

» *Erfrischend zitronig*

Haltbarkeit

» *Im Kühlschrank ca. 1 Jahr haltbar, nach Anbruch rasch aufbrauchen*

Verwendung

» *Mit Mineralwasser, Sekt oder Weißwein aufgießen und mit Eiswürfeln kühl genießen*

» *Cocktails; auch in Eiswürfeln gefüllt – eine wahre Erfrischung!*

» *Schmeckt auch prima als Sirup, statt Alkohol mit Wasser ansetzen und nur 4 Tage ziehen lassen. Zuckermenge eventuell erhöhen.*

Gesundheit

» *Birkenzucker regt die Verdauung an, Alkohol beachten, nicht für Kinder*

» *Citrusfrüchte wirken grundsätzlich vorbeugend gegen Erkältungskrankheiten, entzündungshemmend, verdauungsfördernd, entschlackend*

ZUTATEN

- **3 Bio-Zitronen**
- **¼ l Wodka, Korn 80 Vol.-%**
- **150 g Birkenzucker oder gemischt mit Rohrohrzucker**
- **Einige Triebspitzen Zitronenmelisse und Zitronenverbene**
- **2 Blätter Keffir-Limetten**
- **1 Stängel Zitronengras**
- **¼ l Wasser**

ZUBEREITUNG

Von den Limettenblättern Mittelstrunk entfernen | Blätter der Melisse und Verbene abrebeln, Stängel entfernen und grob hacken | Zitronen heiß waschen, trocknen und vierteln | Vom Zitronengras alles Grün entfernen, nur der untere weiße Stängel wird verwendet | Kräuter, Zitronengras & Zitronen in der Küchenmaschine pürieren | Mit Alkohol aufgießen und 4 Wochen im Dunkeln ziehen lassen | Alles muss gut bedeckt sein, eventuell noch etwas Alkohol hinzufügen | Abseihen und Flüssigkeit in eine Glasflasche füllen | Zucker mit Wasser zu Sirup einkochen | Ausgekühlt mit dem Alkohol mischen | Vor Verwendung noch 2 Wochen ziehen lassen

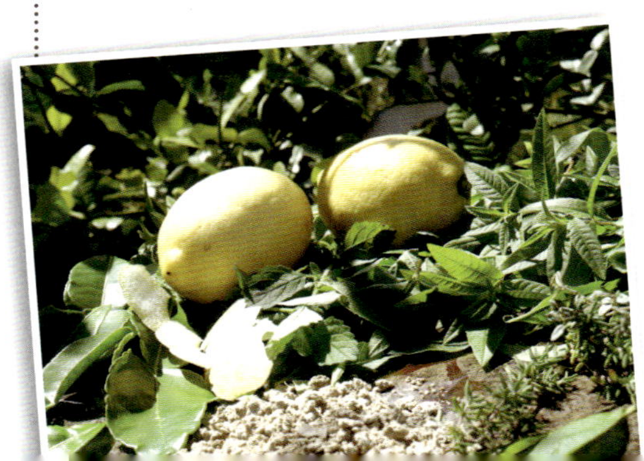

Zitronengras-Zucker

Zitronengras – Cymbopogon citratus – Süßgräser

ZUTATEN

- **100 g Birkenzucker**
- **5 ganz junge Stängel Zitronengras (weißer unterer Teil der Stängel)**

ZUBEREITUNG

Blätter (oberer Teil) und Außenschale entfernen | Zitronengras in ganz feine Scheibchen schneiden (lässt sich getrocknet nicht mehr fein mahlen) | Mit Zucker mischen und pürieren | In Eiswürfelformen füllen, fest andrücken und einfrieren oder trocknen (verliert beim Trocknungsvorgang viel an Aroma) | Nochmals mahlen | Abfüllen und etikettieren

Geschmack

» Säuerlich, erfrischend zitronig mit leichtem Bitteraroma

Verwendung

» Tee, Süßspeisen, Reis, Aufläufe, Kompott, Fisch glacieren, Fischsuppe, Geflügel, asiatische Küche

Empfohlene Menge

» mäßig

Gesundheit

» Unterstützt die Verdauung, vorbeugend bei Erkältung, reinigt die Haut, beruhigt, harntreibend, desinfizierend, antibakteriell, als Tee vorab bei Kopf- und Magenschmerzen, fördert die Konzentration und das Denkvermögen, enthält Vitamine und Mineralstoffe

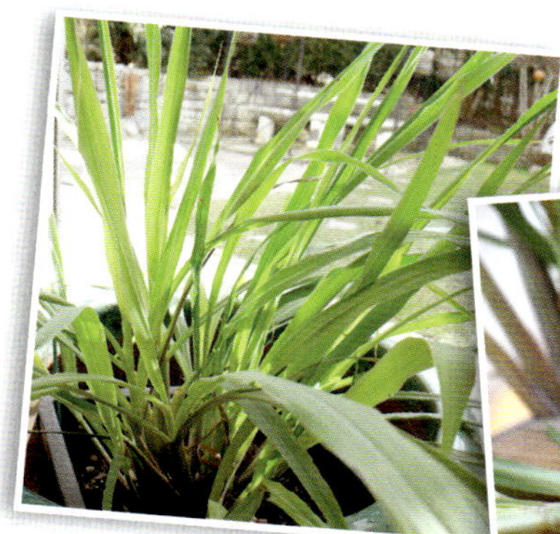

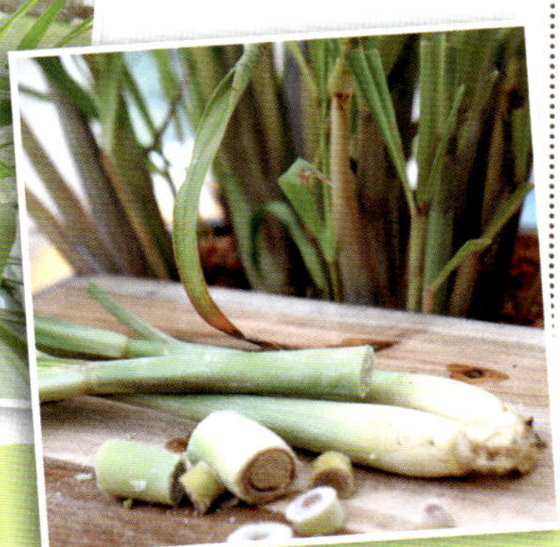

Zitronengras

Es gibt in etwa 55 Arten in Asien und Australien. Einen frischen Stängel im Bioladen kaufen und in einen Topf stecken, es treibt aus und vermehrt sich wunderbar. Zum Überwintern ins Haus stellen. Den Boden nass halten und etwas ungewaschenen Quarzsand in die Erde mischen.

Rezept

Zitronenmelissen-Zucker

Zitronenmelisse – Melissa officinalis – Lippenblütler

Geschmack

» Erfrischend zitronig wie Traubenzucker

Verwendung

» In den Tee, ins Smoothie, für Kaltschalen, Desserts wie Panna cotta, Cocktails, Kompott, zu frischen Früchten wie Erdbeeren

Empfohlene Menge

» ohne Bedenken

Gesundheit

» Beruhigt, entspannt und belebt, speziell für Kinder, Frauenkraut, zum Loslassen, vorbeugend gegen Kopfschmerzen, Rheuma und Herzbeschwerden

Tipp

» Guten Geschmack & Duft der Blätter und Blüten sowie eine tolle Farbe bringt auch die Goldmelisse (Monarda Didyma – Lippenblütler) zur Abwechslung oder zum Kombinieren.

» Mit der Zitronenmelisse lässt sich auch ein Sirup einfach zubereiten. Gießt man den Sirup mit Wodka oder Korn auf, lässt ihn ziehen, ergibt das wieder einen erfrischenden Likör.

ZUTATEN

- **2 Handvoll Melissenblätter (für den Tee kann die Kräutermenge beliebig erhöht werden)**
- **100 g Birkenzucker**

ZUBEREITUNG

Melissenzweige bis 5 cm über dem Boden abschneiden | Blätter abrebeln, Stängel entfernen & Blätter grob hacken | Mit Zucker mischen und grob mahlen | Trocknen | Klumpen ganz kurz, nicht zu fein mahlen | Abfüllen und etikettieren

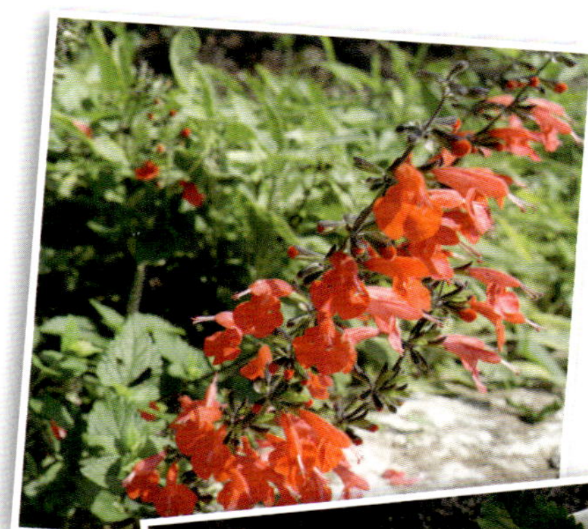

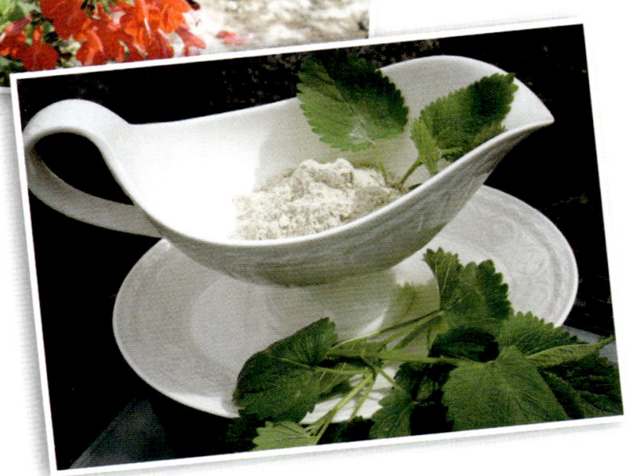

Zitronenverbene-Eiswürfel

Rezept

Zitronenverbene – Aloysia citriodora – Eisenkrautgewächs

ZUTATEN

- **2 Handvoll Verbeneblätter**
- **50 g Birkenzucker oder einige Blätter Stevia**
- **¼ l Wasser**

ZUBEREITUNG

Blätter vom Stängel abzupfen | Grob hacken | Birkenzucker zu Puderzucker mahlen, damit er sich gut auflöst | In der Küchenmaschine Zucker & Kräuter pürieren | Mit Wasser auffüllen und über Nacht kühl ziehen lassen | Durch ein Sieb laufen lassen | Die Kräuter können auch im Eis bleiben, somit entfällt das Durchziehen | Flüssigkeit in Eiswürfelbehälter oder Crushed Ice Säckchen füllen und einfrieren

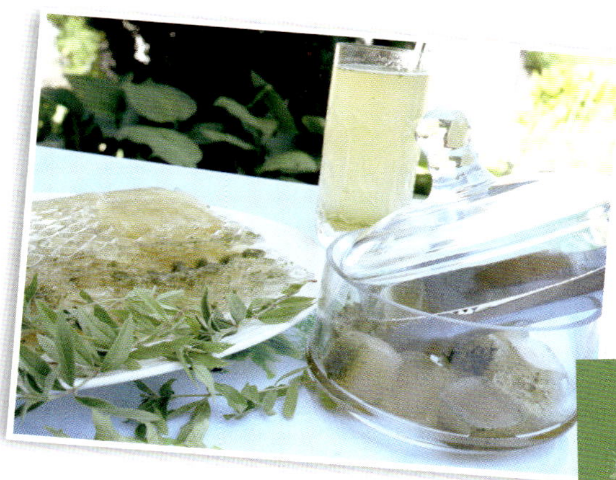

Geschmack

» Erfrischend zitronig

Verwendung

» Getränke, Smoothie, Sorbets, Cocktails, Kompott

Haltbarkeit

» in etwa 3 Monate, Behälter müssen verschließbar sein.

Empfohlene Menge

» ohne Bedenken

Gesundheit

» Wirkt appetitanregend, entspannend, verdauungsfördernd, vorbeugend gegen Rheuma und Gelenksschmerzen

Tipp

» Jede Art von Minze & die Zitronenmelisse eignen sich ebenso sehr gut dazu.

Zitronenverbene

behält auch im getrockneten Zustand das zitronige Aroma

Rezept

Zwetschken-Mus

Zwetschke – Prunus domestica subsp. Domestica – Steinobst – Rosengewächse

Geschmack

» *Weihnachtlich*

Verwendung

» *ins Müsli, als Brotbelag*

Empfohlene Menge

» *täglich 2 EL, hoher Zuckergehalt in reifen Zwetschken beachten*

Gesundheit

» *zur Immunstärkung, enthalten wichtige Vitamine und Mineralstoffe, zur Darmregulierung (eventuell etwas wärmen)*

Haltbarkeit

» *4 Monate, angebrochen unbedingt im Kühlschrank aufbewahren und innerhalb weniger Tage verbrauchen*

ZUTATEN

- **½ kg reife entsteinte Zwetschken**
- **½ kg frische Holunderbeeren ohne Stiele und Grün**

(es kann auch 1 kg Zwetschken verwendet werden)

- **100 g Birkenzucker**
- **1 schwacher EL Lebkuchengewürz oder nur gemahlener Zimt**

ZUBEREITUNG

Holunder und Zwetschken mit Zucker pürieren, mehrere Stunden ziehen lassen und Gewürze hinzufügen | Im Backrohr bei 150° C in einer Auflaufform eindicken lassen | Jede halbe Stunde umrühren, um Anbrennen zu vermeiden | Heiß in Schraubgläser abfüllen und auf den Kopf stellen

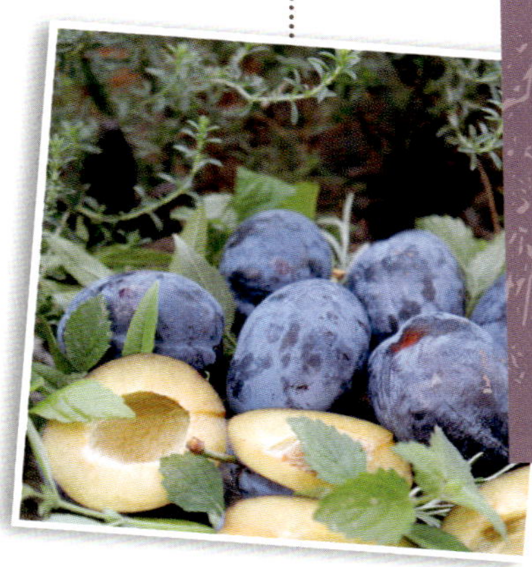

Zwetschke

Der Baum wird in Mitteleuropa mit mehr als 100 Sorten kultiviert und die blauen Früchte reifen im Herbst. Vom Dörren, leckeren Süßspeisen bis zum Schnapsbrennen bieten uns Zwetschken eine Vielfalt an Verarbeitungsmöglichkeiten.

Zwiebel-Sirup

Zwiebel – Allium cepa – Liliengewächse

ZUTATEN

- **1 große weiße Zwiebel**
- **1 TL Fenchelsamen**
- **1 TL Anissamen**
- **10 g Vollzucker, Ursüße oder Rohrohrzucker**
- **1 l Wasser**

ZUBEREITUNG

Zwiebel schälen und klein würfeln | Samen im Mörser stampfen | Alles mit dem Wasser und dem Zucker pürieren, aufkochen und einsämen auf in etwa ¼ l | Flüssigkeit in zwei kleine Schraubgläser abfüllen und etikettieren

Haltbarkeit

» Im Kühlschrank einige Tage haltbar

Verwendung

» bei Hustenreiz 3 EL pro Tag einnehmen, kann aber auch zum Einstreichen der Kruste eines Bratens, von Ripperln etc. verwendet werden oder zum Glacieren von Kürbis, Ente und Wild.

Gesundheit

» Zur Vorbeugung bei Atemwegserkrankungen,
» oft hilft auch nur eine aufgeschnittene Zwiebel auf einem Teller, um die Raumluft zu desinfizieren, wobei dieser Geruch nicht jedermanns Sache ist.

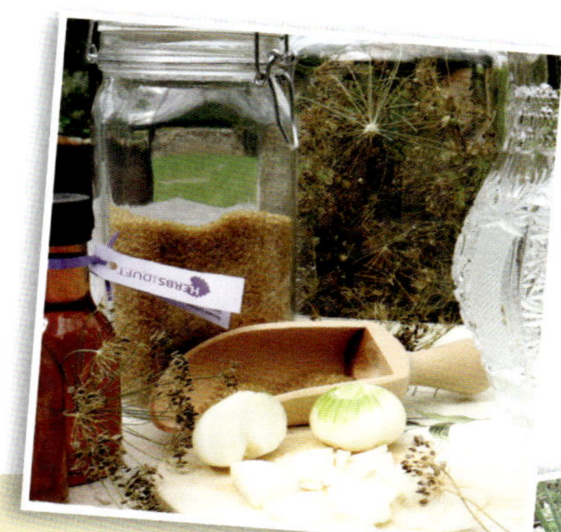

Zwiebel

Zwiebel wächst im sandigen Boden und auch im Topf. So hat man stets frisches Grün für die Küche parat. Natürlich verwenden wir in erster Linie die Zwiebel.

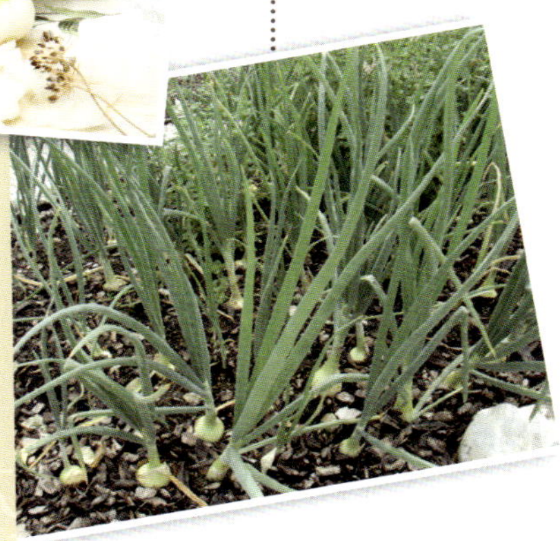

Nutzen Sie die vorliegenden Rezepte mit Zuckeralternativen als Inspiration in Ihrer Küche, für Ihren Frühstückstisch, für die Kaffeeeinladung oder für Geschenke.

Das Ergebnis wird Sie immer weiter führen und Sie werden selbst neue Kreationen entwickeln. Es macht doch auch richtig Spaß und Lust, Neues zu entdecken.

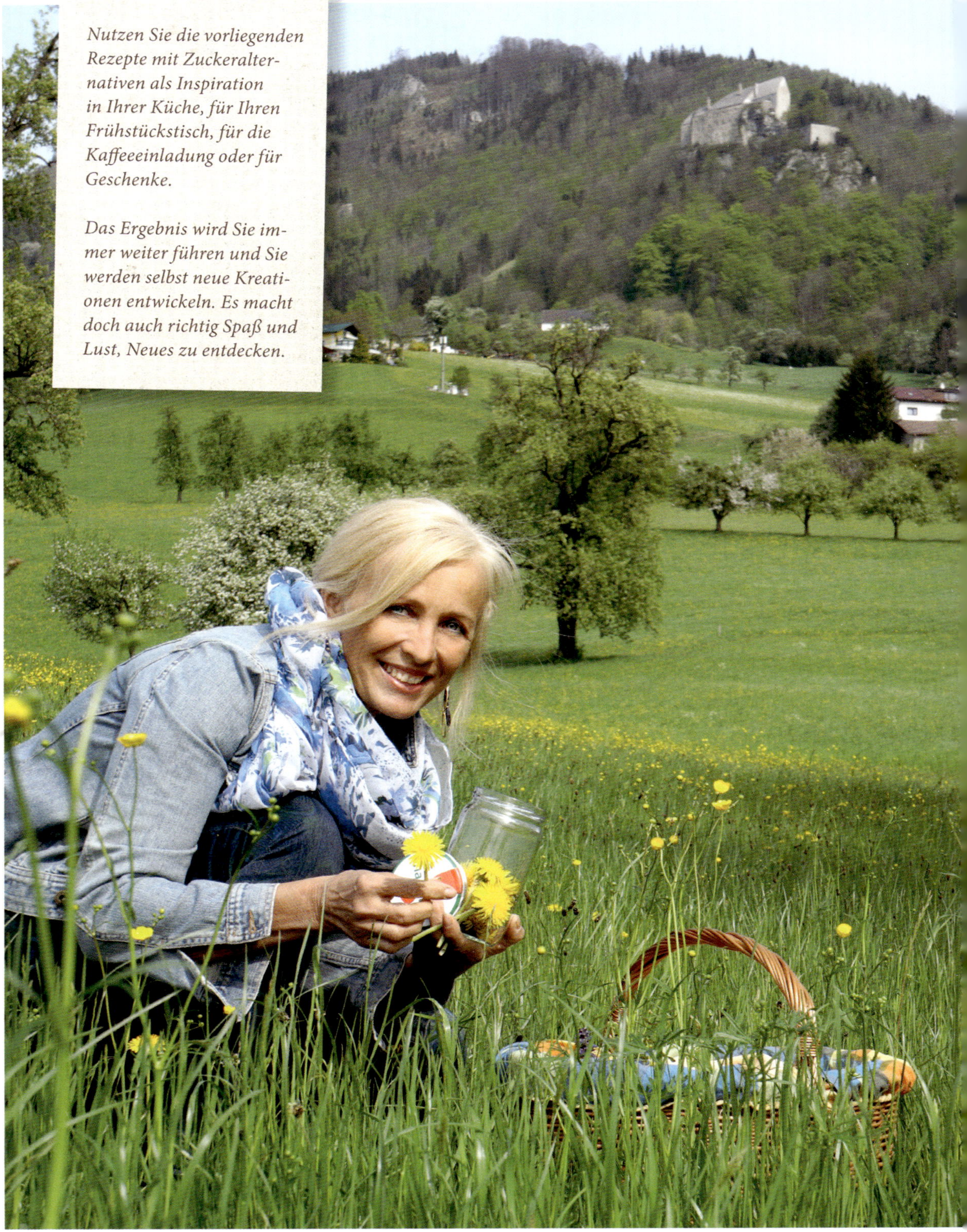

Impressionen aus meiner Kräuteroase

Wir schaffen Strukturen, Gesetze und Lebensräume. So unterbrechen wir allerdings oft viele Plätze, wo die Natur ihren natürlichen Lauf bereits jahrelang vollzog und alles einwandfrei funktionierte. Fressen & gefressen werden, absterben und neue Samen fallen aus. Fauna & Flora regeln sich von selbst und erstrahlen in ihrer Schönheit.

Der Mensch greift in Bereiche ein und zerstört damit vieles, ohne zu bedenken, dass all die Lebewesen und Pflanzen vor uns da waren.

Ich leiste meinen Beitrag dazu, indem ich

- *Pflanzen oft dort wachsen lasse, wo sie sich ansiedeln.*
- *gute & schlechte Nachbarn berücksichtige und sich so Pflanzen gegenseitig schützen und stärken.*
- *keine Pestizide einsetze.*
- *auch Insekten & Schädlingen Nahrung und Unterschlupf biete, sodass meine Pflanzen ihnen nicht zum Opfer fallen.*
- *natürliche Dünger verwende, anstatt den Boden chemisch zu belasten und ihn auszulaugen.*

Durch's Kräuterjahr

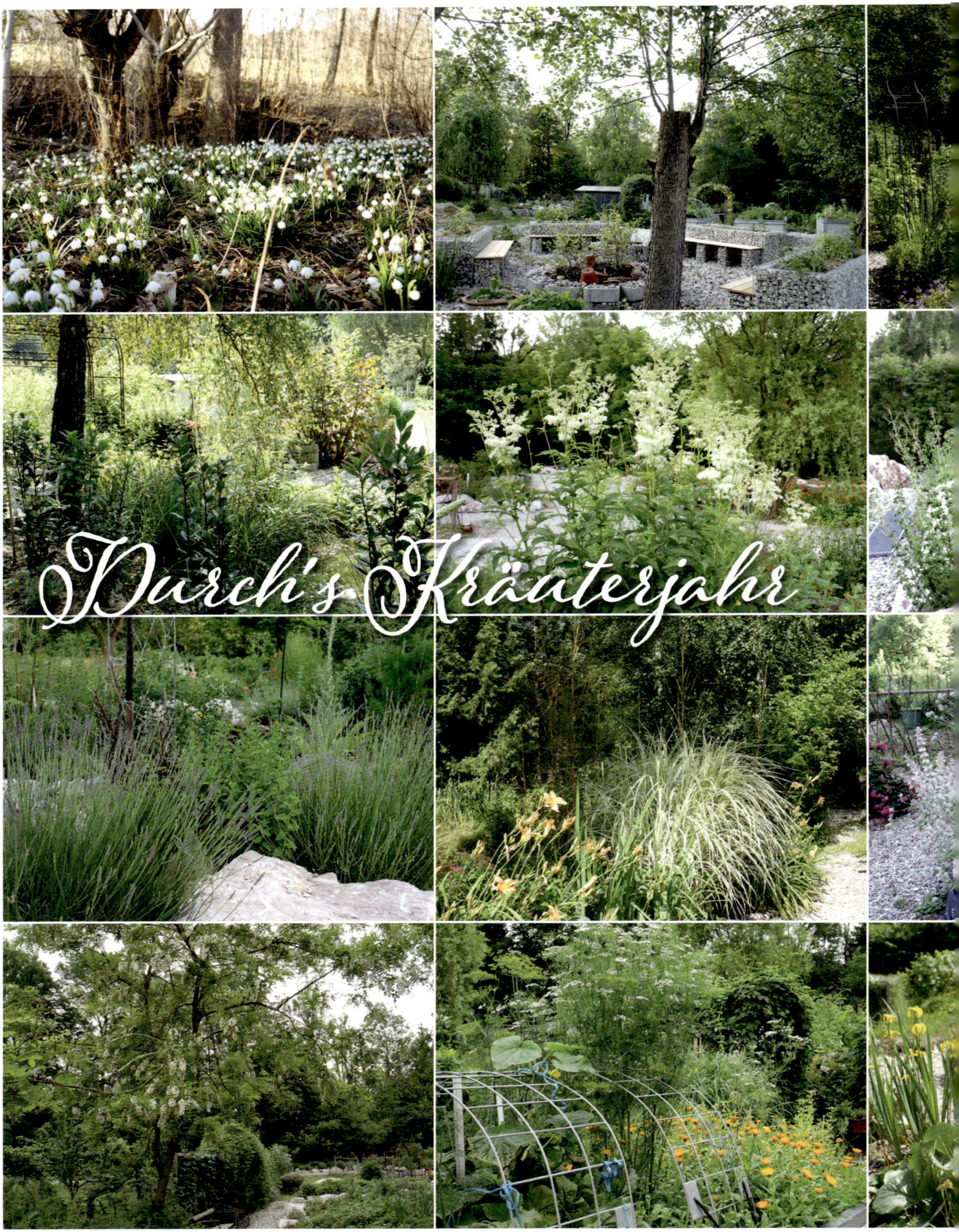

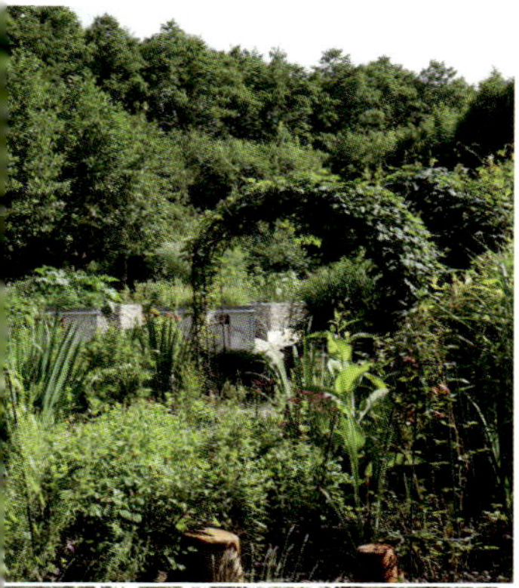

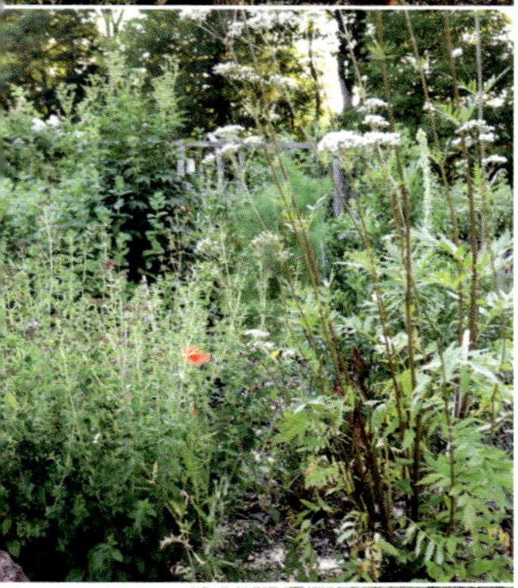

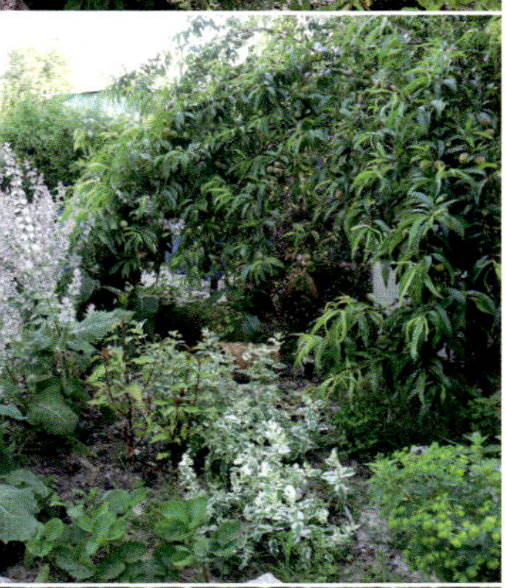

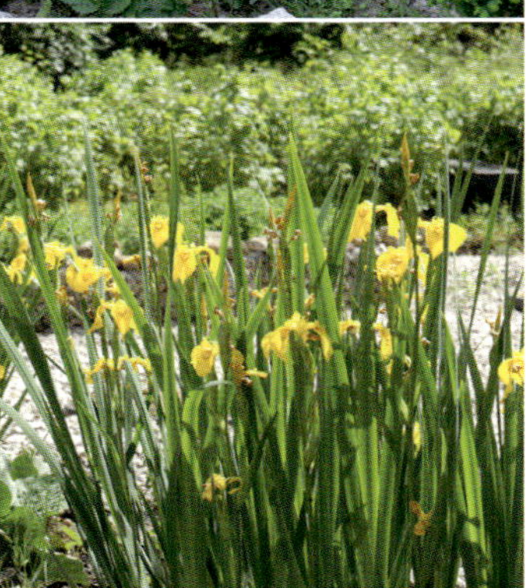

Der Schnee schmilzt und die ersten Pflanzen sprießen.
Es dauert nicht lang, wird vieles aus der Erde schießen.

Veilchen, Gänseblümchen, Holunder, Mädesüß und Lavendel,
Anis, Fenchel, Melisse, Ringelblume, Minze und Quendel.

Die Blumen blühen und es reifen ständig Früchte heran.
Es ist Zeit, sie rasch zu verarbeiten, so viel ich nur kann.

Marillenzucker, Sirup, Gelee, Honig, Mus und Marmelade
und natürlich meine lactosefreie vegane Minze-Schokolade.

Wir essen Müsli mit vielen Heidelbeeren und Himbeeren ganz frisch,
zur Haupternte kommen Erdbeeren fast täglich auf den Tisch.

Die Süße-Liste reicht vom Lebkuchengewürz bis zur Beerenbutter,
vom Apfelaroma, Nuss-Honig, Lavendelsirup bis zum Rosenzucker.

Gerade im Winter erfreuen wir uns an Obst und Beeren,
schließlich dauert´s, bis sie im nächsten Jahr wiederkehren.

Ein Kräuterschnapserl ansetzen für den schlechten Magen,
und ein Safterl im Winter, falls wir über den Husten klagen.

Wie schnell sich alles dreht und manches Schöne auch vergeht,
die Natur müssen wir schützen, sodass sie noch lange besteht.

Nützen wir die Ressourcen, welche sie uns zu den Jahreszeiten bietet,
meiden wir Chemie, wo´s nur geht, so bleiben auch wir behütet.

Alle und gerade wir „Kräuterfeen" – unsere Hände dürfen nicht ruhn,
Groß & Klein werden wir überzeugen, es gibt stets eine Menge zu tun.

„Altes Wissen" – der Schatz von Oma & Opa ist bestimmt vieles wert,
Liebe Leute, hören wir doch auf sie, es ist keineswegs verkehrt.

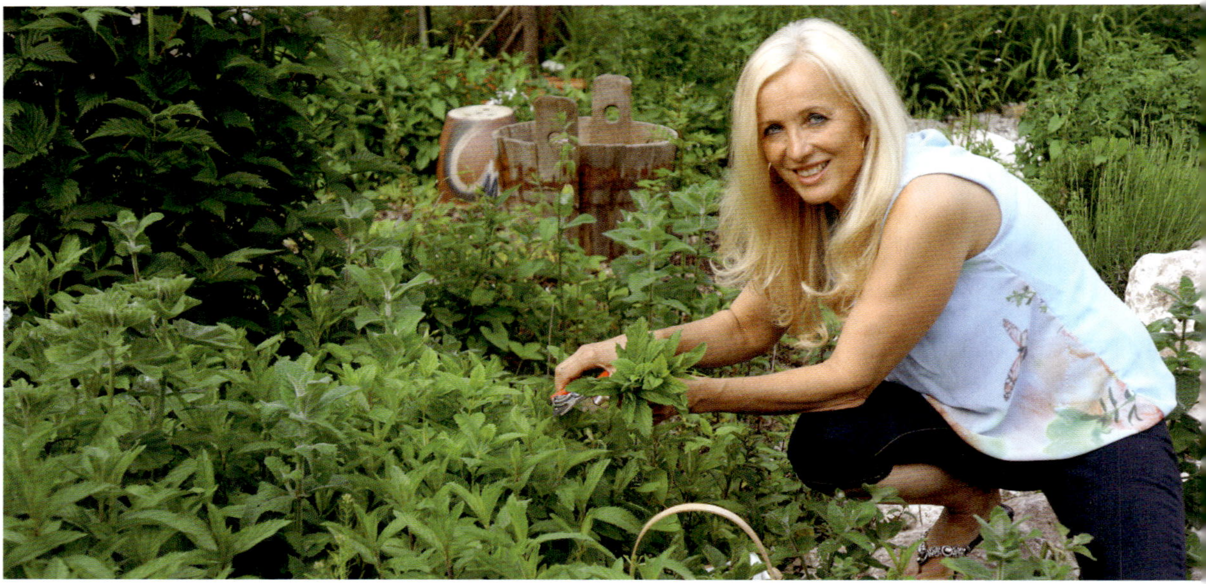

Die Autorin

Ich bin in und mit der Natur aufgewachsen und beschäftige mich mit Ernährung. Ich liebe die Produkte aus meinem Garten und die daraus gewonnenen Bausteine. Vielleicht fühle ich mich dadurch auch dementsprechend fit.

Wie gewinne ich mehr Energie? Wie erreiche und behalte ich mein Idealgewicht? Wie stärke ich mein Immunsystem? Was kann ich tun, damit ich besser schlafe? Was und wie kann ich kochen, damit es gesund ist und auch ausgezeichnet schmeckt?

Diese Fragen versuche ich auf meine Art und Weise zu beantworten. Schließlich führt der wesentliche Beitrag über die Nahrungsaufnahme zum Ziel. Natürlich beeinflussen Umwelt, Stresssituationen, Bewegung und positives Denken mitunter das Ergebnis.

Mit der Ausbildung zur Heilkräuterpädagogin verschaffte ich mir eine Basis und gleichzeitig eine Bestätigung, dass ich mich auf dem richtigen Weg befinde. Mich haben meine Eltern gelehrt, wo und wie Kräuter hilfreich eingesetzt werden können. Eine Arnikatinktur für die Wundheilung, ein Kamillentee für den Magen, die Krenkette, Topfenwickel oder Essigpatscherl bei Fieber, ein Tannenwipfelsirup bei Husten, eine aufgeschnittene Zwiebel bei Schnupfen, Salbei gurgeln bei Heiserkeit oder Thymiantee inhalieren bei Husten, Holunderröster zur Stärkung des Immunsystems sind mir noch gut in Erinnerung.

Alle diese Hausmittel gehören jetzt in meine Vorsorge-Apotheke. Ich genieße aber in erster Linie den Einsatz der Kräutervielfalt mit meinen Bausteinen, „den Kräutersalzen" und der Kräutersüße, in meiner Küche.

Bereits als Kind haben wir uns immer auf frische Erdbeeren aus dem Garten, selbst gerührte Marillen-Marmelade, Himbeersaft, Zwetschkenkompott, Apfelsaft etc. gefreut.

Selbstverständlich findet sich dies in meiner Kochkunst wieder, verpackt in den verschiedensten Kräuter(gewürz)salz-Mischungen und der Vielfalt an Kräutersüße. Ich freue mich, wenn ich jemanden davon überzeugen kann, dies oder jenes Neue auszuprobieren.

Ich habe meine Erfahrungen in den letzten Jahrzehnten gesammelt. Es handelt sich hierbei um meine rein persönliche Meinung und soll keineswegs heißen, dass die Theorien anderer unrichtig sind. Im Kräuterwissen gibt es, wie fast überall, verschiedene Sichtweisen und Erfahrungswerte.

Wir brauchen unsere Schulmedizin, um es jedoch nicht so weit kommen zu lassen, nütze ich die wertvolle Pflanzenwelt und stelle Kräuterprodukte her, die gesund sind.

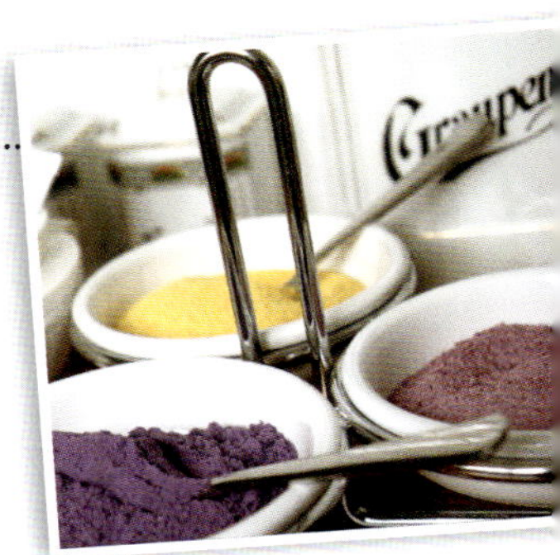

Den Zugang, wie jemand zu Kräutern steht, hat jeder selbst zu finden. Meiner lautet: Genuss statt Genesung.

HERBSDUFT
www.herbsduft.com

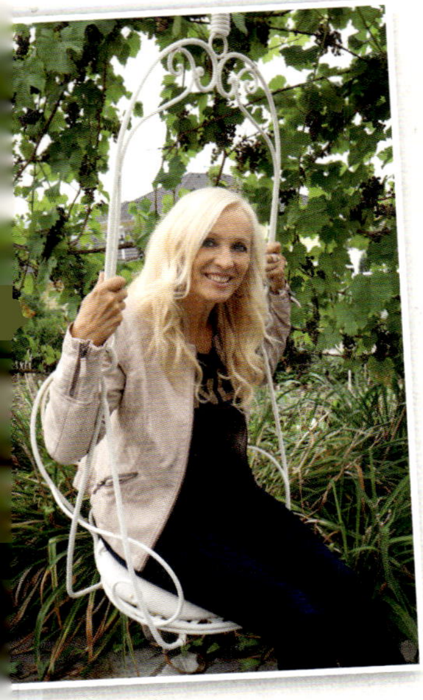

Danke

Ich danke meiner Familie, dass ich viele Kräuter und Früchte sowie deren Verwendung kennenlernen durfte. Danke für jeden Handgriff, den ich im Garten gut gebrauchen kann. Ich bin auch dankbar, dass ich über den Geist und die Kraft verfüge, immer wieder etwas Neues daraus zu schaffen. Danke allen, die mir zuhören, mich motivieren und mit neuen Anregungen inspirieren. Danke an meine Brüder, deren Erfahrung oftmals dienlich für meine Werke war, und allen, die mich in irgend einer Form unterstützt haben.

Wie schön ist es, die Wunder der Natur zu erkennen und zu schätzen. Wir haben so manche Rezepte von unseren Eltern überliefert bekommen. Ich sehe es als unsere Aufgabe, auch unsere Erfahrungen weiterzugeben.

Nur das Wissen darüber ermöglicht, davon überzeugt zu sein und auch gemeinsame Schritte zu gehen.

Wie schön ist es, wenn sich Kinder über blühenden Lavendel freuen, Minzezucker statt Traubenzucker genießen, Salbeiblätter kauen, Melisse abzupfen und gerne Kräuter pflücken mitgehen.

Wir leben es unseren Kindern vor. Egal, ob die Ernährung, der Wortschatz, das Hobby, die gemeinsame Freizeitgestaltung, die Freunde, die Einstellung zum Job etc. Sie werden von uns geprägt und wir können so auch zu ihrem Wohl beitragen.

Welcher Zucker wird in unserer Küche verwendet? Wird Honig aus der Region, selbst gerührte Marmelade oder lediglich ein süßer Aufstrich aus dem Supermarkt zum Frühstück gereicht? Trinken wir Ribisel- und Himbeersaft oder doch lieber Cola zum Essen? Wir beeinflussen die Geschmacksnerven in der Familie und entscheiden, was wie auf den Tisch kommt.

Mir ist immer wieder bewusst, mit welchem Zeitaufwand alles verbunden ist, ich danke trotzdem für alles, wofür ich Zeit gefunden habe. Danke auch meinem Mann für sein Verständnis, denn schließlich musste ich mir die Zeit irgendwo „stehlen“.

Quellennachweis

Erfahrungen kann uns niemand nehmen. Je mehr wir selbst davon entwickeln, desto wertschätzender gehen wir damit um.

Dennoch ist es manchmal notwendig, Recherchen & Gewissheit einzuholen & Vergleiche zu ziehen.

Deshalb sind in diesem Buch auch Informationen aus folgenden Quellen verarbeitet:

wikipedia.de
Heilkräuter.de
Zentrum-der-Gesundheit.de
www.bee-info.de
www.lebensmittellexikon.de
www.gutekueche.at
www.sukrin.com
Schönfelder – Der neue Kosmos-Heilpflanzenführer 2010
& viele alte Kochbücher

Alle Informationen und Hinweise wurden nach bestem Wissen erarbeitet. Unter Berücksichtigung etwaiger Produkthaftungen wird für den Inhalt jedoch keinerlei Haftung und Verpflichtung übernommen.

Aus rechtlichen Gründen muss an dieser Stelle darauf hingewiesen werden, dass es sich bei den hier vorgestellten Informationen zur Gesundheit um die naturheilkundliche Erfahrungsmedizin handelt, die nicht unbedingt zu den allgemein anerkannten Methoden im Sinne einer Anerkennung durch die Schulmedizin gehören. Alle getroffenen Aussagen über Eigenschaften und Wirkungen sowie Indikationen der vorgestellten Therapieverfahren beruhen auf Erkenntnissen und Erfahrungen in der jeweiligen Therapierichtung. Es ist dennoch zu beachten, daß Kräuter und Gewürze in Verbindung mit Genussmitteln und Medikamenten Wechselwirkungen hervorrufen können. Ebenso sind einige während der Schwangerschaft und Stillzeit zu meiden.

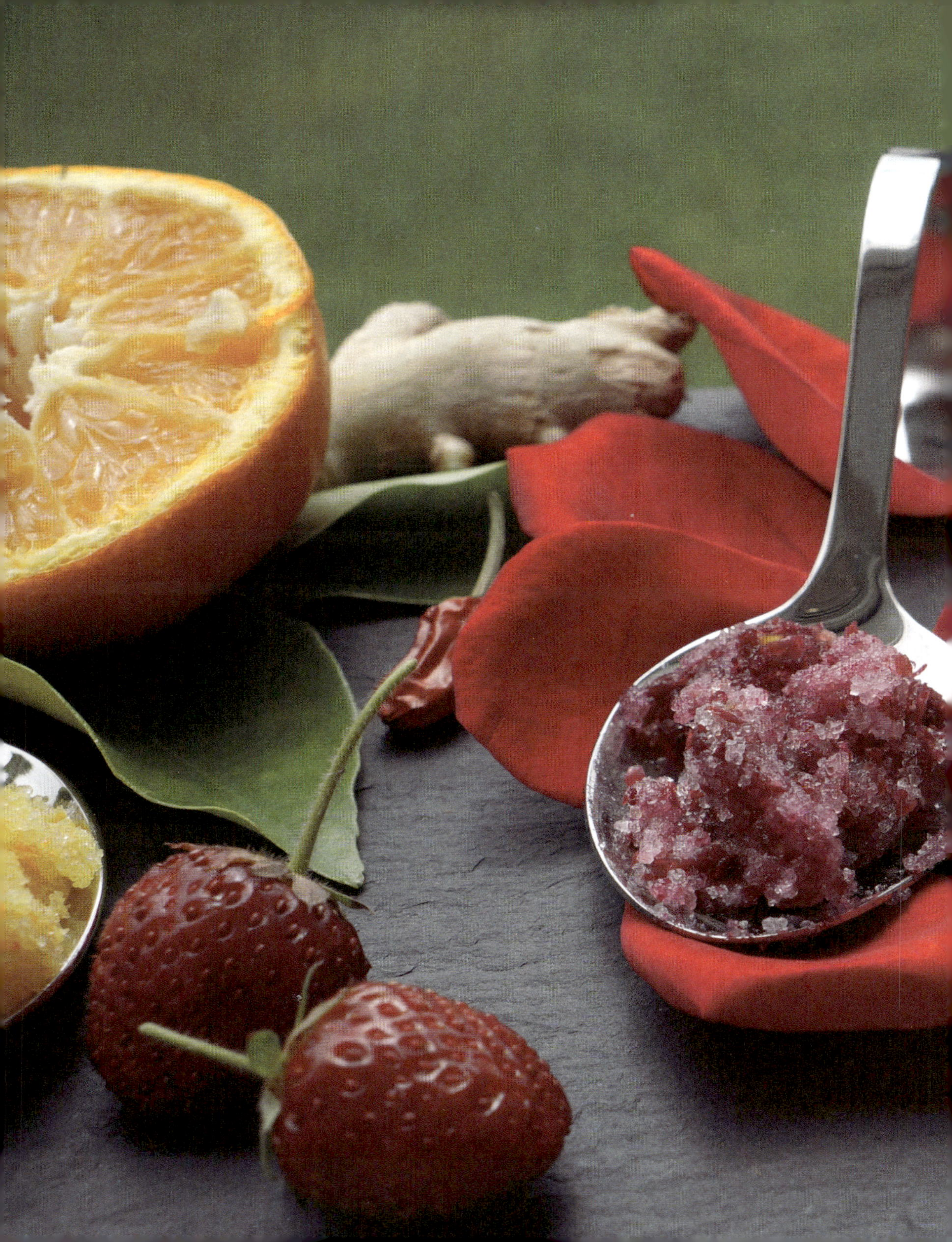